U0225737

新编中国药膳学

杨 扬 主编

科学出版社

北京

内 容 简 介

本书内容主要取材于历代"食疗"、"食治"及其他相关书籍,收集了各地民间流传的一些食疗验方和家传方,并运用中医药理论、烹调技术和现代科学,在理论和制作上进行了探讨和改进,让这些散在的历史资料更加系统化、理论化、科学化,使之趋于完善。

全书共分六章,包括概论、药膳配药、药膳炮制、药膳烹调、药物与食物、药膳企业的经营管理。

本书不仅是药膳工作者的专业用书,而且对中医药的科研、教学和中医"食疗"用药,以及食品行业和家庭等都具有一定的参考和使用价值。

图书在版编目(CIP)数据

新编中国药膳学 / 杨扬主编. —北京:科学出版社,2021.1
ISBN 978-7-03-067746-4

Ⅰ.①新… Ⅱ.①杨… Ⅲ.①食物疗法 Ⅳ.①R247.1

中国版本图书馆 CIP 数据核字(2021)第 002510 号

责任编辑:陈深圣 刘 亚 / 责任校对:王晓茜
责任印制:肖 兴 / 封面设计:北京蓝正广告设计有限公司

科学出版社 出版
北京东黄城根北街 16 号
邮政编码:100717
http://www.sciencep.com

北京凌奇印刷有限责任公司 印刷
科学出版社发行 各地新华书店经销

*

2021 年 1 第 一 版 开本:787×1092 1/16
2021 年 1 第一次印刷 印张:20
字数:474 000

POD定价: 98.00元
(如有印装质量问题,我社负责调换)

本书编委会

主　编　杨　扬

副主编　彭年东　　孙伟芬　　刘德桓　　郑国进

　　　　郭为汀　　陈国荣　　洪清华　　孙丰裕

　　　　洪文挺　　林龙江　　沈周萍

编　委　陈文鑫　　李炳钻　　张永彬　　戴金钹

　　　　许少强　　李毅俊　　吴志平　　张谋铭

　　　　李英莲　　洪天德　　曾秋红　　倪孝渊

　　　　吴宇航　　袁冬梅

李　序

　　药膳是我国独特的传统饮食和食疗文化，是在中医学、烹饪学和营养学理论指导下，以药食同源为基础，将中药与某些具有药用价值的食物相配伍，采用独特的饮食烹调技术制作而成的具有一定色、香、味、形的美味食品。药膳是中医知识与烹调经验相结合的产物，它"寓医于食"，既将药物作为食物，又将食物赋以药用，药借食力，食助药威，二者相辅相成，相得益彰；既具有较高的营养价值，又可防病治病、保健强身、延年益寿。

　　药膳学是中华民族历经数千年不断探索、积累而逐渐形成的独具特色的一门临床实用学科，是中华民族祖先遗留下来的宝贵文化遗产。几千年来，中医学就十分重视饮食调理与健康长寿的关系，饮食调理（包括食疗的方法）被广泛用于养生防病和疾病的治疗及康复。药膳学正是在长期的实践中积累了宝贵的药膳食疗保健经验所形成的独特理论体系，是中医学的重要组成部分。

　　当前，药膳日常应用过程中存在的最大问题是同质化替代了个性化，正因如此，药膳的使用应强调以健康状态辨识为基础，体现辨证施膳和因人因时因地制宜；此外，还要注意"药膳"不是"膳药"，不能简单地把中药材与食物混合煎煮，否则难以达到"寓医于食"的理想效果，这也是药膳和常规治疗的区别。

　　彭铭泉教授主编的《中国药膳学》于1985年10月出版发行，30多年来深受广大读者的欢迎。此次修订工作主要由彭铭泉教授的传承人杨扬作为执行主编进行修订校对。修订的《新编中国药膳学》，重点突出药膳制作方法，增加了一些药膳制作方法，使之更加全面。全书共分六章，包括概论、药膳配药、药膳炮制、药膳烹调、药物与食物、药膳企业的经营管理。该书理论结合实践，既有发掘，又有创新，内容丰富，不仅是中医药膳工作者的专业用书，而且对药膳的研究、教学和中医"食疗"用药，以及食品行业和家庭等都具有一定的参考和使用价值。

　　在该书付梓之际，谨此数语以致贺，是为序！

岐黄学者

福建中医药大学校长

中华中医药学会中医诊断学分会主任委员

世界中医药学会联合会中医健康管理专业委员会会长

李灿东

2019 年 8 月 8 日

胡　序

　　"民以食为天"，在"吃"上面，中华民族经过几千年的沉淀，已经形成独有的饮食文化。随着时代的发展，疾病预防和健康管理逐渐成为现代医学研究的趋势。越来越多人注重自身的健康需求，人们对"吃"，不再满足于一日三餐的饱腹之欲，而是从追求味道鲜美到讲究养生功效。

　　药膳，最早可追溯到周代，当时宫廷已设立有"食医"一职，专门负责帝王的膳食。春秋战国时期，神仙方术、五行学说盛行，阴阳、五行学说与食疗养生理论相结合，食疗养生盛极一时，更有彭祖被誉为"食疗之祖"一说。到了三国两晋南北朝时期，药膳食疗深入群众生活，华佗的《食论》，吴普的《膳馐养疗》、《论服饵》、《黄帝杂饮食》等食疗著作更是层出不穷。至唐初，孙思邈在《千金要方·食治》中发展了《黄帝内经》的思想理论，阐明食物本身就是药，指出"安身之本，必资于食。救疾之速，必凭于药。不知食宜者不足以存生也。不明药忌者，不能以除病也"。论述了药食之间的关系，更是直接点明了药可入膳、食亦可为药，认为药食同源，良医应该善于食疗。

　　《新编中国药膳学》的完稿，有助于药膳学科形成完整的体系。它将阴阳五行、脏腑理论与中药的四气五味相结合，以中医学的"辨证施治"为理论核心，注重整体观念，讲究因时、因人、因地制宜，科学施膳。在中医学的理论指导下"寓医于食"，将食材与药材相配伍烹饪，使得药借食味，变"良药苦口"为"良药可口"。该书由中国药膳学学科创始人彭铭泉教授的传承人杨扬女士主编，内容之完备，在学术价值和研究价值上，实属守正创新之举。字里行间，更足见杨扬作者继承发扬药膳文化的宏愿和锲而不舍的治学精神。该书出版将引领药膳事业发展，具有里程碑的意义！

　　该书所列举药膳处方涉及高血压、糖尿病、肺脏病、肾脏病、肠胃病、孕产妇疾病等方面，更详细配有药膳方、功效及制作方法。本人基于《黄帝内经》"祛邪而不伤正"的理论，并结合自身多年从事肿瘤临床工作的经验所提出的"绿色治疗理念"，认为肿瘤患者在治疗过程中要注意固护自身正气。我们认为药膳是提高人体正气的一种有效手段，在临床上，我们也会建议患者在辨证的基础上运用药膳，达到提高自身免疫力的目的，进而改善生活质量。

肿瘤绿色治疗学创始人

北京中医药大学东方医院副院长

中华中医药学会肿瘤分会副主任委员

2019 年 12 月

刘　序

　　几千年来，中医学就十分重视饮食调养与健康长寿的辨证关系，它包括食疗，即用饮食调理达到养生防病治病作用，以及药膳，即用食物与药物配伍制成膳食达到养生防病的作用。中医学在长期的医疗实践中积累了宝贵的药膳食疗保健经验，形成了独特的理论体系，因而药膳学是中医学的重要组成部分。

　　药膳学是以中医药理论与实践为基础，研究以食物、药物和药食兼用食物防制（预防和控制）疾病、延年益寿的综合性中医药学科。它不仅是中国传统文化的重要组成部分，而且作为生命科学的重要分支，为整个人类的文明做出了卓越的贡献。

　　现代药膳学的发展是在总结古人经验的基础上，加以进一步完善，其运用更加符合中医理论的发展，并注重现代科学理论的研究和应用进展，具备理论化、科学化的发展方向，其发展特点更具有多样化。

　　积极推行中医药膳食疗保健，不仅为中国人民的健康长寿做出了重要贡献，而且对于促进世界卫生保健医学的发展，也具有深远意义。

　　彭铭泉教授毕生致力于促进药膳学的发展，载誉前行，深耕不缀。杨扬女士作为彭铭泉教授的传承人，亦全身心投入药膳事业，继往开来。今悉闻杨扬女士精心组织编撰《新编中国药膳学》一书，鉴于该书的出版对发扬和推广药膳理念具有重要意义，故乐为之序！

复旦大学中西医结合研究院肿瘤研究所所长

复旦大学附属肿瘤医院国际中医肿瘤中心主任

美国德州大学安德生癌症中心整合肿瘤学部客座教授

2020 年 10 月

前　言

中华大地自古以来就有"食药同源"之说。药膳是中国传统医学和饮食文化共同孕育的一枝"奇葩"，起远古至当今，源远流长；自宫廷到民间，广为传播。药膳学，坚守于中医药学理论的指导，得益于千百年来药膳实践，是中医学的重要组成部分，在防病治病、保健强体、抗老延年等方面独具优势。

自汉而明，有关药膳著作300多部。进入新时代，有关食疗药膳著作更是纷呈。其中，由彭铭泉教授主编的《中国药膳学》，自1985年10月出版发行至今已30余年，深受众多读者欢迎，尤其是药膳食疗爱好者纷纷来函，要求再版发行。故在彭铭泉教授指导下对该书做了认真修订。为与前书区分，并体现研究新成效，取名《新编中国药膳学》。

全书共分六章，包括概论、药膳配药、药膳炮制、药膳烹调、药物与食物、药膳企业的经营管理。分别阐述药膳的起源、发展，研究药膳的目的及今后发展方向；对药膳的处方调配、施膳法则及几种特殊药膳进行理论上的探讨，较为详细地介绍药物、食物的炮制方法、250个药膳处方、制作工艺和效用；对300个药膳常用的原料——药物和食物，记述其来源、品质、成分、性味归经和效用，并在每个药物和食物后面附有3~5个药膳选方；结合时代特点和未来发展，探讨药膳企业的经营管理。

书中药膳主要取材于历代"食疗""食治"及其他有关书籍，收集各地民间流传的一些食疗验方和家传方。所载1048个药膳处方，其中有885个处方是经过走访11个省市，查阅87本历代有关"食疗"专著和专篇，从所收集的近千个药膳处方中整理取舍形成，其余处方是根据老中医用药理论，按药膳的配方原则拟定。

本书重点突出药膳制作方法，在《中国药膳学》12种药膳制作方法基础上，又增加21种，使之更加全面。根据国家野生动植物相关保护法，删去一些如虎骨、大雁等药材、食材。《中国药膳学》成本背景在二十世纪八十年代，物价实行"统购统销"，而今为市场经济，故相应调整药膳美食成本核算。一些研究亦有突破，如食疗原先认为是伊尹所创，后史书研究发现，为彭祖发明等。

本书坚持理论联系实践，与时俱进，运用中医药理论、烹调技术和现代科学，不仅对药膳处方在理论和制作上进行探讨和改进，让这些散在的历史资料更加系统化、理论化、科学化、社会化，而且面向未来，对药膳的开发研究亦有深猎，既有保护，又有传承；既有古方，又有创新，内容丰富，深入浅出，不仅是药膳工作者的专业用书，而且对中医药的科研、教学和中医"食疗"用药，以及食品行业和家庭等都具有一定的参考和使用价值。

　　在本书编写过程中，承蒙雷载权教授、徐楚江教授审订。感谢李灿东教授、胡凯文教授、刘鲁明教授作序。另外，感谢颜正华教授、徐辉光教授、杨志贤教授、郭成圩教授、黄雅镕教授和泉州市医保局肖惠中局长等对本书提出的许多宝贵意见。所用参考书籍得到中国第一历史档案馆、福建中医药大学图书馆、成都中医药大学图书馆、四川省图书馆、四川大学图书馆等单位的支持和帮助，在此一并表示衷心感谢。

杨　扬

2018 年于福建泉州彭氏药膳研究中心

目　录

李序

胡序

刘序

前言

第一章　概论 ··· 1

 第一节　药膳发展简史 ·· 1

  一、药膳的起源 ··· 1

  二、药膳的形成和发展 ·· 1

 第二节　研究药膳学的目的和意义 ·· 4

  一、发掘继承祖国"食疗"的文化遗产 ·· 4

  二、改进完善药膳的制作工艺 ·· 5

  三、适应社会发展和需要 ·· 5

  四、走向世界，增进友谊 ·· 5

 第三节　药膳的特点 ··· 5

  一、药膳具有中医药的理论基础 ··· 5

  二、药膳是一种特殊食品 ·· 6

  三、药膳具有独特的制作方法 ·· 6

  四、药膳具有治病、强身、抗衰老的作用 ··· 6

 第四节　药膳学的分类方法 ··· 7

  一、按研究内容分类 ··· 7

  二、按药膳食品性状分类 ·· 8

  三、按药膳作用分类 ··· 9

 第五节　药膳学的发展方向 ·· 10

第二章　药膳配药 ·· 12

 第一节　中医特点与药膳治法 ··· 12

  一、整体观念在药膳学中的应用 ·· 12

  二、辨证论治与依法组方 ··· 13

 第二节　药膳方剂与配药方法 ··· 14

  一、药膳方剂的形成和发展 ··· 14

  二、药膳配药方法 ··· 15

第三节　药膳治疗方法 ···16
　　一、汗法药膳 ···16
　　二、下法药膳 ···16
　　三、温法药膳 ···17
　　四、消食法药膳 ···17
　　五、补法药膳 ···17
　　六、理气法药膳 ···18
　　七、祛湿法药膳 ···18
　　八、清法药膳 ···19
第四节　食物的性味与禁忌 ·····································19
　　一、食物的性味 ···19
　　二、食物的五味 ···20
　　三、药物和食物的相反和禁忌 ·································20
第五节　"四因"施膳 ···22
　　一、因证施膳 ···22
　　二、因时施膳 ···22
　　三、因地施膳 ···22
　　四、因人施膳 ···22
第六节　五宜五补与四季五补 ···································23
　　一、五宜五补 ···23
　　二、四季五补 ···24
第七节　五脏证治与方剂 ·······································24
第八节　滋补药膳与方剂 ·······································28
　　一、补阴药膳 ···28
　　二、补阳药膳 ···28
　　三、补气药膳 ···28
　　四、补血药膳 ···28
　　五、气血两补药膳 ···29
第九节　保健药膳与方剂 ·······································29
　　一、抗衰老药膳 ···29
　　二、妇女保健药膳 ···30
　　三、小儿保健药膳 ···34
第十节　脏器疗法与方剂 ·······································36
　　一、心 ···36
　　二、肝 ···37
　　三、脾 ···37
　　四、肺 ···37
　　五、肾 ···38

六、胃 …………………………………………………………………………… 38

七、肠 …………………………………………………………………………… 39

第三章　药膳炮制 ………………………………………………………………… 40

第一节　炮制的目的 …………………………………………………………… 40

第二节　炮制方法 ……………………………………………………………… 41

一、净选 ………………………………………………………………………… 41

二、浸润 ………………………………………………………………………… 41

三、切制 ………………………………………………………………………… 42

四、炮炙 ………………………………………………………………………… 43

第三节　药液制备 ……………………………………………………………… 45

一、提取溶剂的选择原则 ……………………………………………………… 45

二、常用溶剂 …………………………………………………………………… 45

三、提取方法 …………………………………………………………………… 46

四、过滤 ………………………………………………………………………… 49

五、浓缩 ………………………………………………………………………… 50

六、精制 ………………………………………………………………………… 51

七、提取原则及实例 …………………………………………………………… 52

第四章　药膳烹调 ………………………………………………………………… 53

第一节　药膳烹调的特点 ……………………………………………………… 53

第二节　药膳烹调的要求 ……………………………………………………… 54

第三节　药、食结合的方法 …………………………………………………… 55

第四节　药膳的成型及调味 …………………………………………………… 56

一、药膳的成型 ………………………………………………………………… 57

二、药膳的调味 ………………………………………………………………… 57

第五节　药膳的烹调方法 ……………………………………………………… 58

一、炖 …………………………………………………………………………… 58

二、焖 …………………………………………………………………………… 58

三、煨 …………………………………………………………………………… 58

四、蒸 …………………………………………………………………………… 59

五、煮 …………………………………………………………………………… 59

六、熬 …………………………………………………………………………… 60

七、炒 …………………………………………………………………………… 60

八、卤 …………………………………………………………………………… 60

九、炸 …………………………………………………………………………… 61

十、烧 …………………………………………………………………………… 61

十一、粥 ………………………………………………………………………… 62

十二、药膳饮料 ………………………………………………………………… 62

第六节 药膳实例 ……………………………………………………………………63

一、炖 ………………………………………………………………………………63

杞鞭壮阳汤（63） 鹿鞭壮阳汤（64） 双鞭壮阳汤（64）

十全大补汤（65） 乌发汤（65） 八宝鸡汤（66）

乌鸡白凤汤（66） 羊肉羹（67） 山药羊肉汤（67）

复元汤（67） 雪花鸡汤（68） 人参全鹿汤（68）

壮阳狗肉汤（69） 沙参心肺汤（69） 当归生姜羊肉汤（69）

羊肺汤（70） 萝卜羊肉汤（70） 南瓜牛肉汤（70）

黄芪猴头菌汤（71）

二、蒸 ………………………………………………………………………………71

红杞田七鸡（71） 虫草全鸭（72） 荷叶凤脯（72）

田七蒸鸡（73） 地黄甜鸡（73） 参麦团鱼（73）

乾坤蒸狗（74） 龙马童子鸡（74） 人参鹿尾汤（75）

参杞羊头（75） 雪凤鹿筋汤（76） 银杏蒸鸭（76）

天麻鱼头（77） 阳春肘子（77） 牛膝蹄筋（78）

黄芪蒸鸡（78） 神仙鸭（78） 赤豆鲤鱼（79）

参蒸鳝段（79） 百仁全鸭（80） 红杞蒸鸡（80）

归芪蒸鸡（81） 虫草鹌鹑（81） 芪蒸鹌鹑（81）

荷叶粉蒸鸡（82） 虫草汽锅鸡（82） 豆蔻馒头（82）

茯苓包子（83）

三、熬 ………………………………………………………………………………83

银耳羹（83） 清脑羹（84）

四、煮 ………………………………………………………………………………84

益寿鸽蛋汤（84） 银耳鸽蛋汤（84） 绿豆南瓜汤（85）

燕窝汤（85） 银杞明目汤（85） 人参菠饺（86）

菠蔻馄饨（86） 健脾营养抄手（87） 人参鸡油汤圆（88）

石斛花生米（88）

五、烧 ………………………………………………………………………………88

红杞活鱼（88） 芪烧活鱼（89） 砂仁肚条（89）

砂仁鲫鱼（90） 大蒜烧茄（90） 紫蔻烧鱼（91）

六、焖 ………………………………………………………………………………91

参芪鸭条（91） 枣杏焖鸡（92）

七、煨 ………………………………………………………………………………92

枣蔻煨肘（92） 黄精煨肘（93） 红杞乌参鸽蛋（93）

川椒煨梨（94）

八、炸 ………………………………………………………………………………94

软炸白花鸽（94） 软炸鸡肝（95） 软炸怀药兔（95）

怀药肉麻元（96） 龙眼纸包鸡（96） 山楂肉干（97）

九、炒 ·· 97

银杏鸡丁（97）　　　九月肉片（98）　　　解暑酱包兔（98）
翠皮爆鳝丝（99）　　　枸杞肉丝（99）　　　杜仲腰花（100）
枸杞桃仁鸡丁（100）　　首乌肝片（101）　　　生煽枸杞叶（101）
羊药炒鸭蛋（102）　　　核桃仁炒韭菜（102）　虾仁韭菜（102）
芹菜炒香菇（103）

十、卤 ·· 103

桃杞鸡卷（103）　　　丁香鸭（104）　　　陈皮油烫鸡（104）
果仁排骨（105）　　　芝麻兔（105）　　　竹参心子（106）
茴香腰子（106）

十一、烤 ··· 106

六味牛肉脯（106）　　益脾饼（107）

十二、凉菜 ··· 107

姜汁菠菜（107）　　　蒜泥马齿苋（108）　　鱼腥草拌莴笋（108）

十三、甜菜 ··· 109

白莲酿藕（109）　　　冰糖蒸莲子（109）　　桂花核桃冻（110）
怀药芝麻酥（110）　　　玫瑰枣糕（110）　　　怀药金糕（111）
龙眼怀药糕（111）　　　怀药桃（112）　　　怀药芝麻糊（112）
玉露糕（113）　　　蜜饯白果（113）　　　丁香梨（113）
黑豆酿梨（114）　　　桃酥豆泥（114）　　　枣泥桃酥（114）
川贝酿梨（115）　　　香酥山药（115）　　　莲子锅蒸（116）

十四、饮料 ··· 116

鲜奶玉液（116）　　　木耳芝麻茶（116）　　橘茹饮（117）
山楂核桃茶（117）　　双花饮（118）　　　丁香酸梅汤（118）
蜂蜜香油汤（118）　　五神汤（119）　　　荸荠豆浆（119）
七鲜汤（119）

十五、药酒 ··· 120

人参枸杞酒（120）　　三蛇酒（120）　　　佛手酒（121）
延寿酒（121）　　　首乌酒（121）　　　鹿血酒（122）

十六、粥 ··· 122

红枣糯米粥（122）　　高粱粥（122）　　　苡仁粥（123）
荜茇粥（123）　　　甘蔗粥（123）　　　竹叶粥（123）
莲实粥（124）　　　生地粥（124）　　　麻仁苏子粥（124）
食粟补肾方（125）　　柿饼饭（125）

第七节　新编药膳烹调方法及实例 ··· 126

一、炖 ·· 126

人参炖猪肘（126）　　川明参红枣炖猪蹄（126）　白术黄芪炖猪瘦肉（127）

二、焖 ·· 127

葱姜焖腊肉（127）　　冬菇焖火腿（128）　　砂仁焖牛肚（128）

三、蒸 …………………………………………………………………………… 128
　　红枣蒸肘子（129）　　山药蒸排骨（129）　　茯苓粉蒸排骨（130）

四、煮 …………………………………………………………………………… 130
　　红枣煮豌豆（130）　　五香陈皮煮蚕豆（131）　黄精煮刀豆（131）

五、熬 …………………………………………………………………………… 131
　　熬补益汤（131）　　　熬熟地鸡汤（132）　　　熬附片当归羊肉汤（132）

六、炒 …………………………………………………………………………… 132
　　黄精炒肉丝（133）　　白木耳炒肉片（133）　　枣仁炒猪舌（134）

七、卤 …………………………………………………………………………… 134
　　党参卤猪蹄（135）　　五香卤牛肉（135）　　　白术五花肉（135）

八、炸 …………………………………………………………………………… 136
　　山药炸猪排（136）　　香炸五花肉（137）　　　五彩炸里脊（137）

九、烤 …………………………………………………………………………… 137
　　人参烤牛肉脯（138）　白芍药烤乳鸽（138）　　玉竹烤牛肉（138）

十、烧 …………………………………………………………………………… 139
　　丁香烧猪手（139）　　百合烧茄子（139）　　　橘皮烧排骨（140）

十一、冒 ………………………………………………………………………… 140
　　童子参冒丝瓜（140）　山药冒南瓜（141）　　　天冬冒黄瓜（141）

十二、煲 ………………………………………………………………………… 141
　　山楂瘦肉仔鸡煲（142）玉竹薏米仔鸭煲（142）　黄精猪肘煲（142）

十三、熏 ………………………………………………………………………… 143
　　苁蓉熏羊肉（143）　　杜仲熏牛腰（143）　　　菊花熏牛心（144）

十四、煎 ………………………………………………………………………… 144
　　杜仲煎猪肉（144）　　山楂煎牛腰（144）　　　菊花煎猪心（145）

十五、贴 ………………………………………………………………………… 145
　　灵芝贴猪肉（145）　　山楂贴羊肝（146）　　　沙参贴猪心（146）

十六、烹 ………………………………………………………………………… 146
　　荜茇烹牛肉（147）　　侧柏烹兔肉（147）　　　肉桂烹驴肉（147）

十七、熘 ………………………………………………………………………… 148
　　人参熘猪肉（148）　　黄精熘羊肉（148）　　　洋参熘兔肉（149）

十八、爆 ………………………………………………………………………… 149
　　灵芝爆兔肉（149）　　干姜爆狗肉（150）

十九、扒 ………………………………………………………………………… 150
　　白术扒猪肚（150）　　党参扒肉片（151）

二十、烩 ………………………………………………………………………… 151
　　山茱萸烩猪舌（152）　杜仲烩羊鞭（152）

二十一、汆 ……………………………………………………………………… 152

人参汆里脊（153）　　党参汆猪肺（153）

二十二、涮 ……………………………………………………………………… 153
　　洋参涮里脊（154）　　党参涮猪脑（154）

二十三、拔 ……………………………………………………………………… 154
　　杜仲拔里脊（154）　　参芪拔羊腰（155）

二十四、腌 ……………………………………………………………………… 155
　　杜仲腌牛腰（155）　　锁阳腌羊肉（156）

二十五、泡 ……………………………………………………………………… 156
　　枸杞子泡豇豆（157）　　北沙参泡豇豆（158）

二十六、拌 ……………………………………………………………………… 158
　　金银花拌鸭丝（158）　　菊花拌西芹（158）

二十七、酱 ……………………………………………………………………… 159
　　杜仲酱狗肉（159）　　巴戟酱羊肝（159）

二十八、汤 ……………………………………………………………………… 160
　　杞鞭壮阳汤（160）　　鹿鞭壮阳汤（161）

二十九、饭粥 …………………………………………………………………… 161
　　神仙粥（161）　　　　薏米薄荷粥（162）

三十、面食 ……………………………………………………………………… 162
　　玫瑰枣糕（162）　　　桂圆怀药糕（163）

三十一、糖果 …………………………………………………………………… 163
　　山药糖（164）　　　　戒烟糖（164）

三十二、药酒 …………………………………………………………………… 164
　　佛手酒（165）　　　　美容酒（165）

三十三、饮料 …………………………………………………………………… 165

第五章　药物与食物 …………………………………………………………… 166
　第一节　药物 ………………………………………………………………… 166
　　一、补气药 ………………………………………………………………… 166
　　　人参（166）　　　西洋参（167）　　　党参（167）　　　太子参（168）
　　　五味子（168）　　黄芪（169）　　　白术（169）　　　山药（170）
　　　白扁豆（170）　　大枣（171）　　　甘草（171）

　　二、补血药 ………………………………………………………………… 172
　　　当归（172）　　　鸡血藤（172）　　　熟地（173）　　　阿胶（173）
　　　何首乌（174）　　枸杞子（174）　　　龙眼肉（175）　　桑椹（175）

　　三、补阴药 ………………………………………………………………… 176
　　　北沙参（176）　　南沙参（176）　　　麦冬（177）　　　天冬（177）
　　　百合（178）　　　玉竹（178）　　　　黄精（179）　　　石斛（179）
　　　女贞子（180）　　旱莲草（180）　　　龟胶（180）　　　哈蟆油（181）

四、补阳药 ·· 181

鹿茸（181）　　鹿角胶（182）　　鹿鞭（182）　　海狗肾（183）

黄狗肾（183）　九香虫（183）　海马（184）　　山茱萸（184）

补骨脂（185）　巴戟天（185）　淫羊藿（186）　仙茅（186）

杜仲（186）　　锁阳（187）　　肉苁蓉（187）　沙苑子（188）

菟丝子（188）　续断（189）　　狗脊（189）　　骨碎补（189）

冬虫夏草（190）蛤蚧（190）　　紫河车（191）　雪莲花（191）

五、祛痰止咳药 ·· 191

川贝母（191）　瓜蒌（192）　　半夏（192）　　苦杏仁（193）

昆布（193）

六、芳香化湿药 ·· 194

藿香（194）　　佩兰（194）　　白豆蔻（195）　砂仁（195）

草豆蔻（196）　草果（196）

七、消食药 ·· 197

鸡内金（197）　建曲（197）　　谷芽（197）　　麦芽（198）

山楂（198）　　隔山消（199）

八、理气药 ·· 199

木香（199）　　陈皮（199）　　香附子（200）

九、温里药 ·· 200

附子（200）　　干姜（201）　　肉桂（201）　　小茴香（202）

丁香（202）　　高良姜（203）

十、平肝药 ·· 203

天麻（203）　　白芍（204）　　牡蛎（204）

十一、安神药 ·· 205

柏子仁（205）　酸枣仁（205）　菌灵芝（206）

十二、利湿药 ·· 206

茯苓（206）　　薏苡仁（207）　泽泻（207）　　慈菇（207）

通草（208）　　玉米须（208）

十三、祛风湿药 ·· 209

白花蛇（209）　乌梢蛇（209）　脆蛇（210）

十四、止血药 ·· 210

三七（210）　　艾叶（211）　　侧柏叶（211）　白茅根（211）

白及（212）　　鸡冠花（213）

十五、活血祛瘀药 ··· 213

红花（213）　　丹参（214）　　川芎（214）　　益母草（215）

十六、收涩药 ·· 215

白果（银杏）（215）　芡实（216）　浮小麦（216）　桑螵蛸（217）

莲子（217）

十七、清热药 ·· 218
　　黄连（218）　　金银花（218）　　仙人掌（219）　　鱼腥草（219）
　　银柴胡（219）　　地黄（220）　　胖大海（220）　　荷叶（221）

十八、解表药 ·· 221
　　紫苏（221）　　菊花（222）　　桑叶（222）　　薄荷（223）

第二节　食物 ·· 223

一、粮食类 ·· 223
　　粳米（223）　　糯米（224）　　粟米（224）　　锅焦（224）
　　小麦（225）　　黄豆（225）　　黑豆（226）　　豆浆（226）
　　豆腐（227）　　蚕豆（227）　　豌豆（227）　　绿豆（228）
　　刀豆（228）　　豇豆（229）　　芝麻（229）　　番薯（229）
　　洋芋（230）

二、动物类 ·· 230
　　猪肉（230）　　猪心（231）　　猪肝（231）　　猪肺（231）
　　猪肚（232）　　猪胰（232）　　猪肠（233）　　猪脬（233）
　　猪肾（233）　　猪脑（234）　　猪血（234）　　猪蹄（234）
　　火腿（235）　　牛肉（235）　　牛肚（235）　　牛肝（236）
　　牛肾（236）　　牛筋（236）　　牛奶（237）　　羊肉（237）
　　羊心（238）　　羊肺（238）　　羊肚（238）　　羊肝（239）
　　羊肾（239）　　羊奶（239）　　羊胫骨和脊骨（240）
　　狗肉（240）　　兔肉（241）　　兔肝（241）　　鹿肉（241）
　　鹿骨（241）　　驴肉（242）　　乌骨鸡（242）　　鸡肉（242）
　　鸡肝（243）　　鸡肠（243）　　鸡蛋（243）　　白鸭肉（244）
　　洋鸭肉（244）　　鸭蛋（245）　　鹅肉（245）　　鸽肉（245）
　　鸽卵（246）　　鹌鹑（246）　　鲫鱼（246）　　鲤鱼（247）
　　鲢鱼（247）　　带鱼（248）　　鲦鱼（248）　　鲚鱼（248）
　　白鱼（249）　　石首鱼（249）　　鳜鱼（249）　　鲮鱼（250）
　　勒鱼（250）　　鲥鱼（250）　　鲂鱼（251）　　鳙鱼（251）
　　鲻鱼（251）　　鳢鱼（252）　　油鱼（252）　　鲳鱼（252）
　　鳗鲡鱼（253）　　青鱼（253）　　鲈鱼（253）　　鲍鱼（254）
　　鱼鳔（254）　　龙虾（254）　　对虾（255）　　虾（255）
　　龟肉（255）　　鳖肉（256）　　乌贼肉（256）　　蛤蜊肉（257）
　　海蜇（257）　　海参（257）　　淡菜（258）　　泥鳅（258）
　　鳝鱼（259）　　田螺（259）　　蚕蛹（259）　　蜂蜜（260）
　　蜂乳（260）

三、蔬菜类 ·· 261
　　菠菜（261）　　苋菜（261）　　冬苋菜（262）　　芹菜（262）
　　马齿苋（262）　　白菜（263）　　蕹菜（263）　　藕（263）

紫菜（264） 荠菜（264） 白萝卜（265） 胡萝卜（265）
韭菜（265） 番茄（266） 茄子（266） 莴苣（266）
丝瓜（267） 苦瓜（267） 冬瓜（268） 南瓜（268）
黄瓜（268） 地瓜（269） 木耳（269） 蘑菇（269）

四、果实种子类 ………………………………………………………………… 270
梨（270） 桃（270） 樱桃（271） 香蕉（271）
葡萄（271） 柿子（272） 荔枝（272） 乌梅（273）
桑椹（273） 橄榄（274） 无花果（274） 椰子瓤（椰肉）（274）
椰子浆（275） 胡桃仁（275） 柚（276） 杧果（276）
林檎（276） 西瓜（277） 猕猴桃（277） 石榴（278）
向日葵籽（278） 花生（278） 松子（279） 栗子（279）
榛子（280） 荸荠（280） 甘蔗（281）

第三节 调料 …………………………………………………………………… 281
食盐（281） 酱（282） 白砂糖（282） 红糖（283）
冰糖（283） 饴糖（284） 辣椒（284） 胡椒（285）
大蒜（285） 生姜（285） 花椒（286） 醋（286）
淀粉（287） 味精（287） 黄酒（287） 葱（288）
猪油（289） 菜油（289） 麻油（289） 白矾（290）

第六章 药膳企业的经营管理 ……………………………………………………… 291
第一节 药膳企业管理的目的和意义 …………………………………………… 291
第二节 药膳企业管理的特点 …………………………………………………… 292
第三节 药膳企业工作人员的职责 ……………………………………………… 292
第四节 成本核算与价格制订 …………………………………………………… 294

第一章 概 论

药膳是根据治疗、强身、抗衰老的需要，在中医药理论指导下，将中药与某些具有药用价值的食物相配伍，并采用我国独特的饮食烹调技术与现代科学方法，制作而成的具有一定色、香、味、形的美味食品。药膳学是在中医传统"食疗"的基础上，通过发掘继承，逐步发展提高的较系统的中医药分支学科。它的主要任务是通过对药膳发展史、药膳配制理论与方法、药物和食物的性能以及药膳企业的经营管理等的研究，使传统的"食疗"不断改进和提高，并加以推广，成为社会化、工业化、商品化的药膳，使之更有效地为人民的保健、医疗事业服务。

第一节 药膳发展简史

药膳学是中医学的一个重要组成部分，是中医药的瑰宝。数千年来，它为中华民族的繁衍昌盛作出了很大的贡献。

一、药膳的起源

我们的祖先为了生存与繁衍，在自然界觅食的过程中，逐渐认识到一些动、植物既可饱腹充饥，又能治疗疾病，逐步积累了饮食健身、治病的经验，开辟了药膳的先河。随着社会的发展，人们学会使用火，有了火就可以"炮生为熟"、"以化腥臊"，早期的食物烹调和药物炮制也随之产生。《礼含文嘉》中载有："燧人氏钻木取火，炮生为熟，令人无腹疾，有异于禽兽。"由于生产力的发展，人们以耕而食。又因陶器的出现和使用，为药物的炮制和食物的烹调提供了条件，使人们制作熟食的方式又提高了一步。酒的认识和利用，对医药和药膳饮料的发展起到一定的作用，酒能"通血脉"、"行药势"，同时还可作溶剂，制造药酒等。屈原著诗："彭铿斟雉，帝何飨?"，彭祖用野鸡汤治愈尧帝的病，史书记载彭祖（即彭铿）发明了食疗。传说中的伊尹创制汤液，使药物逐渐由"㕮咀"的方法过渡到煮食或去渣喝汤。《吕氏春秋·本味》所载的商汤和伊尹的对话中有"阳朴之姜，招摇之桂"，这里的姜、桂既是食物和调味品，也可供药用。

二、药膳的形成和发展

春秋战国时期，反映当时各阶层矛盾和政治要求的儒、墨、法、道诸家的相互斗争，形成了"百家争鸣"的局面，促进了中国文化的发展，在自然科学诸方面都有很大的进步，特别是天文学的发展为中医学理论体系——阴阳五行学说奠定了基础。中医学在当时已有食医、疾医、疡医、兽医的分科，食医专司饮食营养卫生。这充分说明，我国很早就有饮食营养法研究，而且也形成了制度。这个时期所出的一些书籍里对食物的治疗作用就有所记载，如《周礼》载有："以五味五谷五药养其病，以五气五色五声眂其死生。"我国最早的诗歌总集《诗经》中记载的一些药物，它们既可药用又能食用。《山海经》收载药物126种，其中有补药类四种，对其功用的论述有"櫰木之实，食之使人多力；枥木之实，食之不忘；狌，食之善走；蓇，服之不夭。"这里的"多力"、"不忘"、"善走"、"不夭"，就是使人身体健康，记忆力增强，延年益寿。

《黄帝内经》是战国时期的医学专著，该书提出"凡欲诊病，必问饮食居处"，要求"治病必求于本"，"药以祛之，食以随之"的治疗原则。强调"人以五谷为本"，指出"天食人以五气，地食人以五味"，"五味入口，藏于肠胃"，这里的五味实指各种食物的分类简称。书中还将多种食物分列于五味之下，以治五脏之疾病。在论述膳食治疗之后，总结出"毒药攻邪，五谷为养，五果为助，五畜为益，五菜为充，气味合而服之，以补精益气"的膳食配制原则。根据这个原则，一个完整的膳食必须以谷类（包括豆类）为主食，畜类为副食，还需用蔬菜来充实，同时以果品来辅助，这就是现代营养学完全膳食的先驱。另外对不同脏腑病患者，宜食什么饮食，也有较清楚的记述，如"肝色青，宜食甘，粳米、牛肉、枣、葵皆甘。心色赤，宜食酸，小豆、犬肉、李、韭皆酸。肺色白，宜食苦，麦、羊肉、杏、薤皆苦。脾色黄，宜食咸，大豆、豕肉、粟、藿皆咸。肾色黑，宜食辛，黄黍、鸡肉、桃、葱皆辛"。由此可见，当时对疾病的治疗原则、膳食的组合方法，以及五谷、五味与五脏之间的关系就有所研究。

秦汉时期的经济文化发展很快，从而加速了药膳研究的进程。秦始皇、汉武帝都是贪求长生不老的帝王，他们要太医、方士去寻求长生不老药物和饮食，这也较大地促进了药膳的形成和发展。东汉末年所出的我国现存最早的药书《神农本草经》，载药365种，书中根据药物性能和使用目的不同而将药物分为上、中、下三品，其中"上药120种为君，主养命，以应天，无毒，多服久服不伤人，欲轻身益气，不老延年者，本上经。中药120种为臣，主养性，以应人，无毒有毒斟酌其宜，欲遏病补虚羸者，本中经。下药125种为佐使，主治病，以应地，多毒不可久服，欲除寒热邪气破积聚愈疾者，本下经。"上品药中的大枣、人参、枸杞、五味子、地黄、薏苡仁、茯苓、沙参，中品药中的生姜、葱白、当归、贝母、杏仁、乌梅、鹿茸，下品药中的附子等，均常用于制作药膳。

随着本草学的发展，药膳逐渐进入形成和发展时期，有不少著述出现，如北魏崔浩的《食经》、梁代《黄帝杂饮食忌》、刘休的《食方》等。到了唐代，药膳已成为一门专门的学问，孙思邈的《千金要方》中就有"食治篇"，分果实、菜蔬、谷米、鸟兽四门来叙述，孙氏提出"为医者，当晓病源，如其所犯，以食治之，食疗不愈，然后命药"。这是现存最早的食疗专篇。孟诜集唐代以前药膳之大成，收集了当时有营养价值且可供药膳使用的药物241种，编成了《补养方》，后经其弟子张鼎增补87条，成书三卷，改名为《食疗本草》。该书的问世大大推进了药膳的发展。南唐陈士良把《神农本草经》、《新修本草》、《本草拾遗》等书中有关饮食的药物加以分类整理，附以己见，著书《食性本草》十卷。该书对药膳又作了较为系统的总结，为药膳的发展做出了很大的贡献。遗憾的是，这两种书早已亡佚。

随着历史的发展，药膳已越来越趋于成熟，到了元代，中医学在营养学方面内容已相当丰富多彩。海宁医士吴瑞有《日用本草》问世，该书共分八门（米、谷、菜、果、禽、兽、鱼、虫），他开始探讨从日常食物中寻求治疗疾病的方法，收集并记述了 540 种既是药物又是食物的品种，重点论述它们的性味和功用。元代饮膳太医忽思慧编撰的《饮膳正要》是一部典型的药膳专著，该书继承了"食、养、医"结合的传统，十分重视药物与食物的滋补和治疗价值，共分三卷。第一卷介绍养生避忌、妊娠食忌和乳母食忌，并列举了 94 种药膳的作用和烹调方法；第二卷主要阐述营养疗法、食物卫生、食物中毒等，大部分篇幅叙述食补，介绍了 56 种药煎法，24 条延年益寿的药膳，以及食疗方 61 首，第三卷叙述日常食物的性味功能，包括米谷、禽兽、蔬菜、水果等。

明清时代，药膳更进一步发展，众多的药物专著和食疗专著的不断出现，丰富了人类的食物资源，同时饮食烹调和制作也丰富多彩。如卢和按《日用本草》的分类法编成了《食物本草》，该书在每一类后面都加上了总结性的跋语，如在菜类后，主张多吃蔬菜可通肠胃，有益于人。在当时条件下，虽不能认识其中所含的有效成分，但却已知它对人体的重要性，实在是难能可贵。在此后又有一些与《食物本草》类似的书籍，如宁原的《食鉴本草》、朱橚的《救荒本草》、鲍山的《野菜博录》，以及徐春甫的《古今医统》、高濂的《遵生八笺》、沈云龙的《食物本草会纂》等。

伟大的医药学家李时珍，总结了我国十六世纪以前的医药学知识，编著成本草学巨著《本草纲目》。这部著作突破了古代本草分类方法的约束，增列了水、火、土、服器部，把水部列为首部，指出"水为万物之源，土为万物之母。饮资于水，食资于土，饮食者人之命脉也，而营卫赖之"的记述。《本草纲目》收载了食用药用水 43 种、谷物 73 种、蔬菜 105 种、果品 127 种。所载 444 种动物药中，有许多可供药膳使用，且营养十分丰富，疗效也甚高。书中还记载了食物烹调与药物、食物的禁忌。

继《本草纲目》之后，又有不少记载有食物、食疗本草的专篇和专著问世。如明代王象晋的《群芳谱》、清代袁枚的《随园食单》和王孟英的《随息居饮食谱》，以及十九世纪陆观豹的《食用本草》等，这些书籍为药膳研究提供了宝贵的资料。

中华人民共和国成立以来，所编著的《中华人民共和国药典》、《中药大辞典》、《中药志》等书籍，均收载有众多食用植物药和动物药。各地还出版了不少有关食疗的书籍，许多地方已建立了药膳餐馆和研究机构。此外，也有一些国外学者十分重视对我国古代"食疗"的研究，如日本学者中尾万山先生对此曾做过较详细的考证，并发表过文章。这些工作为进一步系统研究药膳起了一定的作用。

为了方便研究和查阅，现将历代一些有关食疗方面的书籍信息列表如下（表 1）。

表 1　食疗相关书籍信息

分类	书名	作者	年代
食疗古书	神农食经		
食疗古书	神农食忌		

分类	书名	作者	年代
食疗古书	神仙服食方	葛洪	晋
食疗古书	神仙服食经		
食疗古书	食经	淮南子	
食疗古书	食经	崔洁	北魏
食疗古书	食忌	孙思邈	唐
食疗古书	千金食治	孙思邈	唐
食疗古书	食疗本草	孟诜	唐
食疗古书	食医心镜	咎殷	唐
食疗古书	食性本草	陈士良	唐
食疗古书	饮膳正要	忽思慧	元
食疗古书	膳夫论	郑望	元
食疗古书	饮食须知	贾铭	元
食疗古书	救荒本草	朱橚	明
食疗古书	食物本草	汪颖	明
食疗古书	食鉴本草	宁原	明
食疗古书	食物本草会纂	沈李龙	明
食疗专书	随息居饮食谱	王孟英	清
食疗专书	随园食单	袁枚	清
古本草	本草纲目	李时珍	明
医药方	千金方	孙思邈	唐
医药方	太平圣惠方	王怀隐等	宋
其他古书	养老奉亲书	陈直	元
食疗书	饮食疗法	梁剑辉	近代
药膳书	中国药膳学	彭铭泉	近代
药膳书	中国药膳大典	彭铭泉	近代
药膳书	中华药膳纲目	彭铭泉	近代

第二节　研究药膳学的目的和意义

一、发掘继承祖国"食疗"的文化遗产

药膳具有悠久的历史，但在以前却仅限于宫廷贵族享用及民间流传，从未形成社会化、商品化。如"鹿肾长龟汤"，据传是唐代安禄山献给皇帝独享的"服之有效"的药膳名方；又如民间流传的老年人伤风挟寒、无汗发热喜用的"神仙粥"，其歌曰："一把糯米煮成汤，七个葱头七片姜。熬熟兑入半杯醋，伤风感冒保平康。"此方对感冒能治能防，安全有效。诸如此类，要把这些行之有效的药膳名方、验方进行发掘整理，去粗取精、去伪存真地继

承下来，为广大人民群众的健康服务，成为大众化的美味药膳食品。

二、改进完善药膳的制作工艺

随着社会的发展，药膳已逐渐社会化、商品化。喜用药膳的人越来越多，但是某些传统的药膳食品，因当时科学技术水平的限制，在制作工艺和方法上还很不完善，致使一些有效成分损失，降低了药膳的疗效。另外，传统药膳一般多是单家独户地用小锅小灶进行制作，不适宜大批生产，且不能久贮，携带运输也不方便。因此我们需要用现代科学理论和技术，改进某些不合理的传统方法，使之日臻完善，并在此基础上进行创新，以适应时代的需要。如对某些含挥发性成分的药物，可先将挥发油提取出来，其残渣再与其他原料共同处理，最后制成一定量的剂型，如"十全大补汤"。同时还可将某些药膳食品在制作工艺上进行改进，如利用现代的机械设备制作成药膳罐头、饮料、糖果、糕点等。使之便于工业化生产，更有利于贮存、保管和运输。

三、适应社会发展和需要

随着我国国民经济的发展和人民生活水平的不断提高，健康长寿是人们梦寐以求的愿望，无论是老人、小孩，还是青壮年，都希望自己有强壮的身体。而药膳具有防病治病、滋补强身、延年益寿的功效，并且无毒副作用。只要根据具体情况进行辨证施膳，就能收到较好的效果，从而提高人民的健康水平，造福于人类。

四、走向世界，增进友谊

中国菜肴在国外享有较高的声誉，而药膳除具有菜肴的色、香、味、形的特点外，还具有治病、强身、益寿的功效。某些药膳还能减少高能量的膳食对身体所带来的危害。如山楂肉干，可化食消积，改善血脂和血压，因此深受外国朋友的喜爱。这样可使药膳食品走向世界，以扩大国际影响，促进物质和文化交流，增进各国人民之间的友谊。

第三节　药膳的特点

药膳既是营养丰富的美味菜肴，又有药物滋补疗疾的作用，其特点如下。

一、药膳具有中医药的理论基础

由于药膳学是中医学的一个组成部分，因此无论在药物和食物的配伍组方上，还是在施膳等方面，均以中医学的基本理论为指导。如药物和食物的配伍组方，是按照中医方剂学的组方原则，针对临床表现的各种证型，按药物食物的性能有准则地进行选择，调配、组合成各种药膳方，以药物、食物之偏性来改善脏腑机能之偏，使之恢复正常，或增强机体的抵抗力和免疫力。如当归生姜羊肉汤治血虚有寒的腹痛，方中选用当归甘温补血止痛，为主药，配以辛温的生姜温中散寒。因病属虚证，故重用羊肉血肉有情之品温中补虚，三者合用共奏温中补血、祛寒止痛之功。

辨证施治是中医学特点之一，在施用药膳时，也是以这一理论为指导，根据用膳者的具体情况，以及季节、气候、地理环境等因素进行全面考虑，在辨证的基础上有针对性地施以药膳。如对于妇女月经不调可施用"妇科保健汤"，对无疾患者，可用通补的"雪花鸡汤"、"茯苓包子"、"健脾营养抄手"、"银耳羹"等。另外，如在春天宜升补，夏天宜清补，秋天宜平补，冬天宜温补等。只有在辨证的基础上施用药膳，才能充分发挥其作用。

二、药膳是一种特殊食品

药膳是由药物、食物和调料三部分组成。它是取药物之性，用食物之味，食借药力，药助食威，二者相辅相成，相得益彰。因此药膳既不同于一般的中药方剂，又有别于普通的饮食，它是一种有药物功效和食品美味的能治病、强身、抗衰老的特殊食品。

三、药膳具有独特的制作方法

由于药膳在组成上的特殊性，其在制作方面具有独特的方法。药膳烹调是依照中医理论和用药要求，根据药物的性能，应用食品烹调技术和药物炮制加工技术而成的一套独特的制作方法。因此在制作上除了要具备一般的烹调技术外，还应掌握中医药的基本理论和药物炮制方法。如"天麻鱼头"的制作，其方法是先将天麻用川芎、茯苓等药物炮制后，再用米泔水浸泡，然后放入米饭内蒸透，切片后置于鱼中，加入调料蒸制而成。

四、药膳具有治病、强身、抗衰老的作用

自古以来，人们就很重视饮食对人体的作用。《黄帝内经·素问》一书中强调"人以水谷为本"，指出"营者，水谷之精气也，和调于五脏，洒陈于六腑，……卫者，水谷之悍气也"，"夫含气之类，未有不资食以存生"。唐代名医孙思邈指出："安生之本，必资于食，……不知食宜者，不足以生存也，……故食能排邪而安脏腑"（《千金翼方》）。宋代陈直认为："主身者神，养气者精，益精者气，资气者食。食者生民之天，活人之本。故饮食进则谷气充，谷气充则气血盛，气血盛则筋力强。……若有疾患，且先食医之法，审其疾状，以食疗之，食疗未愈，然后命药，贵不伤其脏腑也"（《养老奉亲书》）。金代刘完素

也强调："胃为水谷之海，喜谷而恶药，药之邪所入，不若谷气先达，故治病之法，必以谷气为先。……辨生死之候者，谓安谷则生。凡明胃气为本，以此知五味能养形也"（《素问病机气宜保命集》），等。可见历代医家对饮食的作用已有较为清楚的认识。

药膳除有防病治病作用外，还较多地应用于中医扶正固本，所用的药物和食物如人参、黄芪、当归、阿胶、枸杞、山药、大枣、鸡、鸭、猪肉、羊肉等，能滋养强壮身体，补气血阴阳，增强正气，治疗体虚。经现代药理学的初步研究证明，某些滋补品具有增强机体生理功能的作用，改善细胞的代谢和营养，对神经内分泌的调节功能和机体的各种防御机制也有一定的作用。并能增强机体的自稳状态，提高免疫力，改善心肺功能和造血系统的功能，促进血液循环。如黄芪可延长细胞的生长寿命；人参能促进核酸合成，并能加强大脑皮层的兴奋和抑制过程，提高大脑机能的灵活性，减少疲劳感，还能促进抗体的形成；黄芪、灵芝、山药等能增强吞噬细胞的功能，促进机体产生干扰素，且能提高白细胞的数量及吞噬功能。此外，药膳中还含有人体代谢所必需的营养素，能有效地补充人体能量和营养物质，调节机体物质代谢，从而达到滋补强身、防病、治病、延寿的作用。但是在用膳时，应本着"因人施膳，因时施膳"这一基本原则，才能使药膳更有效、更充分地发挥作用。

第四节 药膳学的分类方法

一、按研究内容分类

（一）药膳配药

药膳配药是以中医药理论为依据，根据药物、食物的偏性，选用一定药物和食物组合成各种药膳方剂，用以治疗疾病、强壮身体。如对于气血不足的患者，治宜益气养血，故选用"十全大补汤"。该药膳方是由熟地、白芍、当归、川芎、黄芪、肉桂、党参、白术、茯苓、甘草，加猪肉、猪肚、墨鱼等组成。诸药合用，相辅相成，以达到气血双补的作用。

（二）药膳炮制

药膳炮制是在药膳烹调前，药物和食物的炮制加工。它是将药膳所选用的药物和食物，按照烹调的要求进行炮制。药物与食物经过炮制，可制其太过，扶其不及，提高疗效，以适应治疗的需要。如川贝酿梨，制作前梨子初加工，是将梨子去皮、核后，放在稀白矾水内浸泡，既可防其变色，又能增强消痰之功。

（三）药膳烹调

药膳烹调是药膳的制作工艺。它是根据药膳的配方，将经过炮制后的药物、食物，按照药膳制作工艺要求进行烹调，做成色鲜、味美、疗效好的药膳。药膳烹调是吸取了饮食食品的制作方法，根据药物的药效而进行制作的。其方法有煨、炖、炒、蒸、卤、煮、炸等。

（四）药膳药物和食物

药膳药物和食物主要是介绍药膳的基本原料，药物、食物及辅料的来源品质，成分药理，性味归经，效用以及药膳方选。以加深对药膳的认识，便于进一步系统地进行研究。

（五）药膳企业的经营管理

药膳企业的经营管理主要是阐明药膳餐厅经营管理的目的和特点，以及经营管理的原则和方法。药膳既似于饮食管理，但又不完全同于饮食管理。它在经营和管理上都有特殊性。所以管理人员除应当具备一般饮食行业经营工作要求的业务知识外，还应掌握一定的中医药以及相关现代科学等方面的知识，以适应社会发展的需要。

二、按药膳食品性状分类

（一）药膳菜肴

药膳菜肴是以蔬菜、肉类、鱼、蛋等为原料，配以一定比例的药物，经烹调而成的具有色、香、味、形的特殊菜肴。它包括：冷菜，如芝麻兔、山楂肉干；蒸菜，如虫草金龟、阳春肘子；煨炖菜，如枣蔻煨肘、八宝鸡汤；炒菜，如首乌肝片、杜仲腰花；卤菜，如丁香鸭、陈皮油烫鸡；炸菜，如软炸白花鸽、山药肉麻元等。

（二）药膳米面食品

药膳米面食品是以稻米、糯米、小麦面粉为基本原料，加入一定量的补益或性味平和的药物，经煮、蒸等方法加工而成的米饭或面食。如豆蔻馒头、人参菠饺、八宝粥、人参汤圆等。

（三）药膳饮料

药膳饮料是指将药物和食物原料经浸泡或压榨、煎煮或蒸馏等方法处理而制成的一种专供饮用的液体。它包括药膳饮液，如桑菊薄竹饮、鲜藕姜汁、山楂核桃茶、银花露等；药酒，如人参枸杞酒、三蛇酒等。

（四）药膳罐头

药膳罐头是将药膳食品按罐头生产工艺制成的一种特殊食品。它与其他类型的药膳食品相比较，具有可长期贮放、利于运输保管等优点，如虫草鸭子、雪花鸡等药膳罐头制品。

（五）药膳汤羹

药膳汤羹是以肉、蛋、奶、海味等原料为主体，加入味美或味淡的药料经煎煮、浓缩而成的较稠厚的汤液。如归参鳝鱼羹、天麻猪脑羹等。

（六）药膳精汁

药膳精汁是将药物和食物原料用一定的方法提取、分离后而制成的有效成分含量较高的液体。如虫草鸡精、人参精等。

（七）药膳糕点

药膳糕点是将适宜制成糕点的药膳，按糕点的生产方法而制成的药膳食品。如八珍糕、茯苓饼、怀药金糕、枣泥桃酥等。

（八）药膳糖果

药膳糖果是将药物的加工品加入熬炼成的糖料中混合后制成的固态或半固态、供含化或嚼食的药膳食品。如薄荷糖、山楂软糖等。

（九）药膳蜜饯

药膳蜜饯是以植物的果实、果皮类的新鲜或干燥原料经药液、蜂蜜或糖液煎煮后，再附加较多量的蜂蜜或白糖而制得的药膳食品。如蜜饯山楂、糖橘饼等。

（十）其他类

除上述各类外，还有一些药膳食品如桂花核桃冻、川贝酿梨、怀药泥、桃杞鸡卷等与上述各类药膳食品的性质不完全相似，但都具有保健、治疗的作用。

三、按药膳作用分类

（一）滋补强身类

滋补强身类药膳，主要是供体弱或病后体虚的人员食用，这类药膳主要是通过对脏腑器官组织功能的调理，使之恢复或重建其功能的协调性，从而达到增强体质、恢复健康的作用。如十全大补汤、人参汤圆、健脾抄手、茯苓包子等。

（二）治疗疾病类

治疗疾病类药膳，是针对各种患者的具体情况，在辨证的基础上采用的治疗或辅助治疗性药膳。如凉拌马齿苋可治疗痢疾，地黄米粥治睡起目赤，荸荠豆浆治大便燥结或便后出血，芹菜煎治疗高血压等。这类药膳对慢性病患者尤其适宜，有利于患者长期服用从而达到较好疗效的目的。

（三）保健抗衰老类

保健抗衰老类药膳，主要是针对老人、妇女、儿童的生理、病理特点，而采用的一类性味较平和的补益、调理性药膳。该类药膳有的能滋补强身、抗老延年，有的能调理气血、促进发育。如人参防风粥、参麦团鱼、虫草鸭子、燕窝汤、银耳羹、杜仲腰花等，具有补益、健身、抗衰老的作用；乌鸡白凤汤、血藤河蟹等，可调理气血，用于妇女月经失调；小儿八珍糕、糯米草粥、芡实粥等，能健脾胃、促进小儿发育。

第五节   药膳学的发展方向

药膳具有悠久的历史，数千年来，在防病、治病、养生、抗衰老等方面起了重要作用。它不仅内容极其丰富，而且具有广泛的实践意义。我们为使这一宝贵遗产永盛不衰、兴旺发达，必须在发掘、整理、继承的基础上，进一步运用现代科学理论和技术，逐步地阐明药膳的科学理论依据，提高其使用的可靠性，以使这一中医学的分支学科——药膳学更加完善和不断发展。

关于药膳的中医药理论，近代学者广泛开展了实验研究。如在扶正固本、活血化瘀、肾阴肾阳的实质等方面的研究，不仅获得了较理想的病理模型，而且在理论研究上取得了可喜的进展。对药膳的实验研究已开始进行，如张仲景的"当归生姜羊肉汤"，具有温中补血、散寒止痛的作用，主治血虚有寒的腹痛，是一张药膳名方。有人对它的药理及机制进行了探索，根据中医寒伤形的病理征象，造出大白鼠"寒邪伤体"的寒冷应激模型，应用该方煎剂对应激大、小白鼠进行对比实验，得出以下结果：当归生姜羊肉汤能显著延长小白鼠寒冷环境下（−15℃）生存时间（$P<0.01$），能抑制大白鼠在寒冷条件下肾上腺内胆固醇含量下降，明显延长小白鼠的缺氧生存时间（$P<0.05$）。据分析，其机制是通过激活脂肪组织的分解、代谢，增加非寒战性产热，来避免过强的应激反应，从而提高动物对严寒的适应性，以延长寒冷条件下的存活时间。另外，还可能通过增强中枢神经系统的习惯作用，而起调节作用。现代科学研究表明，当归含有一定量的维生素 B_{12}，其补血作用可能与此有关，维生素 B_{12} 对肝组织氧化谷氨酸与半胱氨酸也有加强作用。当归所含的挥发油具有镇痛、消炎作用。

以上的实验研究进一步阐明了当归生姜羊肉汤作用的科学性，并为该方开辟了新的用药途径。又如，对具有滋阴补肾作用的海龟膏（由海龟、蠵龟的板和甲经水煎煮脱脂浓缩而成）的初步研究，认为本品可改善小白鼠注射环磷酰胺引起的体重减轻及外周白细胞数减低情况。因此它可提高免疫力，具有滋阴补肾之功，起到抗衰老的作用。

随着社会的发展，药膳的生产、经营将以崭新的形式出现。但是在有关药膳的科学研究方面还有待进一步运用中医药理论，结合药理、药化、现代医学等科学知识来进行探索。质控指标和制作工艺仍需运用现代的检测手段来摸索和制定。药膳的应用、推广工作还要继续开展。只有这样，才能使药膳更具有科学性和可靠性，药膳品种才能不断更新，药膳事业才能兴旺发达。为此，今后还需进一步开展以下工作。

（1）建立药膳研究机构，下设药膳研制中心、检验中心、培训推广中心，以利于有组织地、系统地开展药膳的科研工作，培训药膳专业人员，使药膳知识及技术得到普及和推广。

（2）开办药膳餐馆、有条件的医院可设药膳食堂，在中医指导下对患者或老年人、体弱者施以药膳治疗或调理。使药膳有效地发挥治病、强身、抗衰老等作用。

（3）发展机械化生产，使某些药膳的生产进入现代化。如药膳罐头、饮料、糖果、糕点等均可应用现代化的机械设备进行批量生产，以满足国内外人民不断增长的对营养、保健品的需求，丰富人民的生活。

（4）建立药膳情报网，不断收集有关药膳的资料和发展动向，以及市场对药膳的需求等情况，为药膳的发展提供可靠的情报资料，并可创办药膳相关杂志，以进行学术讨论，广泛地交流药膳食品的生产、经营的经验。

展望未来，药膳的发展有着极其广阔的前景，随着药膳科研和生产的进一步开展，药膳学这门中医学的分支学科，必将日臻完善。

第二章 药膳配药

药膳配药具有两大特点。其一，就是以中医药理论为指导，并按照中药的性味功能，与适宜的食物相配合，使之成为与人体脏腑阴阳、气血盛衰、寒热虚实等相适应的、多种形式的药膳，以分别满足人们防治疾病、调补虚损、增强体质、缓减衰老、延年益寿的需要；其二，由于药膳本身也是一种膳食，就必须选择适宜的调味品，去除某些药物或食物的不良气味，从而使药膳气香、味美，提高食欲，促进消化吸收。如治阴虚肺燥的"银耳羹"和降血压的"清脑羹"，两方皆加冰糖，既助银耳润养肺胃，又取其味甜以调味，使服用者感到适口，乐于服用。

因此，要搞好药膳配药，必须深入到整个中医药理论体系，并掌握好相关的炮制和烹调制作工艺等知识，才能较好地承担和完成这一工作。相关药膳的炮制、烹调另有专章叙述，这里只着重将药膳配药所必须涉及的中医药理论知识，分为如下十节，概略地介绍于后。

第一节 中医特点与药膳治法

中医学对于人体的生理、病理、诊断、治疗等方面，从临床实践到理论的研究中都有着自己的特点，这些特点集中起来，最突出的可概括为整体观念和辨证施治。

中医学认为，人体是一个以脏腑经络为核心的有机整体，把人和自然界一切事物都看成是阴阳对立统一的两个方面。在病理上，认为疾病的发展是阴阳失调、邪正斗争的过程，重视机体的内因，如《素问·刺法论》说："正气存内，邪不可干。"所以治疗疾病就是扶正祛邪、调整阴阳。在诊断上形成了以"四诊"为方法，以"八纲"为辨证纲领，以"脏腑辨证"为基础进行临床辨证。在疾病防治上重视预防，主张"未病而治"，"如其所犯，以食治之，食疗不愈，然后命其药"。在具体治疗上强调"辨证求因"、"治病求本"，并提出"标本缓急"、"虚实补泻"等一系列治疗原则。

一、整体观念在药膳学中的应用

中医学认为，人体是一个统一的有机整体，体现在脏腑与脏腑、脏腑与形体各组织器官之间，是不可分割的，通过经络等的作用互相联系，构成整体。如脾合肉，主肌肉、四肢，开窍于口，其华在唇等。脏腑的功能活动也是互相分工协作，不可分割的。如对食物的受纳、消化、吸收、运行和排泄的过程，正是通过脾胃和大、小肠等脏腑的协调来完成的。在病理方面，如果脏腑功能失常，就会通过经络反应于体表，组织器官有病，也可通过经络联系而影响到所属脏腑，脏腑之间又通过经络的联系而相互影响，相互传变。因此，诊治疾病时，可以通过五官、形体、色脉等外在变化，了解脏腑的虚实、气血的盛衰、正邪的消长，从而做出正确的诊断和治疗。

药膳配药就是根据中医的生理病理特点，来指导认识病证、组方治疗施膳。如用鸡肝汤补肝的方法治疗眼目昏花、视物不明。用乌发汤补肝肾，治疗脱发、白发等。

中医学的整体观念还认为，人类生活在自然界，自然界既是人类生存的条件，也是疾病发生的外部因素。人与自然界之间保持着动态的平衡，这一平衡一旦失调就会发生疾病。可见，不仅人体本身是一个有机整体，而且人体与自然界也是统一的。自然界的变化，必然会直接或间接地影响于人体。随着四季气候的变化，机体的状态也会发生改变，《灵枢·五癃津液别》说："天暑衣厚则腠理开，故汗出……天寒则腠理闭，气湿不行，水下留于膀胱，则为溺与气。"如冬季用附片羊肉汤、夏季用健脾抄手，就是这个道理。当然，人体这种适应自然环境的机能，不仅表现在对四季气候的变化方面，还表现在对地理环境、居住条件以及一天中昼夜晨昏变化等各个方面。

为了使人的机体适应四季气候的变化，增强对外界的适应能力，药膳配药中的四季五补就是根据以上的理论提出的，并作为一年四季立法施膳的指导思想。

二、辨证论治与依法组方

辨证论治是中医理论在临床实践中的具体运用。依据中医的诊断方法，对患者复杂的症状进行综合分析，判断为某种性质的证候，这是辨证，进而根据中医的治疗原则，确定治疗方法，这就是论治。

辨证施膳就是中医的辨证施治在药膳中的具体应用。当疾病的证候诊断明确以后，则确定治疗法则，选择相应的药膳食品，给予针对性的治疗。辨证和立法组方是诊治疾病过程中相互联系，不可分割的。辨证是决定治疗的前提和依据，依法立方、随证遣药是解决疾病的手段，也是辨证的最终目的，同时也是对辨证的正确与否的检验。辨证施膳是药膳理论与实践相结合的体现，是药膳普遍应用的一个施膳规范。辨证施膳的过程实际就是理法方药在临床上的具体运用，是药膳疗疾、健身、抗衰老的一个重要环节。

辨证论治之所以是中医学的一个特点，是因为它不同于一般的"对症治疗"，也不同于现代医学的"辨病治疗"，而是以"证"为基础普遍应用的一种诊治方法。"证"是施膳的前提，施膳以"证"为依据。"证"是辨出来的，施膳是根据治疗法则而定的。因此，"证"不仅是临床病症的表现，而且包含着病因、病机、脏腑、经络、气血、津液与患者的体质强弱、饮食喜恶、精神活动以及气候环境的影响等多方面因素。中医学认为"证同治同，证异治异"，即在辨证施膳过程中，相同的证，用基本相同的治法，不同的证，用不同治法。一个疾病的不同阶段，可以出现不同的证候，不同的疾病也可以在不同的发展过程中出现相同的证候，只要证候相同，可以用同一种治疗方法。如脱肛、子宫下垂是不同的病，但由于都是中气下陷证，故可采用同一种方法进行治疗，均可选用药膳参芪饮。由此可见，在辨证施膳过程中，不在于病的异同，而在于"证"的区别，总之针对疾病发展过程中不同性质的矛盾用不同的方法加以解决。

第二节　药膳方剂与配药方法

一、药膳方剂的形成和发展

　　远古时代，我们的祖先就认识到食物既能充饥又能治病强身。早在《黄帝内经》中就提出"五谷为养，五果为助，五畜为益，五蔬为充，气味合而服之，以补益精气"。这不仅指出食物要全面，营养要平衡，合理服用谷、果、肉、菜的基本原则，还为中医学食疗组方提供了理论依据。汉代张仲景重视滋养食品入药的应用，他在《金匮要略》一书中，就有 40 个"食为药用、药食结合"的处方，后代医家非常称赞这些"食疗"方剂，认为"生姜当归羊肉汤是血肉有情之品，其效能并非草木能及"。到唐代孙思邈所著《千金要方》中把食治专立一科，收集唐代以前的食疗方剂，并叙述了多种食物的性味和治疗作用，明确指出"食能排邪而安脏腑"，认为食物本身就有防病治病、补益人体的作用。

　　金元四大家之一的李东垣制方用药，特别注意药物与食物之间的关系，总的原则是"药借食威，食助药力"。如论升阳益胃汤时指出："若喜食，初一初二日不可饱食，恐胃再伤，以药力尚少，胃气不得转运升发也。须薄滋味之食，或美食助其药力，益升浮之气而滋其胃气也。慎不可淡食以损药力，而助邪气之降沉也。……若胃气少觉强壮，少食果以助谷、药之力。"《黄帝内经》云"五谷为养，五果为助也"，并多次提出"以美饮食压之"，旨在以饮食补虚行药而祛邪。将《黄帝内经》毒药攻邪、谷食助益的理论付诸实践，具有颇为广泛的指导意义，被后世医家所重视。

　　随着中医药的发展，食治更为历代医家所重视。值得指出的是，为提高临床疗效，历代一些著名医家经常把药物和食物结合在一起，使之发挥更好的治疗效果。如张仲景《伤寒论》中的小建中汤，是由桂枝、白芍、生姜、甘草、大枣、饴糖六味药组成，其中食物就有三味之多。本方是由桂枝汤倍白芍加饴糖而成。方中重用饴糖甘补脾胃之气而为主药，配芍药酸甘化阴，以和营养血，伍桂枝甘温相得，能温中补虚，共为辅药，并以炙甘草合芍药甘苦相需、和里缓急为佐药，又以生姜辛温散寒，大枣甘温和中，辛甘相合能健脾胃而调营卫，诸药合用，具有温中补虚、缓急止痛之功。对脾虚引起的虚劳腹痛，临床确有疗效。

　　由于药食结合，用食疗效果可靠，因此历代皇宫或民间都极为重视，应用颇为广泛。如 1908 年 9 月，御医施焕给光绪皇帝治病，就是药疗、食疗共用之例。九月初九臣施焕请得：皇上脉左关尺弦而不数，右三部均沉中有滞。腰胯左右中间酸痛木疼，昨晚直不能转侧，从中至西卧八刻余后，不能起立，夜寐尚可，寅起未见大便，行动为难。查腰痛大端有五，总由肾脏阳虚，不能御风寒湿气之痹着。前从肝肾、脾肾，治风、治湿，并重理气，继专从肾想法，均不应效。想系病久体虚，草木药品不如气血相生之理。当血肉有情之品以求法，如鹿（属阳），虎（属阴），鳖甲（通经），羊腰（达肾）等药，配以表里相宜之味，以为探症。医从意会，治从理想，以意度理而成方。但久病探药尚轻，宁可药不敌症，如有影响再为加用，谨拟上呈。

虎脊骨二钱（酒炙酥），鹿角霜一钱，鳖甲一钱五分（酒炙酥），桑寄生六钱，藁本六分，粉丹皮六分，桂心三分，续断二钱（盐水炒），核桃二枚（连硬壳捣碎）。九味共同煎成汤药。

外用羊腰一对，不沾铁器，用竹木刀或银器剖开，刮出白膜，以茴香二钱，杜仲一钱，青盐一钱，三味共研细末，入羊腰，外将麦面调稠，包腰并加细纸数层包好煨熟（用木炭火煨），去面与内药，只取腰，拭净拌葱蒜，先食此腰后再服前汤药，以为引导。（陈可冀，单士魁，周文泉，等. 慈禧、光绪、珍妃、宣统脉案选论[J].中医杂志，1981，22（7）：4.）

我国人民历来都有用药食结合的方法来治疗各种疾病和补益身体的习惯。如治妇科病的方剂，鲤鱼一条去肠杂，不去鳞，加入赤小豆 60 克，略加姜醋，清炖或煮汤，喝汤吃鱼。可治妊娠水肿，胎动不安。所以，药膳配药是继承和发展"食治"、"食疗"、"食补"的传统医药理论。

二、药膳配药方法

药膳组方原则一般按"主、辅、佐、使"的要求进行。主药针对主病、主症起主要作用。因为病证的表现是复杂的，所以在一个方剂中必须选择主要药物以针对主证，解决主要矛盾；辅药是配合主药加强疗效起协同作用的药物；佐药是协助主药治疗兼证或缓解、消除主药的烈性、毒性的药物，此外还有"反佐"作用；使药为引经调味、赋形之用的药物。药膳组方中的主药或主食，辅药或辅食，可能是一味、两味，也可能是多味，无一定数量限制，但总以药味少而精、疗效高、安全为宜。例如大建中汤，由干姜、人参、川椒、饴糖组成，方中人参、干姜为主，川椒、饴糖为辅。干姜走胃肠，止呕、止泻，川椒走关节，利尿止痛，二药合用激发脾胃。人参强壮身体，饴糖滋补身体，二者合用能补益强身。主治中阳衰弱，阴寒内盛，脘腹剧痛，手不可近，腹满呕吐，不能饮食，或腹中辘辘有声。

药膳组方虽有一定原则，但也不是一成不变的。根据阴阳偏性，病性变化，体质强弱，年龄大小，灵活地予以加减运用。组方的变化主要表现为以下三个方面。

（一）药味加减的变化

药膳方剂常因药味的加减而改变其功用和适应范围。

（二）药物配伍的变化

主要药物配伍变化时，会直接影响该方的主要作用。

（三）药量加减变化

组方药物、食物不变，但用量不同，配比互换，主辅药的位置改变，可使方剂的性能受到影响，其所主治的证候亦不同。

第三节　药膳治疗方法

中医学的治法内容很丰富，它是中医理论与临床实践相结合的产物。我国人民在长期与疾病作斗争的过程中，积累了丰富的经验，总结创造了许多行之有效的辨证方法。早在两千多年前，《黄帝内经》里就有所记载，如《素问·阴阳应象大论》说："其在皮者，汗而发之"，"其高者，因而越之，其下者，引而竭之"，"衰者补之，强者泻之"，"热者寒之，寒者热之"等论述，明确提出了表证宜汗，里证宜下，寒证当温，热证当清，虚证宜补，实证宜泻的治疗原则。经过后世医家的进一步发展，总结为"八法"，更加充实了中医学的治法内容。清代医家程钟龄在《医学心悟》中对八法作了更系统的论述，并以此概括治法内容。书中说："论病之法，则以寒热虚实表里阴阳八字统之，而论治病之方，则可以汗、和、下、消、吐、清、温、补八法尽之。"并指出了八法的重点所在，故至今仍为人们所沿用。药膳根据历代食疗治则和兴起的滋补药膳店在"辨证施膳"过程中总结出来的经验，分为汗法、下法、温法、消食法、补法、理气法、祛湿法、清法。

一、汗 法 药 膳

汗法即是解表法，它是一种疏散外邪，解除表证的方法。主要适用于外感初起，病邪侵犯肌表所表现出的一系列病证，如恶寒发热，头痛项强，肢体疼痛，无汗或有汗等。

由于表证主要有表寒、表热两型，故解表法又分辛温解表和辛凉解表两种。

（一）辛温解表药膳

适用于外感风寒表证。如常用民间验方姜糖饮，由生姜、红糖二味组成。制法是将生姜洗净切成细丝或薄片，放入瓷杯内，以沸水冲泡，盖上盖，温浸 5 分钟后，放在小火上熬 2~3 分钟，加入红糖，趁热频服。治疗感冒风寒初起、发热、头痛、体痛、无汗、食欲不振和恶心等症。服后，睡卧最好盖被取汗。

（二）辛凉解表药膳

适用于外感风热或温病初起，常用桑菊竹叶饮。处方：桑叶 5 克，菊花 5 克，苦竹叶、白茅根各 30 克，薄荷 3 克，白糖 20 克。制法是将药物放杯内，用沸水冲泡，盖上盖，温浸 10 分钟，或置火上熬 2 分钟即可，再加白糖频服。治外感风热初起，身热头痛、微恶风寒、有汗、口渴、咽痛、目赤等。

二、下 法 药 膳

下法是指通下大便，以排除肠内积滞，荡涤实热等。药膳所用的下法一般多用润下，而在润下中又分血虚润下和阴虚润下。

（一）血虚润下

由于阴液亏耗过度，引起内热、津枯肠燥、大便艰难，常用桑椹糖。处方：白糖50 克、桑椹末 200 克。制法：白糖放在锅内，加入少许水，用文火煎熬至较稠时，加干桑椹碎末调匀，再继续煎熬至用铲挑起成丝状而不粘手时，关火。将糖倒在表面涂过食油的大搪瓷盘中，待稍冷，将糖分割成条，再将其分割为约 100 块即可。本品有补肝益肾滋液之功。经常食用，除治阴血亏虚便秘外还可治疗肝肾阴虚，消渴，目暗视弱、耳鸣等症。

（二）阴虚润下

老人体虚，真阴亏乏，易生内热，肠燥津枯，往往出现大便艰难，常用润下方如桑椹膏。制法是取鲜桑椹 1000 克（干品 500 克），洗净，加适量水熬煮，每 30 分钟取煎液 1次，加水再煎，共取煎液 2 次，合并煎液，再以文火煎熬浓缩至较黏稠时，加蜂蜜 300 克煮至沸，关火，待冷装瓶备用。每次服 1 汤匙，以沸水冲化饮用，每日 2 次。可滋补肝肾，聪耳明目。除治老年肠燥便秘外，还治神经衰弱型失眠，健忘，目暗，耳鸣，烦渴及须发早白等症。

三、温 法 药 膳

温法是温中祛寒的方法，适用于治疗脾胃虚寒证，表现为肢体倦怠，饮食不振，腹痛吐泻，四肢不温等症。常用砂仁牛肉。处方：牛肉 1500 克、砂仁 5 克、陈皮 5 克、生姜25 克、桂皮 5 克、胡椒 10 克，葱、盐适量。制法：用水将药物食物洗干净，同煮，先用武火烧开后，改用文火慢煮，牛肉熟后取出，切片食肉。

四、消食法药膳

消食法是消除食滞的方法。适用于饮食太过，以致脾胃失运，饮食积滞、食滞胃肠引起的嗳腐吞酸，痞胀恶食等症，常用三消饮。处方：麦芽 10 克（炒）、谷芽 10 克（炒）、焦山楂 10 克、白糖 30 克。制法：将三味药洗净，加入适量水煎熬，约 15 分钟，用纱布过滤，取药汁，加白糖趁热顿服。治食积停滞，胸脘痞满，嗳气吞酸，食滞不消，腹胀时痛。

五、补 法 药 膳

补法是一种增强体质，改善机体虚弱状态的方法。适用于虚证。在辨证施膳时，应辨清证候的性质，分别采用不同的补法，气虚补气，血虚补血，阴虚滋阴，阳虚补阳等。参看本章第八节内容。

六、理气法药膳

理气法是疏畅气机，调理气分的治疗方法。适用于治疗气机阻滞或气机逆乱的证候。

人体一切活动，无不依赖于气的推动。人体正气出于中焦，为肺所主，外护于表，内行于里，升降出入，周流全身，一旦运行失常，就会产生各种疾病，概括起来就是气滞、气逆、气虚下陷等情况。治气虚下陷的益气举陷法已在"食补"中提及。气滞应行气，气逆应降气。

（一）行气法

行气法主要用于气机郁滞，症见胸痹、腹痛、胁胀、腹满等。常用陈皮鸡块。组方和制法详见第四章。本品能理气和中，用于气机郁滞所致的胸腹胀满、不思饮食等症。

（二）降气法

降气法主要用于因气逆所致的呃逆、呕吐、喘急等症。胃气上逆用和胃降逆法，肺气不降、咳逆作喘用降气平喘法。

胃气上逆用和胃降逆法，常用五香槟榔。处方：槟榔 200 克，陈皮 20 克，丁香、白豆蔻、砂仁各 10 克，食盐 100 克。制法：将前述诸味药同放锅内，加水适量，以文火煎熬至药液干涸，关火，待冷后将槟榔用刀剁成如黄豆大小的碎块即可。本品有健脾、宽胸、降逆、顺气、消滞之功。饭后口含少许，可助消化和消除呕酸、闷胀等症。

肺气不降、咳逆作喘，用降气平喘法。常用蜜饯双仁。处方：甜杏仁 250 克（炒）、核桃仁 250 克、蜂蜜 500 克。制法：先将甜杏仁放入锅中，加水适量，煎煮 1 小时，再加核桃仁，待汁将干时，加蜂蜜，拌匀至沸即可。本品补肾益肺，止咳平喘，润燥。经常食用，可治疗肺肾两虚、久咳、久喘等。

七、祛湿法药膳

祛湿法是祛除湿邪的一种治疗方法。湿邪为患，有外湿和内湿之分。外湿多因久居潮湿之处，或淋雨涉水，以致体表感受湿邪所引起，临床常见寒热起伏，头痛重胀如裹，肢体疼痛、沉重或身面浮肿等症。内湿多因长期嗜酒好茶，或过食生冷，以致中阳不振所致。症见胸痞、腹痛、食不消化、泻痢癃闭，甚至水肿。药膳常用燥湿化浊法，清热除湿法，利水渗湿法。

（一）燥湿化浊法

燥湿化浊法适用于湿滞中焦，胸脘痞闷，食欲不振等，常用陈皮鸡块，制法见第四章，本品能理气和中，燥湿化痰，治胸腹胀满。

（二）清热除湿法

清热除湿法适用于湿热两盛，或湿从热化，以及湿热下注所引起的病证，常用苡仁土苓粥。处方：苡仁 50 克，大米 150 克、土茯苓 10 克。制法：先将大米和苡仁洗净，土茯苓洗净用纱布包好，同煮至米烂粥浓，去土茯苓吃粥。本品清热去湿，用于湿热引起的疾病。

（三）利水渗湿法

利水渗湿法适用于水湿壅盛，小便不利，或水肿、心腹胀满等症。常用苡仁粥。处方：苡仁 50 克、大米 150 克。制法：将药、食洗净，加水适量，用小火慢煮至米烂粥稠即可。本品利水祛湿消水肿。

八、清 法 药 膳

清法是消除热邪的方法，清法的应用范围较广，常用有清气分热法、清营凉血法、清脏腑热法等。

（一）清气分热法

清气分热法主要用以治疗热在气分的病证。常用西瓜汁。制法：西瓜一个，去瓤、去籽，用洁净纱布挤绞汁液，饮用。可用于高热、口渴、烦躁、神昏、尿少等症。

（二）清营凉血法

清营凉血法主要用于温热病，病邪深入营血的证候。热极津伤，常用甘寒清热法，药膳有西瓜番茄汁。处方：西瓜 1500 克，番茄 1000 克。制法：番茄洗净，西瓜去瓤、去籽，用洁净纱布挤绞汁液，两液合并，代茶随量饮用。治发热口渴、烦躁，小便赤热等。

（三）清脏腑热法

清脏腑热法主要用于热邪盛于某一脏腑的病证，如清膀胱热用冬瓜苡米汤。处方：冬瓜 400 克、苡仁 40 克。制法：先将苡仁洗净，放适量水煮 40 分钟，再把冬瓜洗净切成块，同煮，吃食喝汤，可加糖加盐调味。本品去膀胱湿热，治小便黄少热痛及口干、烦渴。

第四节　食物的性味与禁忌

一、食物的性味

滋补食物的性主要是指四气，即寒、热、温、凉。一般把大温归于热，微寒归于凉，性温和的称为平性，即温热、寒凉、平性三类。

（一）温热的食物

1. 肉类　狗肉、牛肉、鸡肉、龟肉、羊肉、雀肉、虾肉、白花蛇肉、乌梢蛇肉等。

2. 菜类　黄豆、蚕豆、刀豆、淡菜、胡萝卜、葱、蒜、椒、韭菜、芥菜、香菜、胡椒等。

3. 其他　红糖、糯米、面粉、羊乳等。

（二）寒凉的食物

1. 肉类　猪肉、鳖肉、牡蛎肉、鸭肉、兔肉、鹅肉等。

2. 菜类　菠菜、白菜、豆芽菜、芹菜、苋菜、冬苋菜、竹笋、黄瓜、苦瓜、茄子、冬瓜、紫菜等。

3. 水果类　梨、西瓜、柑、橙、柚、柿子等。

4. 其他　大麦、小麦、绿豆、小米、白砂糖、牛乳、生蜂蜜等。

（三）平性的食物

1. 肉类　鲤鱼肉、墨鱼肉。

2. 菜类　赤小豆、黑豆、豇豆、四季豆、丝瓜、木耳、百合、莲子、大枣、菜花、土豆、黄花等。

3. 其他　鸭蛋、山药、杏仁、葡萄、桃子、无花果等。

二、食物的五味

《灵枢·五味》曰："谷有五味……各有所宜……以溉五脏。"五味指辛、甘、酸、苦、咸。五味的特点如下。

1. 辛味　具有发散、行气、和血的作用，但多食则气散。

2. 甘味　具有和缓、补养作用，能养阴和中，但多食则壅塞、气滞。

3. 酸味　具有收敛固涩作用，但多食则痉挛。

4. 苦味　具有燥和泻的作用，但多食则滑泻。

5. 咸味　具有软坚润下的作用，故能散结，但多食则血凝。

由于食物也具有性和味，所以在烹调制作药膳时，食物的性味、品种的选择是十分重要的，有的可以提高其性味，有的则改变其性味，关键均在于烹调技能。

三、药物和食物的相反和禁忌

药膳学在禁忌方面除了在药物配伍中的"相反"、"相恶"外，还有药食相反、食物禁忌和用膳禁忌三个部分。转录古代文献资料如下，仅供参考。

（一）药食相反

（1）猪肉反乌梅、桔梗、黄连、胡黄连、苍术、百合。

（2）猪血禁地黄、何首乌。

（3）猪心忌与吴茱萸同食。

（4）羊肉反半夏、石菖蒲。

（5）狗肉反商陆，畏杏仁，恶蒜。

（6）鳖肉忌芥子、薄荷，恶矾。

（7）鲫鱼反厚朴，忌麦冬。

（8）鲤鱼忌砂仁。

（9）鸡肉忌芥米。

（10）鸭蛋忌李子、桑椹。

（11）雀肉忌白术、李子。

（二）食物禁忌

（1）猪肉合荞麦食毛发患病；合牛肉食生虫；合马肉食得霍乱；合羊肝食闷心；合鸡蛋、鲫鱼、黄豆食滞气，合龟、鳖肉食伤人。

（2）猪肺合菜花食令人气滞、发霍乱。

（3）猪肝合鱼脍食生痈疽；合鲤鱼肠子食伤人神；合荞面、豆酱食发痼疾。

（4）狗肉同蒜食损人元气，同菱食令人发癫。

（5）牛肉不可同猪肉同食。

（6）兔肉忌鸡肉、獭肉。

（7）马肉不能同猪肉同食。

（8）鳖肉忌兔、鸭、猪肉及苋菜、鸡蛋。

（9）鲫鱼忌砂糖、猪肉。

（10）鲤鱼忌狗肉。

（11）龟肉不可合酒果及苋菜食。

（12）鳝鱼忌猪肉、狗肉。

（13）鸡肉忌胡蒜、芥米、糯米、李子、狗肉、鲤鱼、兔肉。

（14）鸭蛋忌与鳖肉、李子、桑椹同食。

（15）雀肉不可同猪肝同食。

元代忽思慧在《饮膳正要》中说："盖食不欲杂，杂则或有所犯，知者分而避之。"如猪肉不可与牛肉同食，鸡肉不可与兔肉同食，食则令人泄泻。当然这是古人之见，不一定都可靠，有待加以研究。

（三）用膳禁忌

服药期间，往往由于治疗的需要，要求患者忌食某些食物。

《灵枢·五味》曰："肝病禁辛，心病禁咸，脾病禁酸……"《金匮要略·禽兽虫鱼禁治并治》也有强调。实践证明，水肿禁食盐，黄疸、腹泻忌食油腻等确有科学根据。但是有些禁忌过于机械，有待更进一步证实。例如，服鳖肉忌苋菜等是否会发生不利于健康的问题，均有待研究。当然对于药膳来说，有些食物不适宜于某些患者，而却适宜于另一些患者，关键在于辨证施膳。总之在组方配膳时，应注意安全问题。古人给我们提供了很多宝贵资料，这些资料是历代医家从实践中所得到的经验教训，虽然其中有些不一定正确，但只要我们有选择地应用，取其精华，去其糟粕，还是有益的。

第五节　"四因"施膳

一、因 证 施 膳

辨证论治是中医学特点之一，是以证为基础的普通应用的一种诊治方法。药膳在治疗、补益方面，以中医理论作依据，根据人的体质、症状、健康等情况的不同，在药膳的施法应用上也应有所区别，这就叫"因证施膳"。

二、因 时 施 膳

四季气候变化，对人体生理、病理变化均产生一定的影响，在组方施膳时必须注意。如长夏阳热下降，氤氲熏蒸，水气上腾，湿气充斥，为一年之中湿气最盛的季节，故在此季节中，感受湿邪者较多。湿为阴邪，其性趋下，重浊黏滞，容易阻遏气机，损伤阳气。药膳用解暑汤为宜。冬天气温较低，或由于气温骤降，人们不注意防寒保暖，就易感受寒邪，容易损伤阳气。所谓"阴盛则阳病"就是阴寒偏盛，阳气损伤，或失去正常的温煦气化作用，故出现一系列功能减退的证候。如恶寒、肢体欠温、脘腹冷痛等。此外，寒性收引凝滞，侵袭人体，易使气体收敛牵引作痛。寒客经络关节，筋脉拘急，气血凝滞阻闭，出现肢体屈伸不利，或厥冷不仁等，故《素问·举痛论》曰："寒则气收"、"痛者寒气多也，有寒故痛。"药膳食天雄羊腿等最宜。

三、因 地 施 膳

不同的地区，由于气候条件及生活习惯不同，人的生理活动和病变特点也不尽相同，所以用药也应有差异。例如，同是温里回阳药膳，在西北严寒地区，药量宜重，而在东南温热地区，药量就宜轻。

四、因 人 施 膳

由于人的体质有强弱之殊，男女老少之异，故在组方施膳时，也就不尽相同。如妇女有经期、怀孕、产后等情况，常用八珍汤、妇科保健汤等；老年人血衰气少，生理机能减退，多患虚证，宜平补，多用"十全大补汤"、"复元汤"等。小儿生机旺盛，但气血未充，生活不能自理，多饥饱不均，寒温失调，故以调养后天为主，用药膳如八仙糕等。

上述施膳的四个因素，是密切联系不可分割的。"辨证施膳"主要辨明证候，而因地、因时、因人施膳，强调既要看到人的体质、性别、年龄的不同，又要注意地理和气候的差异，把人体和自然环境、地理气候结合起来，进行全面分析、组方施膳。

第六节　五宜五补与四季五补

一、五 宜 五 补

古人在长期的生活实践中，不但知道食物具有五种不同的味道，并且认识到五味各有不同作用，与五脏有着密切的关系，有五味归五脏之说。

《黄帝内经》载："酸入肝，辛入肺，苦入心，咸入肾，甘入脾。"这是根据食物对人体生理、病理上所产生的影响而做出的归纳。人们长期的生活实践，认识到饮食必须多样化，才能适应人体对各种营养成分的需要，也就是说五味不能偏嗜，饮食五味如有太过或不及，必然会造成脏腑阴阳的偏盛偏衰，而产生疾病。因此利用五味之偏，以调整脏腑之间的偏性，是有科学道理的。例如用辛味散肺气之郁，甘味补脾胃之虚。故缪希雍说："五脏苦欲补泻，乃用药第一义。"何谓苦欲补泻，就是组方用药要根据各脏生理、病理以及病变特点选其气味相投的药物、食物，投其脏腑所好。就是所谓"违其性故苦，遂其性故欲。欲者，是本脏之神所好也，即补也。苦者，是本脏之神所恶也，即泻也"。

为了更好地了解药物、食物与脏腑的关系，便于组方选用，把药物、食物的五味、五色、五谷、五畜、五行与五脏六腑的关系进行归纳，制成表2。

表2　五属五宜五补

五行	木	火	土	金	水	备注
五时	春	夏	长夏	秋	冬	
五成	生	长	化	收	藏	
五脏	肝（胆）	心（小肠）	脾（胃）	肺（大肠）	肾（膀胱）	
五色	青	赤	黄	白	黑	五色入五脏
五味	酸	苦	甘	辛	咸	五味入五脏
五谷	麻	麦	秫米	稻	豆	五脏宜食
五菜	韭	薤	葵	葱	藿	五脏宜食
五果	李	杏	枣	桃	粟	五脏宜食
五畜	犬肉	羊肉	牛肉	鸡	猪	五脏宜食
五补	升补	清补	淡补	平补	温补	

表2概括了人体及其自然界同类事物或现象在属性上的某些联系，明确这种联系，就使我们掌握脏腑有关的生理联系，了解所出现的某些病理现象。根据不同的季节和五脏对药物、食物的苦欲组方施膳，绝不能主观地把它当作一成不变的条规，应灵活地从实际出发，进行配方选膳。

二、四季五补

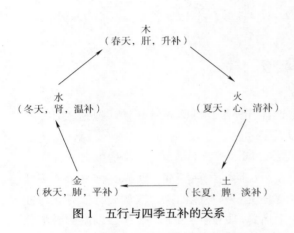

图1　五行与四季五补的关系

春天，万物生发向上，处于复苏过程，这时五脏属肝，适宜升补，所用药膳有首乌肝片、人参米肚、乌发汤等；夏天，天气炎热，人体喜凉，这时五脏属心，适宜清补，所用药膳有解暑益气汤、银花露等；长夏，五脏属脾，宜淡补，所用药膳有雪花鸡汤、苡仁肘子等；秋天，气候凉爽，这时五脏属肺，适宜平补，服用参麦团鱼、二仁全鸭等；冬天，气候寒冷，人体收敛潜藏，这时五脏属肾，适宜温补，可服用双鞭壮阳汤、附子羊肉汤等（见图1）。

我国人民有冬季进补的习惯，因为冬季人体阳气收藏，容易吸收营养成分，有人说："冬季进补，开春打虎"。所以在冬季期间，民间一般喜用附片羊腿、附子羊肉汤、双鞭壮阳汤、乾坤蒸狗等。

第七节　五脏证治与方剂

脏腑即是五脏六腑的总称，包括脏和腑两大类。所谓五脏即心、肝、脾、肺、肾，六腑即胆、胃、小肠、大肠、膀胱和三焦。此外还有脑、骨、髓、脉、胆、女子胞六种器官组织，这些器官组织的生理和病理变化，既不同于五脏，又不同于六腑，但与五脏六腑有极密切的关系，称为"奇恒之腑"。

中医学的脏腑学说，是研究人体各脏腑组织的学说。它包括两个方面的内容：一是阐述各脏腑组织器官的生理功能，病理变化，以及它们之间的关系。二是阐述精、气、血、津液的生理、病理及其与脏腑的关系。

脏腑是化生精、气、血、津液，促进新陈代谢，维持生命活动的主要器官。五脏的主要功能是化生和贮藏精、气、血、津液。六腑的主要生理功能是主食物受纳、消化、吸收和排泄糟粕。

《素问·五脏别论》说："所谓五脏者，藏精气而不泻也，故满而不能实；六腑者传化物而不藏，故实而不能满也"，这就是对五脏六腑生理功能的概括，也指出脏与腑在功能上的根本区别。

精、气、血、津液都是构成人体的基本物质，也是脏腑各种功能活动的物质基础。而精、气、血、津液的生成、运行和输布，又必须通过脏腑的功能活动才能完成。

脏腑辨证是中医辨证中的一个重要组成部分。它是运用脏腑理论，对所收集的症状和体征进行分析、归纳，辨明疾病的具体病位——所属脏腑、组织、器官及其病因、性质、正邪斗争情况的一种辨证方法。掌握各脏腑的生理功能，熟悉各脏腑的病变规律，是掌握脏腑辨证的基本方法，也是脏腑辨证施膳的理论根据和具体实施的体现。

脏腑是人体的主要器官，是人体发生疾病的主要部位，也是治疗和施膳的主要对象。脏腑的功能是复杂的，在病变过程中脏腑之间又相互影响。因此，脏腑证候也是复杂的，这里仅介绍脏腑病变较为单一、常见的基本证候及其施用的药膳。

（一）心

心的生理功能是主血脉，为人体血液运行提供动力，又主神志，开窍于舌，其华在面。

1. 心气虚　症见心悸，自汗，体倦乏力，面色㿠白，舌质淡，脉细弱等。本证多由老年脏气日衰，风湿损伤心气，汗出太过以及其他疾病的转变等原因形成。

治法：补心气。药膳用莲子龙眼汤等。

2. 心阳虚　心阳虚为心气虚的重证，除心气虚的见症外，还有形寒怕冷，面色㿠白，气喘，心胸憋闷或作痛，舌质紫暗胖嫩，甚则大汗淋漓、四肢厥冷等。本证多由脏气虚衰严重，风湿损伤心气，汗出太过，以及其他疾病的转变等原因引起。

治法：温补心阳。药膳用参杞羊头等。

3. 心血虚　症见心悸易惊，失眠多梦，健忘，头昏，面色不华，唇舌色淡，脉细弱。本证多因体素虚，病后虚弱，失血或风湿所伤，或精神刺激耗伤心血、心阴所致。

治法：补心血，安心神。药膳用当归猪心汤等。

4. 心阴虚　症见心悸易惊，失眠多梦，健忘，低热，盗汗，五心烦热，颧红，口咽干燥，舌红少津，脉细数等。本证多因身体素虚，病后虚弱，失液失血过多，或心血耗伤等所致。

治法：养心阴，安心神。药膳用心枣汤等。

5. 心火上炎　症见舌体糜烂疼痛，口疮，心烦，失眠，口渴，尿黄，舌尖赤，脉数。本证多因情志郁久化火，六淫内郁化火，或过食辛辣食物所致。

治法：清心泻火。药膳用灌藕方等。

（二）肝

肝居胁部，主藏血，主疏泄，主筋，开窍于目，其华在爪。

1. 肝血不足　症见眩晕，面色无华，视物模糊，两眼干涩，夜盲，肢体麻木，筋脉拘挛，月经量少或闭经，舌淡脉细等。本证多由久病、出血，或其他慢性病耗伤肝血所致。

治法：补养肝血。药膳用红杞田七鸡等。

2. 肝火上炎　症见头胀痛，面红目赤，急躁易怒，胁肋灼痛，耳鸣耳聋，尿黄，便秘，或吐血，衄血，舌红苔黄，脉弦数等。本证多由气郁化火，过嗜烟酒肥腻蕴热化火，导致肝火上炎。

治法：清肝泻火。药膳用西瓜汁、芹菜粥、菊花粥等。

3. 肝气郁结　症见胁肋胀痛，胸闷不舒，善太息，默默不欲食，或见口苦，呕吐，头目眩晕，脉弦，舌苔白滑。妇女则月经不调、痛经或经前乳房作胀等。本证多因异常的精神刺激，导致肝的疏泄功能失常所致。

治法：疏肝解郁。药膳用金橘饮等。

4. 肝阳上亢　症见头痛、头胀、眩晕，时轻时重，耳鸣耳聋，口燥咽干，心悸失眠，肢体震颤，舌红少津，脉多弦劲有力等。本证多由肝肾阴虚不能制阳，致使肝阳过亢而为病，多属本虚标实证。

治法：滋阴潜阳。药膳用菊楂决明饮等。

（三）脾

脾居中焦，主运化，主统血，主肌肉及四肢，开窍于口，其华在唇。

1. 脾气虚　临床上常见的有三类证候。

（1）脾不健运：食纳减少，食后作胀，或肢体浮肿，小便不利，或大便溏泄，伴有身倦乏力，面色萎黄，舌质淡嫩，苔白，脉缓弱。本证多由病久虚损，或过度劳倦，或饮食不节，损伤脾气所致。

治法：益气健脾。药膳用山药肉麻丸等。

（2）脾气下陷：头目昏花，少气无力，小腹坠胀，慢性腹泻，或脱肛，子宫脱垂，胃下垂，肾下垂，面色萎黄，舌淡，脉虚。本证多由病久虚损或劳倦伤脾，脾气不升所致。

治法：益气升阳。药膳用黄芪蒸鸡等。

（3）脾不统血：饮食减少，倦怠无力，少气懒言，面色苍白，皮下出血，吐血，便血，以及妇女月经过多，或崩漏，舌质淡，脉细弱。本证多由病久虚损，或劳倦伤脾，使脾虚统摄无力所致。

治法：补脾摄血。药膳用归脾汤或归脾鸡汤等。

2. 脾阳虚　在脾气虚证的基础上，同时出现腹中冷痛，腹满时减，得温则舒，口泛清水，四肢不温，妇女白带清稀，小腹下坠，脉迟，舌淡，苔白。本证多由久病伤脾，或饮食生冷损伤脾胃阳气所致。

治法：温中健脾。药膳用壮阳狗肉汤等。

3. 寒湿困脾　症见食纳减少，脘腹胀满，头身困重，形寒肢冷，大便稀溏，舌淡苔白，脉沉迟等。本证多由久病伤脾，或饮食生冷损伤脾胃阳气，水湿不运所致。

治法：温中化湿。药膳用砂仁粥。

4. 脾胃湿热　症见食纳不佳，胸闷腹胀，恶心呕吐，面目皮肤发黄，色泽鲜明，厌油腻，口黏而甜，小便短黄，大便稀薄。本证多由感受湿热之邪或饮食不节，湿郁化热而成。

治法：清热利湿。药膳用茅根猪肉羹等。

（四）肺

肺位于胸中，上连咽喉，开窍于鼻，主要功能是司呼吸、主一身之气，有宣发与肃降的作用，外合皮毛，通调水道。

1. 肺气虚　症见咳嗽，咯痰清稀，气短懒言，声音低微，消瘦乏力，喜温畏寒，自汗。容易感冒，面色㿠白，舌质淡嫩，脉虚弱等。本证多由慢性咳嗽，久咳伤气，使肺气逐渐虚弱而成。

治法：补益肺气。药膳用百合冰糖饮。

2. 肺阴虚　症见咳嗽较重，干咳无痰，或痰少而黏，并有咽喉干痒，或声音嘶哑，身体消瘦，舌红少津，脉细无力。阴虚火旺者可见痰中带血，午后发热、盗汗、两颧发红，脉细数等。本证多由劳损所伤，或久咳伤阴所致。

治法：滋阴润肺止咳。药膳用百合蜂糖饮。

3. 风寒束肺　症见咳嗽或气喘，咯痰稀薄，色白而多泡沫，口不渴，常有鼻涕，或发热恶寒，头痛身痛，舌苔薄白，脉浮或弦紧等。本证多由外感风寒侵袭肺系所致。

治法：宣肺散寒，化痰止咳。药膳用姜糖饮等。

4. 风热犯肺　咳嗽，咯黄稠痰，不易咯出，一般常伴咽喉疼痛，鼻流浊涕，口干欲饮，舌尖红，脉浮数。本证多由外感风热侵犯肺系所致。

治法：辛凉宣肺，止咳化痰。药膳用丝瓜花蜜饮等。

5. 燥热伤肺　症见干咳无痰或痰少而黏，鼻燥咽干，舌红，苔薄黄少津，脉浮细，头痛并常有胸痛或发热头痛等症。本证多由燥热之邪耗伤肺津，使肺气不得宣降所致。

治法：清热润肺止咳。药膳用饴糖豆浆等。

（五）肾

肾位于腰部，左右各一，所以有"腰者，肾之府"之说。肾的生理功能是藏精，主水，纳气，主骨生髓通脑，其华在发，开窍于耳及二阴。

1. 肾阳虚　症见面色淡白，形寒肢冷，自汗，阳痿滑精，早泄，不孕，带下清冷，腰膝酸软，小便清长，或遗尿，头昏耳鸣，舌苔白质淡，脉沉迟而弱。本证多由素体虚弱，或老年久病或房劳过度所致。

治法：温补肾阳。药膳用雀卵虾仁汤、双鞭壮阳汤等。

2. 肾阴虚　头昏目眩，耳鸣，耳聋，遗精，口咽发干，盗汗，腰膝疼痛，舌绛脉细数。本证多由久病耗伤肾阴，或房事不节耗伤肾精，或其他脏腑阴虚及肾所致。

治法：滋补肾阴。药膳用女贞鳖鱼汤等。

3. 肾不纳气　症见喘促气短，呼多吸少，动则喘甚，汗出，四肢不温，畏风寒，面目虚浮。脉浮虚无力，舌质淡。本病多由久病或房劳过度损伤肾气，气不归元，失于摄纳所致。

治法：温肾纳气。药膳用核桃五味炖蜜糖等。

4. 肾气不固　症见滑精早泄，尿后余沥，小便频数而清，甚者失禁，腰脊酸软，面色淡白，听力减退，舌质淡，苔薄白，脉细弱。本证由肾阳素亏，劳损过度，久病失养，肾气亏损，失其封藏固摄之权所致。

治法：固摄肾气。药膳用羊脊粥等。

第八节 滋补药膳与方剂

滋补疗法是一种增强体质，改善机体虚弱状态的方法，用于各种虚弱证的治疗和补养调理，强身益寿。历代医家极为重视，认为"不能治其虚，安问其余？"在补法的运用方面也积累了许多宝贵经验。例如张介宾说："补方之制，补其虚也。凡气虚者宜补其上，人参、黄芪之属是也。精虚者宜补其下，熟地、枸杞之属也。阳虚者宜补而兼暖，桂附干姜之属是也。阴虚者宜补而兼清，门冬芍药生地之属是也。此固阴阳之治辨也。其有气因精而虚者，自当补精以化气，精因气而虚者，自当补气以生精。又有阳失阴而离者，不补阴何以救散亡之气？水失火而败者，不补火何以苏垂寂之阳？此又阴阳相济之妙用也。故善补阳者，必阴中求阳，则阳得阴助而生化无穷；善补阴者，必于阳中求阴，则阴得阳升而泉源不竭。余故曰以精气分阴阳，则阴阳不可离，以寒热分阴阳，则阴阳不可混。此又阴阳邪正之离合也，故凡阳虚多热者，宜补以甘温，而清润之品非所宜；阴虚多热者，宜补以甘凉，而辛散之类不可用，知宜知避，则不难用补，而八方之制，皆可得而贯通。"即是说补法虽繁，从精气寒热阴阳几个方面进行综合分析，便能抓住纲领，执简驭繁，无论精之与气，寒之与热，都有阴和阳两个方面的关系。根据虚损的内容和脏腑不同，滋补药膳常做相应分类。

一、补阴药膳

适用于阴虚证。症见形体羸瘦，头昏眼花，口燥咽干，虚烦不眠，便燥溲赤，骨蒸盗汗，两颧赤红，五心烦热，舌红少苔，脉细数等症。药膳用枸杞肉丝等。

二、补阳药膳

所谓补阳，主要是指补肾阳，适用于肾阳虚证。症见腰膝酸痛，腰以下有冷感，下肢软弱，少腹拘急，小便不利，或溺后余沥，或小便频数，或阳痿早泄，或羸瘦消渴，脉细弱，尤以尺脉沉小为甚。药膳用双鞭壮阳汤等。

三、补气药膳

适用于气虚证。症见倦怠无力，少气懒言，动则气喘，面色㿠白，食欲不振，大便稀溏，脉弱或虚大，甚则虚热自汗。药膳用人参鹿尾汤等。

四、补血药膳

适用于血虚证。症见头昏目花，神疲乏力，肢体麻木，心悸失眠，面色无华，唇舌淡白，脉细数或细涩等症。药膳用红杞田七鸡等。

五、气血两补药膳

适用于气血两虚证。症见少气，懒言，乏力，眩晕，心悸，面色苍白等症。药膳用八宝鸡汤等。

五脏虚证及其治法施膳，可详见本章第七节。

第九节　保健药膳与方剂

保健药膳通常选用滋补强壮的食物与药物制成。具有增强体质，调节机能，延年益寿的作用。因其性味和平，多可长期服用。保健药膳对健康的老年人，能收维持健康、延缓衰老、预防疾病之功；对健康的儿童，能见促发育、增强体质、减少疾病之效；对健康的妇女，即使在经、孕、胎、产期间，根据自身情况服食不同性能的保健药膳，亦是有益的。

对于有疾病的患者，可先用药膳调理治疗，食疗未愈而后用药，或在药疗同时，用药膳进行辅助治疗，往往会收到较好效果。

药膳治疗，由于性平味美，对老年人，儿童，胎前、产后妇女尤为适宜。

一、抗衰老药膳

探索人类延缓衰老、防治老年疾病方法，是目前医学领域的一个重要课题，早已引起国内外医学界的重视。根据记载，古今中外都有百岁以上的人，尽管为数不多，但足以说明要推迟衰老、延长寿命，还是有可能的。长期以来，中医学十分重视养生之道，对衰老原因，抗衰老措施，以及老年病防治，都积累了丰富的经验并形成了自己独特的理论。

（一）衰老的成因

衰老是人生命中发展的必然过程。但人有体质强弱的不同，衰老到来时间也就不一样。中医学认为衰老与内外二因有关，但内因是主要的，而内因中又以脾、肾二脏虚衰为导致衰老的主要原因。《灵枢·天年》说："人之寿百岁而死，何以致之？岐伯曰：使道隧以长，基墙高以方……骨高肉满，百岁乃得终。"所谓"使道隧以长"，表现为"骨高"，肾主骨，藏精髓，以固真气，为先天之根；所谓"基墙高以方"，表现为"肉满"，脾主肌肉，受水谷之精气，为后天之本。先天之肾与后天之脾的生理活动相互协调，阴阳平衡，营卫畅达，精髓足以强中，水谷充以御外，自然益寿延年。

（二）药膳是抗衰老的重要饮食

人到老年，气血虚衰，免疫力弱，往往产生各种疾病，而且容易转变、恶化，故老年人当未病早防。衰老时易患疾病，疾病促进衰老，而虚是导致衰老和疾病的因素，因此药膳抗衰老，不仅要着眼于病的防治，更重要的是立足于补虚。《中藏经》说："基本实者，得宣通之性，必延其寿。基本虚者，得补益之情，必长其年。"说明培本、固元、调和气血，是抗衰老的一个原则。

用食疗的方法来补虚抗衰老，在中医养生学里占有十分重要的地位。《养老奉亲书》说："高年之真气耗竭，五脏衰弱，全仰饮食以资气血。"又说："人若能知其食性，调而用之则倍胜于药也。缘老人性皆厌于药而喜食，以食治疾，胜于用药。"所以本书汇集了食治老人诸疾方达 162 首。用药膳补虚抗衰老，显然优于单纯用药。

由于衰老的原因以脾肾虚衰为主，所以医籍中所载健身延年的方药虽数以千计，但主要是健脾、补肾二法，如山药粥、延年益寿丹等。

抗衰老药膳，要性味和平，易于消化，不过于偏寒、偏热，属于平补之剂，图以缓功，老年人使用药膳仍要根据自己的情况进行选择。

（三）老年人常用药膳

老年人使用药膳为了易于消化吸收，在烹制上常制成软食、饮料、菜肴、糕点等四种膳型。

1. 软食药膳
粥剂药膳：山药粥、莲米粥。
汤羹剂药膳：银耳羹、益寿鸽蛋汤、清脑羹。
2. 饮料药膳　山楂核桃茶、鲜奶玉液、人参枸杞酒。
3. 菜肴药膳　百仁全鸭、复元汤、参枸羊头、鹿鞭壮阳汤。
4. 糕点药膳　枣泥红茹糕、龙眼山药糕、怀药金糕。

二、妇女保健药膳

人体以脏腑为本，以气血为用。妇女的月经、胎孕、产育、哺乳等都是脏腑经络气血生化作用的表现。胞宫是行经和孕育胎儿的器官，气血是月经、养胎、哺乳的物质基础，脏腑是气血生化之源，经络是运行气血的通路，因此研究妇女生理，必然联系到脏腑经络气血，尤其是肾、肝、脾、胃和冲任二脉在妇女生理上更具有重要作用。

妇女保健药膳是以中医妇科学理论为依据，根据妇女在经、带、孕、产、哺各个时期出现的不同常见病证，按辨证施膳原则，用药膳进行治疗，或在药物治疗的同时，用药膳加以辅助治疗，以及在无疾病时，服食药膳进行调养，起到防病保健的作用。

（一）月经病的药膳调治

月经的产生是脏腑、气血、经络作用于胞宫的正常生理现象，薛立斋在《女科撮要》中说："血者，水谷之精气，和调五脏，洒陈六腑，在男子则化为精，在女子则上为乳汁，下为月水。"这说明月经的产生与调节是受脏腑气血盛衰、经络通畅与否的直接影响。月经是否正常，与身体素质关系十分密切，其中以肝肾功能是否正常更为重要。在月经期间和月经前后，即使月经正常，用药膳适当地调养，补益肝肾，增加月经的物质基础（血）颇为有益。如服用"八宝鸡汤"能益气补血，食用"红杞田七鸡"能滋补肝肾、补血活血。

月经病是妇科的常见病，它是以月经的期、量、色、质异常，或伴随月经周期所出现的症状为特征的一类疾病，包括月经不调、崩漏、闭经、痛经、月经前后诸证等。

1. 经行先期 月经周期提前八、九天，甚至一月二至，均为"经行先期"，亦称"早经"。本病多由血热或气虚所致。血热则迫血妄行，气虚则冲任不能固摄，故治疗以清热凉血、益气固冲为主。

（1）血热先期：血热先期主要是素体内热或阴虚阳盛，或素嗜辛辣食物，或过服暖宫药，或肝郁化火，均能影响冲任，迫使经血先期而下，症见量多，色紫黏稠，心胸烦闷，舌苔薄黄，脉滑数有力。治以清热凉血，宜用芹菜藕片同炒。

鲜芹菜 120 克，鲜藕片 120 克，生油 15 克，精盐少许。制法：将鲜芹菜、鲜藕片洗净，芹菜切成一寸长，将炒锅放在旺火上，下生油烧熟，放入芹菜、藕片，调入精盐适量，颠炒五分钟，再调入适量味精即成。

（2）气虚先期：月经超前，量多，色淡，质清稀，精神疲倦，气短，心悸，小腹有坠感，舌质淡，苔薄而润，脉虚大无力。治以益气固冲，常用参地蒸乌鸡。

乌骨鸡 1 只，党参 20 克，当归 5 克，熟地 5 克，桂圆 5 克，白芍 5 克，炙甘草 10 克。制法：鸡去毛及内脏，洗净待用，药物洗净后装入鸡腹，放入瓷钵内，武火蒸一个半小时，至鸡煮烂即可，食鸡喝汤。

2. 经行后期 月经周期延后八、九天，甚至每隔四十至五十日一次的，称经行后期，亦称"月经后退"或"经迟"。如仅延后三、五天，且无其他症状的，或偶见一次，虽时间较长，下次经来仍然如期的，均不作此论。

本病多是气血运行不畅，冲任受阻，以致血海不能按时满盈。常见有血寒、血虚、气滞等几种类型。

（1）血寒后期：经期延后，若色暗红且量少，小腹绞痛，得热稍减，面色青白，肢冷畏寒，舌正常，苔薄白，脉沉紧，为实寒。如色淡且量少腹痛绵绵，喜暖喜按，头晕气短，腰酸无力，面色㿠白，舌淡，苔薄白，脉沉迟无力，为虚寒。

实寒证治以散寒调经，用姜枣红糖汤。

干姜 30 克，大枣 30 克，红糖 30 克。制法：将干姜、大枣洗净，干姜切片、大枣去核，加红糖煎汤服。本品祛寒利湿，治实寒经行后期，经痛。

虚寒证治以益气养血，散寒调经，用黑豆蛋酒汤。

黑豆 60 克，鸡蛋 2 个，米酒 120 克。制法：将黑豆、鸡蛋用文火同煮（鸡蛋煮熟后去壳取蛋再煮），服时加米酒，吃蛋喝汤。本品温补气血，治虚寒经行后期，痛经。

（2）血虚后期：经行后期，量少色淡，小腹空痛，身体瘦弱，面色萎黄，皮肤不润，眼花心悸，舌淡少苔，脉虚细。本病多由失血，或久病耗血，营血亏耗，血海不能按时盈满所致。治以补血调经，常用阿胶散。

阿胶 6 克，黄酒 50 毫升。制法：将阿胶用蛤粉炒，研细末。用黄酒兑温开水送服。

（3）气滞后期：经期后退，经色正常而量少，小腹胀痛，精神郁闷，胸痞不舒，噫气稍减，舌苔薄白或薄黄，脉弦涩。本证多由情志忧郁，肝失疏泄，以致气机郁结，血为气滞所致。治以行气开郁，用大血藤炖河蟹。

大血藤 30 克，河蟹 2 只（约 250 克），米酒 50 克。制法：大血藤、河蟹洗净后放入陶瓷罐中，加水一碗半，用文火炖熟后加米酒再炖片刻，趁热吃河蟹喝汤。

3. 月经过多　月经周期不变，而排出量超过正常值，或行经时间延长，量亦增多，称为月经过多。

本病多由气虚、血热，冲任不固所致。治宜着重益气固冲，清热凉血。

（1）气虚月经过多：月经量多，过期不止，色淡而清稀如水，面色㿠白，气短懒言，心悸易惊，小腹空坠。肢软无力，舌质淡，苔薄白而润，脉虚弱。治宜益气摄血。用归地烧羊肉。

羊肉 500 克，当归 15 克，生地 15 克，干姜 10 克。制法：将羊肉洗净切块放砂锅中，加入洗净的药材及适量酱油、食盐、糖、黄酒、清水，红烧至肉烂即可食用。

（2）血热月经过多：月经量多，过期不止，色深红或紫而黏稠，间有血块，腰腹胀痛，心烦口渴，面红唇干，小便黄少，舌红苔黄，脉滑数。治以清热凉血。用木耳砂糖水。

黑木耳 30 克，白砂糖 15 克。制法：将木耳用微火炒香，加水一碗煮，调砂糖服。

4. 月经过少　月经周期如常，而经量减少，或行经时间缩短，排出量少于平日，称为月经过少。

本病多为营养不足，血海空虚或冲任受阻，血行不畅所致。临床常见有血虚、血瘀两种证型。治宜养血、活血为主，佐以调气。

（1）血虚月经过少：经来量少，或者一二日即净，或点滴即止，色淡，少腹空痛，皮肤干燥不润，头昏眼花，耳鸣，心悸，腰膝酸软，手足不温，舌淡无苔，脉虚细。治以补血为主，佐以益气健脾。用乌鸡丝瓜汤。

乌鸡肉 150 克，丝瓜 100 克，鸡内金 15 克。制法：将乌鸡肉、丝瓜、鸡内金洗净，共煮汤，加盐和调料食。

（2）血瘀月经过少：经来量少，色紫黑而有块，小腹胀痛拒按，血块排出后，腹痛稍减，舌紫暗，脉沉涩。本证因瘀血内停，经脉受阻，故经量少而有块，小腹痛而拒按。治以活血行瘀。用牛膝炖猪蹄。

猪蹄 250 克，牛膝 20 克。制法：将猪蹄、牛膝洗净，猪蹄剁开和牛膝一起放入罐里，加水约两碗炖熟，趁热服食，加米酒 50 克同服更佳。

（二）带下病（带症）的药膳调治

带下是指妇女阴道内流出的一种黏稠液，如涕如唾，绵绵不断，通常称为白带。清代傅青主说："夫白带乃湿盛而火衰，肝郁而气弱，则脾土受伤，湿土之气下陷，是以脾精不守，不能化生荣血以经水，及变成白滑之物，由阴门直下，欲自禁而不可得也。"《妇女秘科》云："带下之病，妇女多有之。"医家常说："十女九带"，可见带下对妇女来说是很普遍的。根据病因不同，带下病有三种类型。

1. 脾虚带下　带下色白或淡黄无臭，如涕如唾，连绵不断，面色㿠白，四肢不温，精神疲倦，饮食减少，大便溏薄，两足浮肿，舌质正常或淡，苔白，脉缓而弱。本证属脾气虚弱，不能化水谷输精微，水湿之气下流为带。治以健脾益气，升阳除湿为主。用山药莲子汤。

山药 30 克，莲子 30 克，薏苡仁 30 克。制法：将山药、莲子（去皮、芯）、薏苡仁洗净，一起放入砂罐中，加水一斤，用文火煮熟服食，一般服 5～7 次。

2. 肾虚带下 白带清冷量多，淋漓不断，面色晦暗、大便溏，溲频数清长，夜间尤甚，腰酸如折，小腹冷感，舌质淡、苔白，尺脉沉迟。本证属肾阳不足，阳虚内寒，带脉失约，任脉不固，精液涌脱而下，故白带清冷。治以温肾补元为主。用莲子枸杞酿猪肠。

莲子 30 克，枸杞 30 克，猪小肠两小段，鸡蛋 2 个。制法：先将猪小肠洗净，然后将浸过的莲子、枸杞和鸡蛋混合后，放入猪肠内，两端用线扎紧，加清水 1 千克，待猪小肠煮熟后，切片服用。一般 7～10 次见效。

3. 湿毒带下 带如米泔，或黄绿如脓或夹血液，有臭气，阴部瘙痒，小便短赤，口苦咽干，舌红，苔黄，脉数。本证主要是湿毒内踞，损伤冲任之脉，以致蕴而生热，秽液下流。治宜解毒，清热，除湿。用冰糖冬瓜子汤。

冬瓜子 30 克，冰糖 30 克。制法：将冬瓜子洗净，碾成粗末，加入冰糖，冲一碗开水，放在陶瓷罐里，用文火隔水炖服。每日二次，连服数日。

（三）妊娠期的药膳调治

胞胎在母体中靠母体肾气所维系，胎儿的生长发育，赖母体精血所滋养。受孕后 1～5 个月，宜常食补肝养血药膳，以满足胎儿对血液营养的需要。用药膳银耳羹、豆蔻馒头等。

怀孕 5 个月后，宜常服补肾健脾药膳，补肾为固胎之本，健脾乃益血之源，本固血充方可自强胎安。

妊娠期中，由于生理上有特殊改变，较平时容易发生疾病。孕妇生病之前用药膳进行适当的调补，注意平时的预防，一旦有病，可选用药膳进行治疗。

妊娠肿胀 妊娠三四个月至六七个月间，肢体发生肿胀，称为"妊娠肿胀"，古称"子肿"。如在妊娠七八个月后，只是脚部浮肿，无其他不适症状出现，此为怀孕后期常有的现象，不必治疗，产后自消。本病主要是脾肾阳虚和气机不畅所致，故一般分脾虚、肾虚。

（1）脾虚妊娠肿胀：妊娠数月，面目四肢浮肿，或全身肤色淡黄，皮薄而光亮，懒言，四肢不温，口淡无味，食欲不振，大便溏，舌淡，苔薄白而润，脉缓滑无力。本证是由脾阳不运，水湿停聚浸渍四肢肌肉，故面目手足或四肢浮肿。治宜健脾行水。用赤小豆鲫鱼汤。

赤小豆 90 克，鲫鱼 250 克。制法：鲫鱼去鳞、内脏，洗净，同赤小豆一起放入陶瓷罐里，加 500 克水，用武火隔水炖烂即可服食。一般 5～7 次有效。

（2）肾虚妊娠肿胀：怀孕数月，面浮肢肿，心悸气短，下肢逆冷，腰酸无力，舌淡，苔白润，脉沉迟。本证是肾阳不足，阳气不布，上不能达于头面，下不能达于四肢，则水乘虚而聚，故面浮肢肿。治宜温阳化气行水。用黑豆红糖汤。

黑豆 100 克，大蒜 30 克，红糖 30 克。制法：将黑豆、大蒜洗净，大蒜切成薄片，砂锅放在武火上，加水 500 克，煮沸后倒入黑豆、大蒜、红糖，用文火烧至黑豆熟透即可服食。一般 5～7 次。

（四）产后药膳调治

妇女生产时造成创伤和出血，气血受到消耗，致使血气不足，元气受损，免疫力弱，还要产乳哺婴，乳汁又为血液所化生，如果调养不慎，将会引起产后缺乳，产后大便难等疾病。

产后气血太虚，当以补虚为主；但产后又多瘀血阻滞，又宜活血通瘀，两者不可偏废。《景岳全书》说："产后气血俱去，诚多虚证，然有虚者，有不虚者，有全实者。凡此三者，但当随证随人，辨其虚实，以常法治疗，不得有成心概行大补，以致助邪。"妇女产后只要针对病情选用适宜药膳，收效往往倍胜于药。

1. 产后腹痛　妇女生产后，小腹疼痛，称产后腹痛，又称"儿枕痛"。因其产后有多虚多瘀的特点，虚、瘀又致气滞，致使气血运行不畅而痛。一般来说产后腹痛以血虚、寒凝这两种证型多见。

（1）血虚产后腹痛：由于产时流血过多，血少气弱，出现腹痛而软、喜按，头昏耳鸣，腰部坠胀，大便燥结，恶露淡少，舌质淡红，苔薄，脉虚细。治法以补益气血为主，宜用八宝鸡汤（见第四章第六节）。

（2）寒凝产后腹痛：产后小腹冷痛，拒按，得热稍减，面色青白，四肢不温，痛甚欲呕，舌质暗淡，苔白滑，脉沉紧。主要由寒邪入侵，气血凝滞所致。治宜活血散寒。用当归生姜羊肉汤（见第四章第六节）。

2. 产后大便难　妇女产后饮食正常，大便不畅，解便时干燥疼痛，难以解出，或数日不解，称为"产后大便难"。主要原因是产时失血过多，津血亏耗，不能正常濡润肠道，致使肠燥便难；或阴虚火旺，津液枯少，肠道失于滋润，传导不利，大便艰难。《寿世保元·产后》："产后大便不通，因去血过多，大肠干涸，或血虚火燥干涸，可不计其日期，饮食数，多以药通润之。"

产后大便难，症见产后数日不解，或解时艰涩难下，但腹无胀痛，面色萎黄，皮肤不润，饮食如常，舌淡苔薄，脉虚弦而涩。为血虚肠燥便秘，治宜养血润燥，用奶蜜饮。

黑芝麻 25 克，捣烂，同蜂蜜、牛奶各 50 克调和，每日早晨空腹时冲服。

3. 缺乳　妇女产后乳汁甚少或无乳，称缺乳。其主要原因是产后身体虚弱，气血亏少，生化不足，或气血郁结所致。

气血虚弱缺乳：产后乳汁不行，或乳汁甚少，乳房无胀痛感，面色苍白，皮肤干燥，食少便溏，舌淡无苔，脉虚细。治宜补血益气为主，佐以通络下乳。用猪蹄通乳汤（《梅师验方》）。

猪蹄两只（去毛，洗净），通草 5 克，加水适量，入砂锅，加葱姜少许，文火清炖至烂，可用食盐调味，每日食肉喝汤数次，连吃数日。

三、小儿保健药膳

小儿无论在生理和病理上都与成年人有所不同。生理上表现为脏腑嫩娇，形气未充。

机体和生理功能均未成熟完善，和成年人有较明显区别。小儿脾胃未健，往往饮食多不知节制，以致损伤脾胃导致脾胃虚弱，出现停食、食而不化等消化系统疾病。

由于小儿生活不能自理，饮食不洁，吃入未煮熟而带有虫卵的食物，致寄生虫繁殖滋长。正如《奇效良方》提出："脏腑不实，脾胃俱虚，杂食生冷甘肥油腻等物，或食瓜果、马畜兽内脏遗留诸虫子类而生。"

小儿疾病较多见的寄生虫有蛔虫、蛲虫、绦虫这三种。

平时，小儿可选用性味和平的健脾胃、助消化的药膳进行调养，颇为有益。如因寄生虫致病，用食疗驱虫易被小儿接受，往往收效比药疗更为理想。

（一）无病时保健药膳方剂

脾胃为后天之本，小儿生长发育营养来源，全靠脾的运化功能，同时小儿脾胃未健，饮食不知节制，时饥时饱，好食之物多食而致不化，损伤脾胃。因此，在无病的情况下常服健脾胃、助消化药膳，能使脾胃健旺，营养充足，发育正常，免疫力强。宜用豆蔻馒头（见第四章）、山药茯苓包子等。

怀山药100克，茯苓100克，研细粉，调入面粉300克，加发酵面糅合发酵。白糖、猪油、果料适量调和成馅。待面团发成后，加适量碱粉，做成包子，蒸熟食。本品常食可治脾胃不健，虚弱食少，小儿发育不良。

人体的生长发育由肾所管。小儿肾气未充，牙齿、骨骼、智力还未发育好，故应多补益肾气，以促进生长发育。宜用山药莲子粥。

山药10克，莲子10克，大米100克。用清水将药和大米洗净，加水适量共煮粥，熟后加白糖食用。

（二）蛔虫证与药膳治疗方剂

小儿形体消瘦，脐腹疼痛，时发时止，痛时多在空腹时或早晨，得食则痛减，面色黄暗或兼有白斑。蛔虫多时出现剧烈绞痛，甚或穿肠入胆，因疼痛剧烈而出现肢冷，自汗等重症。在一般情况下可服黑丝瓜子，榧子，鸡蛋。出现重症应去医院诊治。

黑丝瓜子（白色的无效）30粒，去壳取肉捣烂，空腹用温开水冲服，连服两天。（成人一天服50粒。）

榧子鸡蛋：榧子3克，研成细末调鸡蛋一个，入油锅煎熟即可，空腹一次食完。连服2～3日。

（三）蛲虫证与药膳治疗方剂

蛲虫证以肛门奇痒为主症，并见睡眠不宁，或睡后惊忧，肛门发痒难忍，晚上尤甚，常搔肛门附近皮肤，引起湿疹。由于蛲虫晚间爬出肛门外排卵，故令小儿肛门奇痒，烦躁不安，常夜间啼哭遗尿，治疗宜食葵花子和榧子蒜片汤。

葵花子50～100克，生食，常服。

榧子蒜片汤：榧子（切碎）50克，使君子仁（切细）50克，大蒜（切细）50克。水煎去滓，一日三次，食前空腹时服本方并治蛔虫证。

（四）绦虫证与药膳治疗方剂

小儿面黄肌瘦，腹痛，不思饮食，大便不调，大便中常有节状虫体，长约寸许，色白，状如蛆。本证长久而不愈，使人烦躁不安，精神不宁。药膳治疗宜食南瓜子和鹤虱饮。

生南瓜子晒干，生吃，每天50克，连用2~3日。

鹤虱饮：鹤虱15克，研为细末，用米汤调服，日服一次，连服三日，忌油腻食物。

第十节　脏器疗法与方剂

"脏器疗法"在食疗、药膳中占有十分重要的地位。中医学早就认识到动物的脏器与人体的脏器在形态、组织、功能上十分相似，在人体内脏功能发生病变时，用相应的动物脏器来治疗，或单独使用，或配伍使用，或治病，或补益，往往收到很好的疗效。脏器疗法历史悠久，现存最早的中药学专著《神农本草经》有用马茎、狗阴茎、牛髓、牛胆、鲤鱼胆等动物脏器的记载。东汉张仲景的《伤寒杂病论》曾应用鸡肝、獭肝、牛肚等动物脏器治病。现在脏器疗法在临床应用、理论研究上，均获许多新的重大进展，证实了它的科学价值和对实践的指导意义。中医学认为，动物脏器是"血肉有情之品"，能产生"同气相求"的效果。它的意义不只是动物的脏器可以补益人体的同名脏器，而且通过调整、控制其有关的生理功能，可以广泛地用于疾病的治疗。

一、心

人体之心，主神志，主血脉。心有病可出现心悸易惊，失眠健忘，神昏谵语，胸闷心痛，乏力自汗等症。

用动物心脏治疗人的神志病变，有良好效果。猪心、羊心、牛心、马心、鸡心，都具补心安神，增强记忆之功，常用于治疗心悸，健忘，惊恐，癫痫等症。尤以猪心最为常用。

《千金方》对猪心、牛心、羊心、马心的功用有记载。猪心性平无毒，入心经。治心虚所致心悸，健忘，忧虑，惊恐等症。

1. 治心虚自汗失眠　用参归心子。本品以猪心1个，人参、当归各6克，调味煮熟食之。治心气虚弱，心血不足引起的心悸怔忡、气短乏力、贫血、失眠易惊、汗多不止等症。

2. 治心虚健忘　用牛心、马心、鸡心，或入药同煮，或调味煮食烹膳，或焙干为末，每服3克，米酒送服，每日3次。治"心昏多忘"等心衰的多种病症。

3. 治癫痫　用遂心丹。猪心1个，甘遂末3克，将猪心切开入药在内。用线缚紧，外用湿棉纸裹好，慢火煨熟。取药研丸，入朱砂末3克和匀。制成4丸，每服1丸，猪心煎汤化下，过半日，大便下恶物，薄粥自养。

二、肝

人体之肝，主藏血，主筋，主疏泄，开窍于目。肝血虚可引起视物昏花，两眼干涩，筋软肢麻，肝失疏泄可致消化不良，甚至形成疳积。

用动物肝脏养肝明目有良好效果，猪肝、羊肝、鸡肝、兔肝、牛肝都可应用。鸡肝尚能补肾，疗疮，用治阳痿、疳积也属屡见。

《千金要方》治疗目暗不明的三个补丸方，均以兔肝、羊肝为主药。后世应用猪、羊肝治疗目疾，用鸡肝治疗阳痿、疳积等，更是屡见不鲜。

1. 治青盲内障 用羊肝羹。羊肝一具，洗净，去筋膜，切片，入沸汤中，变色无血时为熟。趁热调食盐少许，分顿食用，喝汤吃肉。

2. 治阳痿不举 用鸡肝菟丝丸。雄鸡肝 3 具，菟丝子 300 克，雀卵和丸如小豆大，每服 100 丸，每日 2 次。

3. 治疳积萎黄 用蒸肝汤。铁扫帚粉 1～2 克，与适量猪肝或鸡肝蒸汤食，每日 2 次。久服有效。

三、脾

人体之脾，主运化水谷、水液，统摄血液。脾病不运，可见消化不良而胀满，水湿停聚而水肿、腹泻，或营养不良而萎黄消瘦，脾失统血则出血。

用动物脾脏治病，能补脾胃，增饮食，消痞积，以猪脾、牛脾常用。

《圣济总录》治脾胃气弱不下食，米谷不化，用猪脾等好米熬粥服。《滇南本草》以水牛脾配鸡内金治疗小儿消化不良、吐泻、面黄肌瘦。

1. 脾胃虚弱 用猪脾羹。猪脾 1 个，橘红 3 克，人参 3 克，生姜、葱白、陈米适量，做羹食。

2. 疟疾时发 用猪脾馄饨。胡椒、吴茱萸、高良姜各 6 克为末，以猪脾 1 条作脍炒熟，一半滚药，一半不滚并做成馄饨煮熟。有药者吞服，无药者嚼食。

3. 痔疮出血 用牛脾淡煮，每日食 1 次。

四、肺

人体之肺，主气，司呼吸，通调水道，开窍于鼻。肺有病不但可以出现咳嗽、气喘、鼻塞、流涕，而且可以引起小便不利或频数。

用动物肺治疗人的肺系病变，以猪肺、羊肺最为常用。猪肺性寒，羊肺性温，都有补肺虚，止咳嗽，止咯血的功能，用于体虚或肺结核咳嗽，咯血。羊肺还能利小便，治小便频数。

《本草纲目》说："羊肺平补，甘温无毒，能补肺，止咳嗽，补不足，祛风。并治小便频数。"

1. 止咳嗽 用杏仁萝卜猪肺汤。猪肺、白萝卜各 1 个，切块，杏仁 9 克，共炖烂熟食。治久咳气喘，面足浮肿，肺结核，咯血。

2. 消渴小便频数 用羊肺羹。羊肺 1 具，切作羹，加食盐豆瓣酱调味食。或再加烧羊肉同食。约 3～4 具即可见效。

3. 鼻渊流涕 用猪肺汤。猪肺或羊肺洗净。入辛夷花、生姜、老君须煮食。吃肉喝汤。

五、肾

人体之肾，藏精，主生殖，显然包括了男性的睾丸、阴茎，女性的卵巢、子宫功能在内；肾还主骨，生髓，通脑，主水。肾有病可出现阳痿，遗精，不育，不孕，腰腿酸软，健忘，小便频数或不利。

用动物肾治病，除了用肾脏（又称"腰子"、"内肾"）外，还用带睾丸的阴茎（又称"鞭"、"外肾"）。内肾以猪腰、羊腰常用，能补肾益精，偏用于肾阳虚之腰膝酸痛，腰下觉冷，遗精阳痿，耳鸣耳聋，小便频数；外肾以海狗肾、黄狗肾、鹿鞭、牛鞭多用，专治肾虚阳痿。

1. 治肾虚腰痛 用杜仲腰花。猪肾洗净切片，杜仲熬水合炒食。

2. 治肾虚遗精 用猪肾煨附子。用猪肾一对，切开去膜，入熟附子末 3 克，裹湿棉纸煨熟，空腹食之。

3. 治肾虚赤白带下崩中漏下 用猪肾汤。猪肾一对，去白膜洗净，切细同白木耳蒸汤食。

4. 肾虚耳鸣 用猪肾核桃粥。猪肾一对，去膜切片。再用人参、防风各 1.5 克，葱白两根，核桃肉二枚，加粳米同煮粥食。

六、胃

人体之胃，为水谷之海，主受纳、腐熟水谷。胃有病则见食欲减少，消化不良，疼痛胀满，呕吐泛酸等症。

用动物胃治病，以猪胃、羊胃（又称"肚子"）最为常用，都有补气健胃之功，用于胃气虚弱之食少消瘦，并治消渴，猪胃还治小儿疳积，羊胃又止虚汗及小便频数。

1. 补益虚羸 用人参米肚。制法参看第四章。本品治脾胃衰败，中气不足，遗尿脱肛，胎动不安。

2. 反胃吐食 用五香肚粥。猪肚（狗肚更佳）一具洗净。入丁香、肉桂、茴香、姜、葱、盐、酒、酱等煨煮极烂，另用粳米煮粥，加入同煮。空腹日服三次。

3. 消渴（糖尿病） 用黄连猪肚丸。猪肚一具，黄连 30 克，天花粉、知母、麦冬各 90 克，乌梅 15 克为末，纳入肚内，缝定蒸熟捣丸如梧子大小，每服 30 丸，同米汤饮下。

七、肠

肠有大肠、小肠之分。人之大肠传导糟粕，小肠分清泌浊。肠病则见大小便异常。

用动物肠治病，主要用猪大肠，治虚渴、肠风、血痢、脱肛等症。治肠痈或便秘、泄泻等。

1. 湿热血痢 用猪肠丸。猪大肠一尺，黄连末装入猪肠内，捣烂为丸如梧子大，30丸用米汤送下。

2. 肠风脏毒（痔疮便血） 用槐花直肠丸。猪直肠一条，槐花末令满，缚定，蒸熟，煮烂捣烂为丸，如梧子大，每服 20 丸，温酒送下。

第三章 药膳炮制

第一节 炮制的目的

药膳食品在烹调制作前，都必须依法对所用的药物（或食物）进行炮制，使其符合防病治病及药膳烹调工艺的需要，制备出药效好和色、香、味、形均佳的药膳。其炮制目的如下。

（一）降低或消除药物毒副作用

为了保证药膳应用的安全，必须在烹调制作前对具有毒副作用的药物进行炮制处理，以降低或消除毒副作用。如半夏生服能使人呕吐、咽喉肿痛、失声等，经炮制后可减轻这些毒性反应。

（二）转变药物和食物的性能，使之有选择地发挥作用

不同的药物和食物，有不同的性味，为了应用的需要，通过炮制转变药物和食物的性能。如生地性寒，味甘、苦，具清热凉血、养阴生津之功，而炮制成熟地则性温，专施补血滋阴之效。花生生者性平，炒熟后则性温。

（三）提高药物和食物的效用

如茯苓经乳制后可增强滋补、回枯生血的作用。香附醋制后有助于引药入肝，更有利于治疗肝经疾病。"天麻鱼头"中的天麻，经川芎、茯苓、米泔水炮制后，再放入米饭中蒸，可增强天麻的疗效。去皮的雪梨，用白矾水浸后，不仅能防止变色，还能增加祛痰的作用。

（四）分开药物和食物的不同部位，有区别地发挥各自的作用

有些药物和食物因所用的部位不同，其效用也各异。如莲子具有补脾止泻、益肾固精的作用，而莲心则清心之热邪，莲房用于止血、去湿。又如猪肠中的直肠部分可用于治痔疮、脱肛、便血，故使用时应有所别，才能达到以脏养脏的目的，收到较好的疗效。

（五）矫臭矫味，增强药膳食品的鲜味

某些药物和食物有特殊的不良气味，不易为人们所接受。如羊肉的膻味，紫河车的血

腥味，狗肾的腥味，鲜竹笋的苦涩味等，经炮制处理后就能消除其不良气味。另外，如肉类经沸水焯去血水后，再进行烹调，则气味更加鲜美。

（六）除去杂质和异物，保证药膳食品纯净

药物和食物往往都带有一定量的泥沙杂质、皮筋或毛桩等非食用物品。因此在烹调前需要通过严格的分离、清洗，达到一定的净度。

（七）保证药膳食品的质量，利于工业生产

为了避免某些含挥发性成分的药物受热后有效成分损失，以及机械化生产的需要，将某些药物和食物采用现代科学技术对有效成分进行提取分离制成一定的剂型，以保证药膳食品质量稳定，用量准确，同时有利于工业化生产。如将十全大补汤中的当归、白术、肉桂用蒸馏法制成芳香水；银花制取银花露；冬虫夏草提汁；鸡提取成鸡精等。

第二节　炮　制　方　法

常用的炮制方法有净选、浸润、切制、炮炙四种。

一、净　　选

选取药物和食物的应用部分，除去杂质和非药用（食用）部分，以适应药膳食品的要求，根据药物、食物的不同情况，可选用下列方法处理。

1. 挑选或筛选　拣除或筛去药物中的泥沙、杂质，除去虫蛀、霉变品等。

2. 刮　刮去表面的粗皮和附生的杂物。如杜仲、肉桂刮去粗皮，鱼刮去鱼鳞等。

3. 火燎　将药物或食物在火焰上短时烧燎，使药物、食物表面绒毛迅速受热焦化，而药物内部不受影响，再刮除焦化的绒毛或须根。如狗脊、鹿茸火燎后刮去茸毛，鸡鸭禽体烧掉细毛等。

4. 去壳　去壳的方法因物而异，为了药物、食物用量准确，常在临用时砸破去壳，以净仁投料。如白果、核桃、板栗、花生等去壳取仁，诃子、乌梅去核取肉，动物去蹄壳（爪、掌）等。

5. 碾　碾去药物外表非药用部分，或将药物、食物干燥后碾成粗粒或细粉。如刺蒺藜、苍耳子炒碾去刺，又如人参、怀山药研成细粉。

二、浸　　润

是药物、食物炮制最常用的水制法。药物和食物炮制是否得当，与水制关系极大。由于许多有效成分大多能溶于水，若处理不当，易造成药物、食物有效成分损失。因此，凡是需水制处理的，都应根据动、植物品种的不同性质特点，分别给予处理。当泡则泡，当快洗的不应久洗，以保证药膳食品质佳效高。常用的水制法有洗、泡、润、漂等。

1. 洗　用清水或温水除去药物、食物表面附着的泥土或其他不洁物。绝大多数药物、食物都要经过本法处理后，再经其他炮制处理，切制成所需要的规格。

2. 泡　将质地较坚硬的药物、食物在水中浸泡一定时间，使其吸入适量水分，达到软化目的。泡的时间长短，应视药物、食物的大小、质地以及季节、温度而定。一般质坚体粗大者宜久泡，体细小者宜短泡。春冬气温低时宜久泡，夏秋气温高时宜短泡。总之，在用水泡药物、食物过程中，必须注意泡的时间不宜太长，避免药物、食物在泡的过程中有效成分流失而降低效能。

3. 润　对不宜用水浸泡的药物、食物采用水润使之软化的一种方法。无论是淋润、泡润，还是伏润、露润，都是使液体辅料或水分徐徐渗入药物、食物组织的内部。以达到既软化药物、食物，又不影响质量的目的。

（1）水润：如清水润燕窝、虫草、贝母，温水润发蘑菇、银耳等。

（2）奶汁浸润：将药物、食物用奶汁（如牛奶、羊奶）浸润的方法。如用牛奶润茯苓、人参等。

（3）米泔水浸润：将药物、食物用米泔水浸润。其目的是去燥性而和中。如米泔水润苍术、天麻等。

（4）药汁浸润：是药物和食物结合制膳的方法之一。如山楂汁浸牛肉制成山楂牛肉干，吴茱萸汁浸黄连等。

（5）米汤浸润：将药物、食物用米汤浸润，如米汤浸润天冬、茯苓等。

（6）碱水浸润：采用饱和石灰水或用 5%碳酸钠溶液浸泡。如碱水润发鱿鱼、鹿筋、鹿鞭等。

4. 漂　某些有毒性或异味的药物、食物采用水漂使其在水中停留较长的时间或加其他辅料以减低毒性，如半夏等。处理时间根据药物、食物的性质及季节气候的不同，决定漂的时间长短和换水次数。冬春每日换水一次，夏秋每日换水 2～3 次。一般漂 3～10 日即可。

另外，有些药物、食物为了便于保存而用盐浸渍，因而使药物、食物中含有大量的盐分，在使用前需要将盐分漂去。如咸鱼、盐肉苁蓉等。有的应漂去血腥臭，如紫河车等。有的应漂去苦涩味，如鲜竹笋等。

5. 焯　将药物、食物置沸水中微煮，以能搓去种皮为度，如杏仁、扁豆去皮等。用焯法余去血水，目的是使食品味鲜汤白，如焯去鸡、鸭、肉类血水等。用葱叶、料酒、生姜同食物煮沸，约 10～15 分钟除去腥膻臭味，如鹿筋、牛鞭等。用柏木块、蛋壳或麦草等适量，同牛、羊肉煮沸（约 10～15 分钟），除去腥膻臭味等。

三、切　　制

将净选软化后的药物、食物根据其质地以及食用要求等情况，切制成一定规格的片、块、丁、节、丝等，或按需要制成一定的形状，供药膳菜肴制作备用。对切制的基本要求如下。

1. 切制必须适合烹调的要求 由于烹调和炮制的方法多种多样，因而切制的形状、大小、厚薄应根据需要而定。

2. 切制时要注意掌握刀工技巧 所切制的块、片、丁、丝、条或其他形状，都应整齐划一，粗细均匀，厚薄一致，长短相等。否则会直接影响菜肴的造型美观。

3. 切制加工时，要清爽利落 切成的片、块、丁、丝、条必须彻底切断，切忌藕断丝连，相互黏结在一起。使用的刀具要锋利无缺口，砧墩要平稳，用力要均匀，这样才能做到刀工精细，使药膳菜肴美观。

四、炮 炙

经过净选、浸渍，切制后的药物、食物，由于需求的不同，得依法进行炮炙。按照加热的温度和辅料的不同可分为炒制、煮制、蒸制、炙制。

（一）炒制

将药物、食物置锅内加热，不断翻动，炒至制作各种药膳所需的火候程度。通常有下列几种方法。

1. 清炒法 本法不加辅料，根据需要又分为炒黄、炒香、炒焦等。通过掌握炒的时间和火候给予控制。

（1）炒黄：将药物、食物放入锅内，用文火加热，不断翻动，炒至表面香脆呈淡黄色或比原色稍深。其目的是使其体质松脆，便于粉碎和煎出药性，并能矫正不良气味。如炒鸡内金，用文火炒至酥泡卷曲，有腥气溢出为度。

（2）炒香：将药物、食物放于锅内，用文火炒至有爆裂声和有香气为度。如炒芝麻、花生、黄豆等。

（3）炒焦：将药物、食物放入锅内，用中火翻炒至外黑存性为度，如糊米、焦山楂等。

2. 麸炒法 先将锅加热，倒入麦麸，不断翻炒至微冒烟，加入药物或食物急速翻动，炒至表面显微黄色或较原色稍深为度。取出后筛去麦麸，冷却后收存。采用此法可减少药物、食物中的油脂或过于燥烈的性味，避免引起呕吐，增强健脾益胃作用，如炒川芎、白术等。

3. 米炒法 将大米或糯米与药物、食物置锅内，加热拌炒，使全部药物、食物受热均匀，以米炒至黄色为度。其目的是增强健脾和胃作用，如米炒党参等。

4. 盐或砂炒法 先将经过油制的河砂或盐，倒入锅内炒烫。再加入药物、食物炒至表面鼓起、酥脆为度，筛去砂或盐，其目的是使骨质、甲壳、蹄筋、干肉皮或质地坚硬的药物或食物经过砂或盐炒，除去腥气或使药物、食物酥松，易于烹调，如盐酥蹄筋、砂酥鱼皮等。

（二）煮制

按照药物、食物的不同性质和炮制要求，将其与辅料于锅中加水（水淹过药面）共煮，煮至水尽透心或反复煮制等。煮制的目的是消除毒性或刺激性和涩味，减少其不良反应。煮制时要注意两点：

（1）煮制时间的长短应根据药物、食物不同情况而定，一般煮至中心无白色或刚透心为度。

（2）加水量的多少视情况而定。需要吸干浓汁的，用水量不宜太多；需煮透心的加水量不宜过少。

另外加入其他辅料和药物、食物同煮，目的是转变其性能，便于二次炮制或烹调。如鱼翅、鱼唇、鱼皮，投入锅内煮沸约 10 分钟后，改用焖的方法，保持一定的水温继续焖 3～4 小时，待体质柔软时，捞出。如煮制远志，取净远志 500 克加甘草 30 克捣绒同煮，加水量以没过药面为度，煮至水干，拣去甘草后取出干燥即得。

（三）蒸制

将药物、食物置于适当容器中，蒸至透心或规定的要求。如清水漂洗过的熊掌（现已不用）轻轻刮去绒毛洗净后，放入容器中加适量酒、葱、姜蒸 2 小时取出，再洗净除去骨和脚底老皮，洗净备用。

为了便于保存，易于干燥，采收的某些新鲜药物或食物应经过蒸制，一般蒸至冒圆汽透心。以免在干燥过程中霉变而损失疗效，如蒸鲜白果、鲜女贞等。

（四）炙制

将药物或食物和液体辅料共同加热，使辅料进入药物或食物内部的制作方法。

1. 蜜炙法   是用炼蜜与药物拌和，加热炒至不粘手，一般呈深黄色带光泽为度。如蜜炙甘草、黄芪等。

2. 酒炙法   根据药物或食物的不同情况，按比例取食用白酒和黄酒，加入适量的清水，将药物或食物拌匀稍闷，待酒被吸尽时，倒入锅内徐徐加热，用文火炒至变色为度。如酒炒白芍，取白芍片 500 克，加白酒 30 克，加适量的清水，将药拌匀稍闷，用文火炒至微黄色为度。

3. 盐炙法   将食盐用适量清水溶解澄清，把药物或食物拌匀稍闷，待盐水被吸尽，晾至微干，炒至微黑为度，也可先将药物炒至一定程度时，再喷淋盐水炒干。如盐炒杜仲，取杜仲 500 克，加食盐 10 克，加水溶化拌匀稍闷，待水被吸尽，倾入锅中加热炒至外面焦黑色为度。

4. 油炙   取食用植物油放入锅内加热，加入药物或食物炸至酥脆为度。油炙可以将药物或食物体质炸至酥脆，易于打碎和烹调，增强其功能。如油炸肉皮，油炙时的油量一般应淹没药物或食物。炙前应注意检查原料是否干燥，若受潮应经烘干，否则不易炸透。投料时油温不宜过高，一般在油冷或油温时投入。油炸时火不宜过旺，并不断翻动，保持受热均匀，否则会外焦内不透。

5. 药汁炙   根据药物或食物的不同要求，用辅料熬汁，或用酒、醋等液体辅料，将药物或食物浸透后，再按具体要求分别用炒、蒸、煮、漂等方法炮制。药汁炙可以改变药物或食物性能，增强疗效，或保持药膳菜肴美观。如药汁炙黄精，取黄精 500 克，洗净后切厚片，加黑豆 50 克，熬取浓汁与黄精同煮，豆汁以平药面为度，沸后用文火煮至水尽，取出晾至半干，入甑蒸至冒圆汽后，再续蒸 6 小时。取出晒至半干，将甑脚水拌入，再蒸至冒圆汽后四小时，取出干燥即得。

6. 醋炙 如延胡索经醋炙后，能使其有效成分生物碱形成盐，而易溶解于水。因此，能加强活血、理气、镇痛的作用。

第三节 药 液 制 备

一、提取溶剂的选择原则

1. 选择性 使用的溶剂，应对所需有效成分能够最大限度地提取，而尽可能不提出其他成分。

2. 稳定性 使用的溶剂，应有良好的稳定性，应不与药物的成分起化学作用。

3. 经济性 溶剂的使用应注意价廉易得。

4. 安全性 使用的溶剂，应注意对人体无毒害作用，同时不易燃烧着火。

二、常 用 溶 剂

1. 水 为常用溶剂之一。优点是经济易得、安全，溶解范围广，并且对药物、食物细胞的穿透力较强，故提取效率高。缺点是选择性不强，对某些含淀粉、黏液质、树胶、果胶等较多的药物，特别是在加热情况下，也易提出，造成过滤和精制困难，同时提取液易霉败。

水溶剂可以用于提取生物碱盐类、苷类、有机酸、鞣质、糖类、淀粉、黏液质、果胶、蛋白质、色素和无机盐等。在实际应用时，除用中性水之外，还经常采用酸性水或碱性水为提取溶剂，如用酸性水提取生物碱，用碱性水提取内酯、香豆精、蒽醌及苷类等。

2. 乙醇 是常用的有机溶剂。优点是选择性较好，可配成不同浓度灵活使用，具有提取效率高，回收容易的优点。并且有良好的防腐作用。缺点是易燃，成本较高。

乙醇为游离生物碱及其盐、苷类、挥发油、内酯、树脂、苦味质和叶绿素等类成分的良好溶剂。

乙醇的浓度与溶解度有着密切的关系。乙醇浓度越高，则对游离生物碱、挥发油、树脂的溶解度越大，而对鞣质、有机酸的溶解度越小，如 95% 的乙醇是挥发油类、树脂类、叶绿素等亲脂性成分的良好溶剂，70%～80% 的乙醇适宜于生物碱及盐的提取，60%～70% 的乙醇适宜于苷类的提取，40%～50% 的乙醇适宜于强心苷及鞣质的提取，20%～30% 的乙醇适宜于水溶性成分的提取。

3. 其他有机溶剂 除乙醇外，尚有不少常用的有机溶剂，如石油醚、苯、氯仿、乙醚等。其优点是选择性强，不能或不易提出亲水性杂质。缺点是挥发性大，易燃，一般有毒，价格较贵，透入植物组织的能力较弱，提取时间较长。

这些有机溶剂能提取亲脂成分，如挥发油、游离生物碱、甾体、内酯、苷元、油脂、树脂、叶绿素等。但在药膳中应用较少。

三、提 取 方 法

提取制备药液是为了保证药膳质量的稳定、用量准确，并保持药物有效成分在制作药膳食品过程中不被破坏。故采用现代科学技术提取其药物和食物的有效成分，精制成药液备用。药液按每毫升相当于药物的克数计算，临用时以毫升计量投入每份药膳食品中，从而达到用量准、疗效高、收效快的目的。但是提取时要按各种药物的不同性质选用不同的方法。最常用的方法有煎煮法、渗漉法、蒸馏法、回流法等。分述如下：

（一）煎煮法

煎煮法一般多用水作溶剂，是将药物或食物适当粉碎或切片，加水煎煮而提取有效成分的方法。煎煮法为最常用的提取方法，操作简便、经济、提取效率高、多数有效成分可提出。

但由于水的选择性差，故不需要的化学成分和杂质等也同时被提取出来，尤其是黏液质、糖类、淀粉等被浸出后造成过滤和精制的困难。含挥发性成分和有效成分遇热易被破坏的药物，不宜用煎煮法。煎煮法又分直火加热和蒸汽加热两种。

1. 直火加热 直火加热既经济又简单，适用于小型药膳餐厅应用。

操作方法：取药物或食物碎块或薄片，放入铝锅内加入 8～10 倍量的清水，先用武火加热至沸，改用文火保持一定的时间，滤取煎出液后，将药物或食物渣依法重复操作 1～2 次，合并煎液，静置，过滤，浓缩至规定浓度，备用。

2. 蒸汽加热法 蒸汽加热法是用锅炉产生的高压蒸汽，加热煮沸提取药物或食物有效成分的方法。蒸汽加热可通过调节蒸汽量来控制温度，并能减少灰尘污染，此法清洁卫生比直火加热好。常用蒸汽加热设备为提取罐，罐壁为夹层空间，通入蒸汽加热。此法适用于药膳饮料厂工业化生产，小型药膳滋补餐馆可自制蒸汽加热提取器，即选用适当大小的搪瓷桶或缸为容器。另取钢管或不锈钢管，按容器直径加工成大小合适的蛇形盘管，安装于容器内，接通蒸汽，即可煎煮提取，也可用于蒸发浓缩。

3. 注意事项

（1）煎煮锅不宜用铁制品，以搪瓷、陶瓷、铝制品或不锈钢的锅为好。

（2）煎煮时宜加冷水，使水分易于浸入植物组织内，有利于有效成分煎出。

（3）煎煮液易腐败，故应及时加工处理。

（二）渗漉法

渗漉法是采用溶剂通过渗漉筒浸出药物或食物有效成分的提取方法。渗漉法不仅提取效率高，同时节约溶剂，是较常用的提取方法，但不宜用挥发性很强的溶剂。一般常用的溶剂为不同浓度的乙醇，酸性或碱性水等。

1. 渗漉装置 一般由渗漉器（筒）和接收瓶组成。渗漉筒多为金属、搪瓷或玻璃制品。呈圆柱形或圆锥形，底部出口管子与带螺旋夹的橡皮管相连，螺旋夹可用来控制提取的流速。

应根据药物和食物粗粉的膨胀性选用不同渗漉器。如以水作溶剂时，药粉易膨胀，可选用圆锥形的渗漉器。以浓醇作溶剂时，药粉不易膨胀，选用圆柱形的渗漉器。

2. 操作方法

（1）药粉润湿：取药物粗粉（过30目筛）放入有盖的容器内，加入与药粉等量溶剂，搅拌均匀润湿后盖严，任其充分润湿膨胀。润湿时间应视药物的质地而异，一般1～4小时。

（2）药物、食物的装填：取脱脂棉一块，用脱脂纱布包裹并用溶剂润湿，垫在渗漉器底部出口处。然后将已润湿的药物、食物粗粉，填装于渗漉器内。每装一层药物、食物粉末，随即摊匀，用平面物压平，压时用力要匀，不能有松有紧。如溶剂中含醇量较高时，可适当压紧一些；含水量较多时，可适当压松一些。如此层层装完后，用纱布2～3层盖于药粉上，再用与溶剂不起反应的洁净玻璃球或石子等物压好。出口处用接收瓶连通。把橡皮管螺旋夹松开，缓缓加入溶剂，待溶剂自出口处流出时，拧紧螺旋夹，把流出的部分渗漉液倒回渗漉筒内，继续添加溶剂至高出药物或食物面5～10厘米，加盖放置24～28小时或规定时间。

（3）渗漉：松开螺旋夹，开始渗漉。渗漉液流出速度除另有规定外，一般每千克药粉每分钟流出量1～3毫升或3～5毫升。在渗漉过程中随时添加溶剂，使液面保持一定的高度，至渗出液无色无味时，即可停止渗漉，药渣倒出进行压榨，压榨液与渗出液合并，静置沉淀24小时，过滤即得。

3. 注意事项

（1）药物或食物在渗漉筒中装填的松紧程度，不仅要恰当，而且要均匀。过松溶剂流速快，溶剂与药粉的接触时间短；过紧溶剂不易通过，往往使出口堵塞。若松紧不均匀，溶剂在渗漉筒内流动的速度不一致，大多从过松的部分经过，都直接影响渗漉效果。

保持药粉松紧度的恒定，取决于药粉的润湿度。当药物在润湿时必须让溶剂浸透，这样润湿稳定而均匀，粉粒膨胀亦完全。在渗漉过程中松紧度不易改变，药粉自始至终被溶剂浸没，以收到较好的浸出效果。

（2）在渗漉过程中，应不断补充溶剂，并保持没过药粉面一定高度。但在补液过程中，必须防止液流的冲击，否则会改变粉柱原状，造成松紧度改变，影响渗漉效果。防止的方法是用纱布或卵石覆盖粉末表面，这样既可防止药粉漂浮，又可避免粉柱受冲击。同时在开始渗漉前应先将出口螺旋夹松开，以便排出渗漉筒内的空气，否则空气会向上冲击而改变药粉的松紧度。

（3）应控制渗漉速度。流速过快，溶剂不能将药物或食物的有效成分充分地提出，且溶剂用量太大。流速过慢则耗费时间，降低工作效率。一般药物或食物质地坚硬者或溶剂浓度较高时，采用慢速，即每千克药物、食物每分钟流速1～3毫升；质地松泡的药物、食物或溶剂浓度较低时，速度可以稍快，即每千克每分钟流速3～5毫升。

（三）蒸馏法

蒸馏法是利用水蒸气加热药物，使所含挥发性有效成分随水蒸气一起蒸馏出来。常用于挥发油的提取或芳香水的制备。

1. 装置 由水蒸气发生器、烧瓶、冷凝管、接受瓶所组成。水蒸气发生器也可采用较大长颈烧瓶或其他合适的容器，并配有一支长玻璃管，以调节内压，保证安全。水蒸气发生器和烧瓶之间用一支"T"形管连接。冷凝管可选用球形或直形。

2. 操作方法 把药物、食物粗粒装入烧瓶内，加入去离子水或蒸馏水，安装好各部分装置。先将水蒸气发生器和烧瓶分别用直火加热（此时"T"形管应打开）至沸腾后，关闭"T"形管，烧瓶可间断加热或用文火加热。蒸馏至流出液表观不显浑，理化鉴定不发生特性反应时即可。蒸馏液备用，药渣可同时与其余药物或食物用其他方法处理。

3. 注意事项

（1）蒸馏装置中各接口处要严密，不能漏气。水蒸气发生器盛水量不能超过其容积的3/4。安全玻璃管应插到发生器的底部。弯曲玻璃管应通入距蒸馏瓶底部 2～3 毫米处，以使蒸馏物受到充分搅拌。

（2）蒸馏瓶应倾斜成 35～45 度角，被蒸馏物容纳量不能超过容积的一半。

（3）蒸馏中断或完毕时，须先打开"T"形管，拆除发生器与烧瓶联系，然后关火，否则瓶内液体会逆流入水蒸气发生器内。

（四）回流法

回流法是采用有机溶剂进行加热提取药物或食物有效成分，为防止溶剂的挥发或提取易挥发的有效成分时所采用的一种方法。此法提取效率高，速度快，溶剂用量较省。如回流法提取川贝、虫草等。

1. 装置 由烧瓶、冷凝器、水浴锅组成。

（1）烧瓶：有圆底和平底、长颈和短颈、细口和大口之分。一般以圆底为好，圆底者受热均匀。在回流提取中常用的烧瓶规格有 1000、2000、3000、5000 毫升等，根据操作量不同选用。

（2）冷凝器：又称冷凝管，有直形、球形、蛇形等，蛇形者又有稀圈和密圈之分。从冷凝效果讲，以蛇形者最好、直形者最差。其大小一般按冷凝器外管长度指代，常用的规格有 400、500、600、800、1000 毫米等。

（3）水浴锅可用铝锅代替。

2. 操作方法 将药物或食物粗粒和规定量的溶剂装入烧瓶，浸润一段时间后，整理好装置。在水浴锅内加热至规定的时间，停止加热，待冷却至沸腾停止，取下烧瓶，倒出药液。再加入溶剂，如上反复回流 1～2 次，合并 3 次的回流液，药渣用力挤压或用少量溶剂洗涤 1～2 次，与前药液合并，静置、过滤，滤液浓缩至一定量，备用。

3. 注意事项

（1）装置接口处要严密。烧瓶内溶剂量不能超过其容量的 2/3，水浴锅内的加水量应稍高于烧瓶内药液面。

（2）除另有规定外，回流时间一般是沸后 2～3 小时。

（3）回流用的冷凝器一般选用球形或蛇形。回流液应缓慢沸腾，以使挥发性物质充分冷凝下来。

（4）为了防止爆沸，可加入沸石（多孔的瓷块）。

（5）一般采用间接加热的方法，多用水浴。

四、过 滤

过滤是应用适当的多孔性器材，使混悬液中的固液分离，滤取或滤除沉淀物质，以获得澄明溶液。

过滤方法通常分为常压过滤法、减压过滤法等。根据药液量、性质、浓度以及过滤要求，选择适宜的滤材、滤器和过滤方法。

（一）常压过滤法

药物或食物提取液首次过滤时，常用滤材为纱布。滤器选用时，小量用漏斗，大量时宜用滤袋及滤包。过滤前将洁净的滤材置于滤器内，用少量溶剂或去离子水润湿，然后一只手持玻璃棒等物压住滤材，另一只手将药液沿着玻璃棒徐徐倒入滤器内，随时添加药液。漏斗和接受瓶之间要留有一定的空隙，以免影响过滤。

（二）减压过滤法

减压过滤也称抽滤，即减少滤液下面的压力以增加滤液上下之间的压力差，使过滤速度加快。减压可用抽气机或其他抽气装置完成。有自来水的地方，也可用抽气管减压。

抽气机又称油泵或真空泵。抽气量大，真空度高。抽气瓶或接受瓶之间，应装一个安全瓶，最好要有一个保护系统，即安全瓶或无水氯化钙瓶等，以防挥发性物质及腐蚀性气体侵入油泵。

抽气管又称水射流泵或水抽滤器。是利用自来水高速流动时带走空气而形成的压力差，以达抽气目的。抽气管常用者为梨形，安装时将上口接自来水，支管通过安全瓶和接收瓶相连。安全瓶可防止因自来水流动变化而造成抽气不均，并使水倒流入接收瓶内。抽气管的抽气量较小，大量过滤时不宜应用。

（三）漏斗抽滤法

先将瓷质漏斗和抽滤瓶连接，并塞紧橡皮塞（或抽气胶垫），以防漏气。将滤纸平铺于漏斗内，一般铺 2～3 层，因单层易被吸破。开动抽气装置，加入少量去离子水，将滤纸铺平抽紧，加入适量药液，即可开始抽滤。

（四）自然减压过滤法

增加漏斗体的长度，同时加长漏斗出口管，并于漏斗下部盘卷一圈，使液体在整个过滤过程中充满出口回管，以增大滤器上下的压力差，提高滤速。

（五）助滤法

如药液不易过滤澄明，或滤速过慢时，常可加助滤剂助滤。常用的助滤剂有滑石粉和纸浆。滑石粉吸附性较大，能吸附细菌，对挥发油、胶质有较好的分散作用，有助于溶剂的澄明，一般用量为药液的 0.5%～2%。纸浆为较理想的助滤剂，能吸附某些色素，与药物的有效成分一般不起作用，制取方便。纸浆的制法是：将滤纸碎片用 1%盐酸煮沸 3 小时，不断搅拌，抽滤用水洗至中性，干燥备用。

助滤多用于减压过滤，操作方法：取适量助滤剂用去离子水调成糊状，安装好抽滤装置，将调好的助滤剂倾入瓷漏斗内，然后加去离子水进行抽滤，至洗出液不含助滤剂（如滑石粉微粒）的痕迹，且澄明为止。将药液徐徐倒入，进行正式过滤，反复抽滤至澄明。也可将助滤剂加入药液内，调匀后，用铺好滤纸的瓷漏斗过滤，反复过滤至澄明为止。

五、浓　　缩

药膳药物或食物提取所得的溶液，一般都量多而有效成分含量低，需进行浓缩，提高浓度，以便精制。常用的浓缩方法有蒸发浓缩法和蒸馏浓缩法两大类。

（一）蒸发浓缩法

指通过加热使溶液水分挥发的一种浓缩方法。此法操作简便易行，适用于有效成分不挥发且加热不被破坏的提取液。

由于蒸发过程中不能回收有机溶剂，故常用于水提取液和浓度极低的有机溶剂提取液。蒸发又分直火蒸发、水浴蒸发和蒸汽蒸发。

1. 直火蒸发　直火加热，温度高，蒸发快，但锅底往往会发生焦烟和炭化。特别是黏度较大的提取液，当浓缩到一定程度时，尤为严重。为防止焦烟和炭化，除了不断搅拌外，可结合水浴蒸发使用。

操作时将提取液置大口铝锅或搪瓷盆内，先用武火加热至沸，然后改用文火，保持沸腾，不断搅拌，浓缩到一定体积和稠度即可。

2. 水浴蒸发　采用水浴间接加热，使溶液蒸发的方法。此法避免直火加热蒸发时出现的焦烟和炭化的缺点，但蒸发速度慢，故可先用直火蒸发，后改用水浴蒸发。

操作时先用较小的铝锅或搪瓷盆，盛装提取液，再用大口铝盆加水适量，将盛药的小铝盆置大盆内隔水加热，不断搅拌，浓缩到需要的体积和浓度即可。

3. 蒸汽蒸发　蒸汽蒸发受热均匀，蒸发速度快，不易焦化，常用的蒸汽蒸发设备有蒸汽夹层锅、减压浓缩罐或自制盘管浓缩器等。

（二）蒸馏浓缩法

指在蒸馏器内将药液加热使溶剂汽化，通过冷凝回收溶剂，同时浓缩药液的方法。

有机溶剂提取液,常用蒸馏法进行浓缩,以便回收有机溶剂,降低成本,如乙醇的回收。蒸馏分常压蒸馏和减压蒸馏。

1. 常压蒸馏 是在正常大气压下进行蒸馏的操作方法,适用于有效成分受热不易破坏的提取液。

2. 减压蒸馏 是在降低蒸馏器内液面压力情况下进行浓缩的方法。蒸馏器内气压降低后,液体的沸点也随之降低,蒸发速度加快。因此,药液不仅受热温度低,而且受热时间短,浓缩效率高。适用于溶剂沸点较高且有效成分受高温易破坏的提取液浓缩。

六、精 制

药物或食物初提取液中,除含有效成分外,一般含有大量鞣质、蛋白质、淀粉、黏液质、果胶、树脂、色素等杂质。这些物质多属无效成分或有害物质,必须在精制过程中除去。因此在提取液中,加入某些试剂使之产生沉淀,以获得有效成分、除去杂质的方法就是精制。

一般较常用的精制方法有水提取液乙醇沉淀法和乙醇提取液水沉淀法。

(一)水提取液乙醇沉淀法

将药物(食物)的水煎煮提取液,浓缩至1:1,即一毫升药液相当于一克药物,如有沉淀可滤去,滤液稍冷,不断搅拌的情况下,同时加入二倍量95%乙醇,使药液含醇量达60%以上,冷处放置过夜。过滤去除析出的大量沉淀,滤液回收乙醇。再蒸馏浓缩至1:2,即每毫升药液相当于二克药物,如有沉淀(一般为树脂、苷元、色素等),过滤除去。一般内服药液处理1~2次即可。药液含醇量要逐步提高,则加95%乙醇2~4倍量,至无沉淀生成为止。本法能除去大部分杂质,如蛋白质、淀粉、黏液质、脂溶性色素和树脂等,效果较好。含醇量达50%~60%时即可除去淀粉等杂质,含醇量达75%时又可除去蛋白质等杂质,当含醇量达80%时,几乎可除去全部蛋白质和多糖类杂质,而保留了生物碱及盐、苷、氨基酸、有机酸等有效成分。

(二)乙醇提取液水沉淀法

将乙醇提取液,适当浓缩后,加入二倍量蒸馏水,充分搅拌,冷藏静置沉淀12个小时以上,过滤,滤液加热浓缩,除尽乙醇,过滤液收集备用。此法可除去乙醇提取液中的树脂、色素、油脂等杂质,使药液中保留有苷、生物碱盐、氨基酸、水溶性有机酸等有效成分。

此法注意事项如下。

(1)药液在加乙醇处理前,必须浓缩到适宜的浓度,以减少乙醇用量,并使沉淀完全,但浓缩后期最好用水浴加热,防止直火加热焦化,而破坏有效成分。

(2)被沉淀的药液含醇量不得低于60%,否则杂质不易沉淀完全,但最高含醇量一般不超过90%,否则易使有效成分损失较多。同时,药液含醇量宜逐步增高,以防止沉淀过多,夹杂大量有效成分而被带出。

(3)加醇处理次数视具体情况而定,有时仅处理一次,有时反复几次。

（4）加醇后宜低温贮藏和静置，放置时间至少在 24 小时以上，或于冰箱中放置 12 小时以使杂质充分凝集沉淀。

七、提取原则及实例

（一）提取原则

药膳制剂的提取应按药物（食物）的不同性质，选择适宜的溶剂，提取其有效成分。

（1）对于有效成分还不清楚的药物（食物），一般多以水为溶剂进行提取。

（2）含挥发性成分较多的药材，应先提取出挥发性成分，其水溶液和残渣再与其他药物（食物）一起用其他方法处理。

（3）凡已知有效成分者，可根据有效成分特性进行提取。

（4）含醇溶性成分（如生物碱、苷类等），可用不同浓度的乙醇用渗漉法、热回流法等提取。

（二）提取实例

1. 十全大补汤

（1）处方：党参、炒白术、茯苓、熟地、炒白芍、川芎、当归、肉桂、黄芪、炙甘草各 300 克，合计 3000 克，共制药液 3000 毫升。

（2）蒸馏制取芳香性水溶液，取方中肉桂、白术、当归三味切成薄片用蒸馏法制取芳香水各 1000 毫升收贮备用（药渣加入煎煮药物中共煎）。

（3）煎煮：将熟地、茯苓等七味切成薄片，与上述药渣共同煎煮 3 次，合并煎煮液，过滤，浓缩至 1∶1，即每毫升相当于全方药物 1 克的稠膏约 3000 毫升，冷却，加入 3 倍量的乙醇充分搅拌均匀。静置沉淀 24 小时，吸取上清液回收乙醇，得药液约 3000 毫升。加入前制取之芳香性水，充分搅拌均匀，加适量的防腐剂，共配制成药液 6000 毫升，再静置过夜滤至澄明即得。

本品为棕色澄明液，具芳香气和药物固有的气味。每毫升药液相当于全方药物 0.6 克。制成药液 5000 毫升，分为 1000 份，每份 5 毫升。每份药液相当于全方药物 3 克。这样做到每份药液含药量一致，服量准，疗效稳。

2. 杜仲提取液　提取工艺：

（1）取炮制合格的盐杜仲 500 克置适当的容器中，加 8～10 倍的清水浸泡 20～30 分钟。加热煮提 3 次，煎煮时间分别为 2 小时、1 小时、1 小时。合并 3 次煎液，过滤。

（2）浓缩：取滤液置适宜的容器内，加热浓缩至一定浓度时，改为水浴浓缩至约 300 毫升，取出冷却。

（3）沉淀：取浓缩液加入三倍量的 95% 乙醇，充分搅拌均匀，静置 24 小时，吸取上清液。回收乙醇，至无醇味，收得药液加入蒸馏水至 500 毫升。加适量的防腐剂，充分搅拌均匀，再静置过夜，滤至澄明即得。

本品为黑色澄明液体，每毫升相当于 1 克杜仲。

第四章 药 膳 烹 调

烹调，是把一定的食物原料烹炒调制成食品的过程。中国菜肴的烹调方法具有悠久的历史、民族的风格、精湛的技艺。从古至今已经形成了比较完整的体系，名扬中外，世人皆知。药膳源于古代食疗，虽然历史悠久，功效卓著，但制作工艺的发展却比较缓慢。以往，除少数宫廷御院中在制作工艺上有所讲究外，民间所用的都是比较简便的制法，更谈不上有较完整的体系。至于现代食品中所要求的色、香、味、形，古代食疗中是不太讲究的。因此在继承古代食疗制作方法的基础上，结合现代科学的观点来确立药膳制作的合理工艺，把中国菜肴烹调技术和中药炮制技术共同融于药膳烹调技术之中是完全必要的。

第一节 药膳烹调的特点

药膳烹调，是把一定的药物和食物经过药膳配方、炮制之后，按照一定的工艺规范，制作成具有药用效果的美味食品的全过程。

药膳食品是一种以药物和食物相结合而制成的具有滋补强身、调理人体生理功能，从而达到健康益寿目的的特殊食品。因此，它的烹调制作方法也就具有自己的特点和风格。药膳的烹调制作，除饮食烹调应具有的色、香、味、形之外，还应特别注意保持和发挥药膳中药物的有效成分和食物中的营养成分在治病强身方面的独特效能，以收到"食借药力，药助食威"的效果。在中国菜肴烹调中，京、川、苏、粤、闽、湘、鲁、浙八种菜系虽然各具特色，但都偏重于追求诱人的味觉口感。川菜的麻、辣、酸、咸，京菜的香、鲜，这些都是为了满足人们味觉口感的要求。药膳则是把食物与药物结合起来，制成具有药用价值的食品，因此它们都具有一定的性味功效，可以通过食疗发挥临床治疗作用和强身保健作用。反之，如果在烹调的过程中处理方法不当，就会削弱甚至丢失药物和食物的原有效用。所以药膳烹调制作方法是不能与一般饮食烹调制作方法混同的。

根据药食同源的理论，药物及食物都具有寒、热、温、凉四气和酸、辛、甘、苦、咸五味。在研究药膳的烹调方法时，必须考虑到"四气"是药物辨证施膳的依据，"五味"又对人体的脏腑功能具有独到之功。在考虑到功效的前提下，药膳也要兼顾色形的美观和味觉的可口。如补脾胃、益肺肾的"怀山肉麻元"，就以甜咸味适宜，再佐以芝麻，既补脾胃，又增添了香味。药膳烹调的特点主要有以下几个方面。

（1）药膳的形式主要以"汤"为主，在现有的药膳品种中约占百分之五十，这可以认为是从药物的"汤剂'演变而成的。通过煎煮可以使药物、食物的有效成分溶于汤中，发挥其应有的功效。如雪花鸡汤、八宝鸡汤、十全大补汤、双鞭壮阳汤等。

（2）药膳的加工方法以炖、煮、蒸为主，药物在较长时间的受热过程中，其中的有效成分最大限度地溶解出来，增强其功效。同时，滋补类药物多属甘、温、平类，也宜较长时间的煎熬。

（3）药膳的调味一般都应保持原料本身所具有的鲜美味道，而不宜用调味品来改变或降低原有的鲜味，这是从性味与功效的一致性为出发点考虑的。有的药膳必须进行调味才为人们所乐于食用的，大都在临上桌前进行适当的调味。如用食盐、胡椒、味精、香油等。对于本身有腥膻味的药物和食物，如龟、鳖、鱼、牛、羊、鞭、鹿肉等则按品种采用一定的方式进行必要矫味。对于本身无明显滋味的淡味药物和食物，如燕窝、海参等则必须进行增味。

综上所述，药膳烹调的特点即保持药物和食物的原汁、原味为主，适当地佐以辅料调制其色、香、味、形，做到既有可靠的效用，又有较鲜美的色、香、味、形来诱发人们的食欲，使人们乐于食用，从而使药膳的固有效用得到充分发挥。

第二节　药膳烹调的要求

药膳是既能治病健身，又能果腹充饥的新型食品。因此，药膳烹调工作者必须具备以下条件。

（1）从事药膳烹调制作的人员，必须是既具有中医、中药的理论知识，又能精于烹调技术的新型专业人才。只有将这两门知识有机地结合起来，加以发挥和创造，才能够不断地提高药膳的烹调技术水平。药膳的原料是食物和药物，掌握好这两种原料的知识是搞好药膳烹调的先决条件。没有原料，就没有进行烹调的物质基础。同时，药膳的烹调技术又是以中药炮制和饮食烹调相结合而产生的。因此只有掌握好这两门学科的知识，才能不断地完善和更新药膳烹调技术。

（2）药膳的烹调制作，必须在药膳医师和药膳炮制师配制合格的药物和食物基础上，按照既定的制作工艺进行烹调制作，才能保证药膳制成之后质量符合标准，色、香、味、形并茂。否则就会因粗制滥造而削弱甚至丧失药膳的意义。

（3）药膳烹调制作必须注意清洁卫生。在烹调过程中，应做到清洁卫生符合相关食品卫生法的要求。药膳是为人民群众健康长寿服务的，清洁卫生工作的好坏直接牵涉到药膳的质量和功效，如果忽视这项工作，不但不能起到防病强身的作用，甚至还会适得其反。

（4）药膳烹调制作必须按照综合利用、提倡节约的原则，做到既保证药膳的质量，又充分利用原材料，尽量降低成本。在药膳的烹调过程中，由于质量和功效的要求，在取材用料上是十分严格的，就算是同一种动物或植物，在取材部位上都是大有讲究的。动物的头、蹄、爪、膀胱、内脏以及植物的根、茎、叶、花、果实在药膳上的应用都是泾渭分明的。所以取材时除主要部位之外，还应考虑综合利用，做出各式各样的药膳食品。另外，对那些烹调药膳后剩余的副产物也要做到物尽其用。如鸡内金、鳖甲、龟板等都是紧缺的药材，应当收集起来作为药用。这样，也就相应地降低了药膳的成本。

第三节 药、食结合的方法

药膳是以药物和食物为原料，按照一定的法则结合制成的。原料如何结合得当，使之行之有效，是采用何种方法进行制作的指导思想。过去流传于民间的一些做法，单纯是从功效上考虑，因而在色、香、味、形上不大讲究。有些做法由于长时间的流传，故在工艺方面也值得研究。现在所采用的方法既继承了前人的经验，又体现了近年来相应的新型工艺，从性味、功效到色、香、味、形等方面，都进行了综合考虑。具体做法有药食共烹和药食分制后再合成这两种形式。

（一）药、食共烹

此法是直接将药物和食物同时在锅内进行烹制。这是属于"食疗"中的传统习惯制法。其优点是操作工艺比较简便，药物和食物共同烹制能使药物和食物中的有效成分直接地进行复杂的化学反应，相互发生作用以达到"食借药力，药助食威"的目的。并可使一些脂溶性的有效成分便于煎出。药、食共烹又分为席上见药和不见药两种情况，而席上见药的药膳又分为可食药和不食药两种情况。

1. 药、食同上席的药膳 药膳中用了比较名贵的药材，以及无不适气味的，色鲜、形美的药材都可以采用这种方法。如天麻鱼头、田七炖鸡、虫草鸭子都是药物和食物始终都结合在一起。采用这种方法时，对药物和食物本身的色和形都有比较严格的要求，在烹调过程中应特别注意以下几点。

（1）投料精确。药物和食物同上席的药膳一般都是单份烹制，因而在投料时一定要准确地按处方剂量投料。这样做保证了药膳的质量。

（2）注意卫生。对所用药物必须择净杂质，除去泥沙，对所用食物要洗涤干净，除去毛渣，按规定的形状加工成形，保持外观的洁美。

（3）工艺考究。按照既定的合理工艺规范进行烹制，保证功效确实。

（4）上席前整形调味，达到较好的色、香、味、形效果。

2. 不见药的药膳 在药、食共烹中还有一类有药性，但不见药物，食后确有疗效的品种。如十全大补汤、八宝鸡汤，这些药膳里的药物和食物仅在烹调过程中相结合，在"膳借药力"之后，就将药渣除去，仅以膳食供人们食用。此种方法适用于药膳方剂中药物组成较多、具有怪味或颜色难看的药物。这类药膳的制作方法一般如下。

（1）投料时，按照处方配齐药物之后，用纱布将药物包好，再将食物按照预定的量配齐后进行烹调前的初加工。然后将药物和食物共同烹制。

（2）烹制中，待药性已进入食物或汤内之后，即将药渣除去，只留食物于锅内。

（3）药膳制成后，分装于碗内，调味即成。

（二）药、食分制

药、食分制是指在药膳烹制的过程中，先将药物和食物分别采用不同的方式进行提取和烹调，然后再按一定的要求把它们组合在一起制成药膳。本法适用于：①药膳中含有不适气味、难看的色泽和形态的药物，如川芎、熟地、乌梢蛇；②药膳中含有的药物太多，如妇科保健汤、十全大补汤、八宝鸡汤；③药膳中的药物与食物不宜采用同一种方法进行烹调，如杜仲腰花中的杜仲，首乌肝片中的首乌，山楂核桃茶中的山楂等。药、食分制特点是能使药膳中的剂量准确、质量稳定、服用方便、制法科学，同时也能适应药膳食品企业大批生产的需要，如制作药膳罐头和药膳保健饮料。

药、食分制的操作程序简单地归纳如下。

1. 药液提取　在药膳使用的药物中，凡是按照现代科学的观点，认定能够采用一定的方法提出其有效成分者，都可以先将其提出并制成药剂使用。一般来说，单味使用的药物可以采取单味提取，复方使用的药物则应采取混合提取的方式。同时，在提取的方法上也要根据药物的性质和所含有效成分的差异，分别采用渗滤、蒸馏、蒸煮、回流等不同的方法和采用相应的溶剂来进行提取。把药物制成含有一定药量的预备液。

2. 食物烹调　药、食分制的药膳一般都是只见食物不见药物的形式，因此食物的烹调方法就灵活多变，不受药物的一些性质的限制。一般是将食物初加工后，依照食物需要的烹调方法进行烹调，其重点在于突出药膳的色、香、味、形。例如药膳中的杜仲腰花，烹调方法宜用"炒"，而药物杜仲不能在短时间的炒制过程中释放出药性，更不能进食。因此可以先将杜仲提取成药液，再按用量调拌腰花炒制而成。

3. 药、食成膳　在进行了药物的提取和食物的烹调基础上，把药液和食物按照一定的程序组合在一起制成药膳，其方法有以下几种。

（1）烹调前加入药液，即在未进行食物烹调前加入药液一起烹调成膳。如丁香鸭、陈皮鸡、玉竹心子等的制法，就是在卤制之前先用药液将食物煮至六成熟，再入卤汁锅内卤熟而成。

（2）烹调中加入药液，即在烹调食物过程中，加入药液一起烹调成膳。如翠皮鳝丝、首乌肝片、杜仲腰花等，都是进行烹调的过程中加入药液烹制而成。

（3）烹调后加入药液，即在食物烹调成膳之后，再直接加入药液调匀而成。如十全大补汤、乌鸡白凤汤、雪花鸡汤等，都是先将药物提成药液备用，待汤炖好之后，按规定的剂量将药液放入每一碗内，加入炖汤调匀而成。

第四节　药膳的成型及调味

药膳毕竟不是单纯的药剂，它除了具有药用功效外，同时又能作食用，可以看成是一种特殊的食品。因此在药膳的烹调过程中，还存在一个成型与调味的问题，这对于食品而言是必须具备的。即使功效再好，但无好的色、香、味、形来诱发用膳者的食欲，就不能发挥应有的作用。特别是药膳中那些滋补保健一类的常用品种一定要有较好的色、香、味、形，才能使人长时间食用，达到滋补保健的效果。所以，在药膳烹调中，绝不能忽视调味的重要性。

一、药膳的成型

药膳的成型一般可分为三个阶段，即烹调前的基本形状，烹调中的加工形状，烹调后的成品形状。

（一）烹调前的基本形状

在药膳原料未进行烹调之前，就要先构思这个药膳的雏形，也叫基本形。初加工时采用的工艺要为此奠定基础，特别是刀法工艺的讲究最为重要。如全只或片、丝、丁、末、茸等形状。全鸡、全鸭的开剖方式和鱼的剖法等都是决定基本形状的关键。

（二）烹调中的加工形状

烹调时，应考虑到药膳制成后的形状，并且有意识地向这一形状过渡。如全鸡应先用沸水焯一下，注意掌握好火候，再将鸡置于盘内，头颈向上，腹部朝下俯卧，两腿骨弯曲撑在腹部的两侧，另外还可以用筷子、竹签固定支撑，再上蒸笼蒸制，掌握好火候，出笼后将筷子、竹签撤去即定型。炒菜中的片、丝、丁、条之类，在烹调中火候"老嫩"对形态也有较大的影响。片、丝的火候要嫩些，丁、条则需老些，药物的形状如菊花、枸杞子等，应掌握好下锅的时间和火候，使其能保持较完美的形色。卤菜在卤制的过程中要做出要求的形状，其关键也是火候。卤的时间不够，则不熟，卤的时间过头，则肉缩骨现，所以要做到火候适度。

（三）烹调后的成品形状

在一个药膳烹调完毕之后，上席前还须进行整形，也叫成品形。它是在前两项加工形状的基础上再进行的辅助整形。主要包括装盘、勾汁、上色、亮油、定型。如成膳后盛装的器皿形状，色泽的讲究，装碗时要注意汤的多少、碗的美观。卤菜除整只出售外，一般还需斩成块，切成片、条的形状。蒸菜还要注意加汁的色泽与主食的搭配协调，同时，如菜的分份也涉及到形美。这些都属于成膳后的整形。

二、药膳的调味

味的一般概念是物质所具有的能使舌头得到某种味觉的特性。美好的滋味适合于人们的口味，刺激人们的食欲，是任何一种膳食都必须首先要具备的条件。因而在药膳的烹调中，味的讲究也是必不可少的。烹调过程中对味的斟酌称为调味。药膳的调味主要是从中药的"味"来考虑，这是药膳的特殊性所决定的。中药的味有酸、苦、甘、辛、咸五种，称为"五味"，其药理作用与五脏六腑有密切的关系，对脏腑疾病具有不同的疗效。酸味，入肝，有收敛固涩的作用；苦味，入心，有清热、解毒、燥湿、泻下的作用；甘味，入脾，有补养及缓和的作用；辛味，入肺，有发散和行气的作用；咸味，入肾，有软坚、润下的作用。因此，在药膳的调味中，要根据药膳的效用，决定与其相适应的味道。总而言之，药膳的调味重点在清淡，注意保持药物和食物的天然鲜味。操作步骤可分为三个阶段，即加工时保持其基本味，加工中除去腥膻气味或增味，成膳后的辅助调味。

1. 保持基本味　在初加工时要保持药物的洁净、气味和食物的新鲜，如遇霉烂虫蛀的药物和发臭腐烂的食物应禁止使用，这是保持药膳基本味以及调出更好味道的关键。

2. 除去腥膻气味或增味　在药膳的烹调中，对牛肉、羊肉等有腥膻味的肉类要加入一些必要的调料，如生姜、葱白、花椒、胡椒等去腥味。在炖狗肉、鹿肉时还可以加一条柏木块同炖来去除腥膻味。炒菜中的丝、丁、片、条在烹调时必须加适当的调味品进行调味。

3. 成膳后辅助调味　药膳成形之后，还需进行必要的调味，如勾糖汁、加味精，这是因为药膳在制作的时候往往不能把调料加入同时烹制，以防影响药膳的功效，而在成膳之后，再放入一些调料增添其鲜味。

第五节　药膳的烹调方法

药膳的烹调方法是由药膳的特点决定的。药膳的形式是以"汤"为主，口味上保持食物和药物的原本鲜味。因此，烹调方法主要有炖、焖、煨、蒸、煮、熬、炒、卤、炸、烧、粥、饮料这十二种类型。本次书稿修订时增加为三十余种（见本章第七节）。原书总结的烹调方法见下述，供家族或小型药膳餐馆使用。

一、炖

药膳的炖法是将药物和食物同时下锅，注入清水，放入调料，置于武火上烧开，撇去浮沫，再置文火上炖至熟烂的烹制方法。炖的具体操作方法是：先将食物在沸水锅内焯去血污和腥膻味，然后放入炖锅内。另将所用药物用纱布包好，用清水浸漂几分钟后放入锅内，再加入生姜、葱、胡椒及清水适量，先用武火煮沸，撇去浮沫，再改用文火炖至熟烂。一般炖的时间掌握在2～3小时。其法所制药膳特点是质地软烂，原汁原味。如雪花鸡汤、十全大补汤等的制作方法。

二、焖

药膳的焖法是先将药物和食物用油炝加工后，改用文火添汁焖至酥烂的烹制方法。焖的具体操作方法：先将原料冲洗干净，切成小块，烧热锅倒入油炼至油温适度，下入食物油炝之后，再加入药物、调料、汤汁，盖紧锅盖，用文火焖熟。其法所制药膳特点是酥烂、汁浓、味厚。如枣杏焖鸡、参芪鸭条等的制作方法。

三、煨

药膳的煨法是指用文火或余热对药物和食物进行较长时间的烹制的方法。煨的具体操作方法有两种：一种是将药物和食物经炮制后，置于容器中，加入调料和一定量的水慢慢地将其煨至软烂。其法所制药膳的特点是汤汁浓稠，口味肥厚；另一种煨法是沿袭民间单方的烹制法，即将所要烹制的药物和食物预先经过一定的方法处理之后，再用阔菜叶或湿草纸包裹好，埋入刚烧的草木灰中，利用余热将其煨熟，这种方法时间较长，中途要添几次热灰，保持一定的温度。如川椒煨梨、黄精煨肘等的制作方法。

四、蒸

药膳的蒸法是利用水蒸气加热烹制药膳的方法，其特点是温度高（可以超过100℃），加热及时，利于保持形状的完整。此法不仅用于药膳烹调，而且还可以用于药膳的炮制和药膳的消毒灭菌等。蒸的具体操作方法是将药物和食物经炮制加工后置于容器内，加好调味品，武火加热汤汁或清水（不加汤汁或清水的叫旱蒸），待水沸时上笼蒸熟，火候视原料的性质而定。一般蒸熟不烂的药膳可用武火，具有一定形状要求的则可用中火徐徐蒸制，这样才能保持形状和色泽美观。

蒸制的种类，有粉蒸、包蒸、封蒸、扣蒸、清蒸及汽锅蒸六种。

（1）粉蒸：将药物和食物拌好调料后再拌米粉，上笼蒸制。如荷叶粉蒸鸡的制法。

（2）包蒸：将药物和食物拌好调料后，用菜叶或荷叶包牢上笼蒸制，如荷叶凤脯的制法。

（3）封蒸：将药物和食物拌好调料后，装在容器中，加盖用湿棉纸封严上笼蒸制，如虫草鸭子的制法。

（4）扣蒸：将药物和食物拌好调料后，整齐地排放在合适的特定容器内，上笼蒸制。其法分明扣、暗扣两种，明扣为面形朝上排成，暗扣为面形朝下排成，蒸好后再翻扣在汤碗中，如参蒸鳝段、天麻鱼头的制法。

（5）清蒸：又叫清炖，与隔水炖法相似。将药物和食物放在容器内，加入调料、少许白汤或清水上笼蒸制，如田七鸡的制法。

（6）汽锅蒸：是将药物和食物调配好后，放在一种特制的土陶汽锅内蒸制的方法。此种锅的底部中心有一汽柱，直通锅内，蒸汽由汽柱冲入锅内的原料中，由于上面有盖子，这样一方面蒸汽作为热量传递的媒介，另一方面蒸汽与原料结合后的生成物又随汽水凝沉于锅中。其特点是有利于保持原汁和药性。如虫草汽锅鸡的制法。

五、煮

药膳的煮法是将药物和食物一起放在多量的汤汁或清水中，加入调料，先用武火煮沸，再用文火煮熟。具体操作方法：将药物和食物按初加工的要求加工后，放置在锅中，加入调料，注入适量的清水或汤汁，用武火煮沸后，再用文火煮熟。适用于体小、质软一类的原料。其法所制药膳的特点是口味清鲜，煮的时间比炖的时间短。如石斛花生的制法。

六、熬

药膳的熬法是将药物和食物经初加工炮制后，放入锅中，加入清水，用武火烧沸后改用文火熬至汁稠烂的烹制方法。熬的具体操作方法：将原料用水涨发后，择去杂质，冲洗干净，撕成小块，锅内先注入清水，再放入原料和调料用武火烧沸后，撇净浮沫，改用文火熬至汁稠味浓即可。熬的时间比炖的时间更长，一般都在 3 小时以上，多适用烹制含胶质重的原料。此法所制药膳的特点是汁稠味浓。如冰糖银耳的制法。

七、炒

药膳的炒法，一般先将药物提取成一定比例的药液，然后再加入食物中一起炒制。具体的操作方法：可以先用药液调拌食物或将药液直接加入锅内和成膳后勾汁等方法。炒时先烧热锅，用油滑锅后，再注入适量的油烧至温升适度，下入原料用手勺或铲子翻炒，动作要敏捷，断生即好。有些直接可以食用的味美色鲜的药物也可以同食物一起炒制。而芳香性的药物大多采用在临起锅时勾汁加入，以保持其气味芬芳。炒的方法一般分为四种，即生炒、熟炒、滑炒、干炒。

（一）生炒

生炒的原料不上浆，先将食物和药物投入热油锅中炒至五六成熟时，再放入配料一起炒至八成熟，加入调味品，迅速颠翻几下，断生即成。如生煸枸杞的制法。

（二）熟炒

先把食物加工成半生不熟或全熟后，再切成片、块，放入热油中煸炒，依次加入药物、辅料、调味品和汤汁，翻炒几下即成，其法所制药膳特点是鲜香入味。如解暑酱包兔的制法。

（三）滑炒

将食物和药物加工成丝、丁、片、条，用食盐、淀粉、鸡蛋调匀上浆后，放入武火热油的锅里迅速划散翻炒，兑汁投料，急火速成。本法所制药膳特点是滑嫩香鲜。如杜仲腰花的制法。

（四）干炒

将食物和药物经刀工切制后，再调味腌制（不用上浆），放入八成热的油锅中翻炒，待水分炒干微黄时，加入调料同炒，汁尽起锅。本法所制药膳特点是干香脆嫩，如枸杞肉丝的制法。

八、卤

药膳的卤法，是将经过初加工的食物，先按一定的方式与药物相结合后，再放入卤汁中用中火逐步加热烹制，使其渗透卤汁，直至成熟。本法所制药膳特点是味厚气香。

卤汁的配制：

沸水 10 千克、酱油 2.5 千克、绍酒 250 克、冰糖 500 克、食盐 250 克、大茴香 50 克、草果皮 50 克、桂皮 50 克、甘草 50 克、花椒 25 克、丁香 25 克。将以上药物配齐后，装入纱布袋扎紧口，投入沸水中，加酱油、酒、食盐、冰糖等调料及姜、葱，用文火煮沸，待透出香味，颜色呈酱红色时，即可以用来卤制原料。如丁香鸭、陈皮鸡的制法。

卤汁每次使用过后要注意保持清洁，避免腐败变质，同时为了使其制品的色香味一致，可适时添加炒糖汁（冰糖）和食盐于卤汁中。

九、炸

药膳的炸法是武火多油的烹调方法。一般用油量比要炸的原料多几倍。具体操作方法是：将药物制成药液或打成细末，调糊裹食物再入油锅内加热至熟。要求武火，油热，原料下锅时有爆炸声，掌握好火候，防止过热烧焦。本法所制药膳特点是味香酥脆。根据药物和食物的特点分为清炸、干炸、软炸及酥炸等法。

（一）清炸

清炸一般是将食物生料或半生熟料加酱油、绍酒、食盐等调料和药汁后，下入油锅炸的烹调方法，一般清炸的原料都不挂糊。本法所制药膳特点是外脆里嫩。如山楂肉干的制法。

（二）干炸

干炸是将药物和食物生料加调料拌制后，经过药糊挂糊再下入油锅中炸熟的烹调方法。本法所制药膳特点是里外酥透。如解暑酱包兔。

（三）软炸

软炸一般是将无骨食物切成形状较小的块、片、条等，用调料、药粉调成浆挂糊后，下到五六成热的温油锅里炸制的烹调方法。它的温度讲究，不宜过高或过低，以免发生烧焦或脱浆的现象。炸时应避免粘连，炸到外表发硬时（七八成熟），用漏勺捞出，待油温升高后再炸一次。本法所制药膳特点是略脆鲜嫩。如怀药兔的制法。

（四）酥炸

酥炸是将原料加工（煮、蒸熟烂）后，在外表挂上蛋和药粉调糊下油锅炸至深黄色发酥为止。本法所制药膳特点是香酥肥嫩。如怀药肉麻元的制法。

十、烧

药膳的烧法，一般是先将食物经过煸、煎、炸处理后，进行调味调色，然后再加入药物和汤（或清水），用武火烧开，文火焖透，烧至汤汁稠浓。本法所制药膳特点是汁稠味鲜。如芪烧活鱼的制法。注意掌握好汤或清水适量，一次加足，避免烧干或汁多。

十一、粥

药粥也是药膳的一个重要组成部分，《本草纲目》中就记载着常用的药粥五六十种，《粥谱》中则列有二百多种。这些药粥都是按照处方的要求选用一定的中药材和其他的米谷之物共同煮制而成的。对于疾病初愈、身体衰弱者是很好的调养剂，有的还能治疗或辅助治疗某些疾病。药粥的特点是吸收快，不伤脾胃，制法简易，服食方便，老少皆宜，长服以使人滋补强壮，疗病抗衰，延年益寿。药粥的品种繁多，功效各异，煮粥的方法也不尽相同，归纳起来有以下两类。

（一）药、米同煮

此法同前面药膳菜肴中的药、食共制相似，主要适用于药能够食用又宜与米谷之物同锅煮制的药粥。所制药粥不但具有确实的效用，而且还能够增添药粥的滋味和形色，如莲实粥、苡仁红枣粥。

（二）药、米分制

此法类似前面药膳菜肴中的药、食分制法，具体做法分为两种形式。

1. 提汁　先将药物提成浓汁，再同米谷之物同煮成粥。其法又分为"汁煮粥"和"粥掺汁"两种。

（1）"汁煮粥"。一般是先将药物榨汁或提汁，再与米谷之物同时煮成药粥，此法适用于药不宜食或不宜与米谷同煮的药粥。如甘蔗粥、竹叶粥的制法。

（2）"粥掺汁"。一般是先将药物榨汁或提汁，待米谷之物已煮熟成粥后，再将药汁掺入粥内调匀而成药粥。适用于药鲜嫩多汁的一类药粥。如生地黄粥的制法。

2. 打粉　即将药粥中的药物打成细粉，待粥煮熟后，撒下药粉，一边撒，一边搅匀，粥稠即成。主要适用于药不宜久煮而又可食的一类药粥。如荜茇粥的制法。

十二、药膳饮料

药膳饮料是以药物、水（或酒）、糖等为原料制作而成的含有药物有效成分和具有某种效用的液态食品。其中以水作溶剂的叫保健饮料，以酒作溶剂的叫药酒。

（一）保健饮料

是指以药物、水、糖为原料制作的水溶剂。它具有一定的保健治疗作用，同时又有退热解渴、清心润燥的作用。具体操作方法是：先将药物择净，适当粉碎之后用清水煎煮法或沸水冲泡法或蒸馏法等制成药液，经澄清过滤后再加入冰糖或蜂糖调味分装制成。如双花饮、五神汤的制法。

（二）药酒

是指药物用白酒浸制成的澄清液体制剂。主要是使药物之性借酒的力量遍布到身体的各个部位，多用于治疗风湿痹痛以及气滞血瘀之证。具体操作方法是：先将药物适当粉碎后，加入白酒用浸渍法、渗漉法或其他适宜方法制备成酒剂，再经静置、澄清、过滤，分装而成。有的在澄清后还要加入冰糖或蜂糖调味。目前药膳餐厅大都采用浸泡法。工业生产上一般采用渗滤法制取。如人参枸杞酒、三蛇酒的制法。

第六节　药 膳 实 例

药膳制作实例，是在古验方、民间验方和新研制的药膳方的基础上，经过全国各地滋补药店实际制作并长期销售的部分药膳品种汇集整理而成。配方后的份数为药膳做好后可分成的份数。现将具体品种制作工艺分述如下。

一、炖

杞鞭壮阳汤

【配方】（10份）　黄牛鞭 1000 克、枸杞 15 克、肉苁蓉 50 克、肥母鸡肉 500 克、花椒 6 克、猪油 30 克、绍酒 20 克、食盐 10 克、生姜 20 克。

【效用】　本方中黄牛鞭有补肾气、益精血、去湿痹的作用，《圣惠方》以之配伍阳起石、粳米煮粥服，名牛肾粥，用治劳损而见阳痿气乏之证。本方在此基础上，以枸杞子、肉苁蓉易阳起石，不用粳米，而以血肉有情的母鸡炖汤，加调味品而成。有补肝肾、益精血之功。适用于肝肾虚损，精血不足，而见腰膝酸软、头昏、耳鸣、阳痿、遗精等症。

【制作工艺】

（1）先将牛鞭用热水发胀 5～6 小时，中途换几次热水以保持热度。然后将牛鞭顺尿道对剖成两块，刮洗干净，以冷水漂 30 分钟。母鸡肉（连骨）洗净待用。

（2）枸杞拣除杂质，肉苁蓉先洗刷洁净，用适量的酒润透，蒸 2 小时，取出漂洗干净，切片后用纱布包好，生姜洗净拍松待用。

（3）在砂锅注入清水约 8000 毫升，放入牛鞭烧开，撇去浮沫，放入姜、花椒、绍酒、母鸡肉，用旺火再烧开后移小火上炖，每隔 1 小时翻动 1 次，以免粘锅。炖至六成熟时，用干净纱布滤去汤中的姜和花椒，再至旺火上烧开，加入用纱布袋装好的枸杞、肉苁蓉，移小火上炖，至牛鞭八成熟时取出切成 3 厘米的指条形，仍放入锅内，直至熟烂为止。母鸡肉取出作别用，药包取出不用，再加食盐、猪油调味即成。

鹿鞭壮阳汤

【配方】（10 份）　鹿鞭 2 条、枸杞 15 克、菟丝子 30 克、狗肾 100 克、怀山药 200 克、巴戟 9 克、猪肘肉 800 克、肥母鸡肉 800 克、绍酒 50 克，胡椒粉、花椒粉、食盐、生姜、葱白各适量。

【效用】此汤效用与杞鞭壮阳汤大体相似，惟方中鹿鞭与狗肾温肾壮阳之力较牛鞭强，更具有补血益精之功。适用于杞鞭壮阳汤适应证而见阳痿、遗精较明显的患者。

【制作工艺】

（1）鹿鞭用温水发透，10～12 小时，中途需换几次温水，刮去粗皮杂质，剖开再刮去里面的粗皮、杂质，洗干净切成 3 厘米的段，狗肾用油沙炒炮，温水浸泡后刷洗干净，漂 30 分钟。山药润软切成 2 毫米厚的片，枸杞拣净杂质，巴戟和菟丝子一起用纱布包好。

（2）母鸡肉切成长约 3 厘米、宽约 1.2 厘米的块条。猪肘刷洗干净，镊净残毛。姜、葱洗净泥沙待用。

（3）锅内注入清水约 1500 毫升，放入姜、葱、绍酒和鹿鞭段，用武火煮 15 分钟，捞出鹿鞭，原汤不用。此法再反复两次。

（4）砂锅内掺入清水适量，放入猪肘、鸡块、鹿鞭、狗肾用武火烧开，除去泡沫，加入绍酒、大葱、花椒，用文火炖约 1.5 小时，除去姜、葱，将猪肘肉取出另作其他用途，再将怀山药、枸杞、巴戟、菟丝子、食盐、胡椒粉放入锅中，改用旺火炖至山药火巴、汤汁浓。

（5）用汤碗一个，先捞出怀山药铺底，上置鸡肉块，再摆上鹿鞭，随后加入原汤即成，汤不宜多，以平鹿鞭为宜。

双鞭壮阳汤

【配方】（20 份）　牛鞭 1000 克、狗肾（即狗鞭）100 克、羊肉 1000 克、菟丝子 100 克、肉苁蓉 60 克、枸杞子 100 克、肥母鸡肉 500 克、绍酒 50 克、花椒 6 克、老生姜 15 克、葱白 20 克、猪油 30 克、食盐适量。

【效用】此汤在杞鞭壮阳汤的基础上，再加入温肾壮阳的狗肾及温中补虚的羊肉、生姜等，使暖肾壮阳、益精补髓的作用更为明显。适用于肾阳不足、精血亏损的阳痿、早泄、遗精、形寒畏冷、神疲乏力，以及妇女少腹虚寒、宫冷不孕等症。

【制作工艺】

1. 牛鞭先用温水反复浸泡，发胀去净表皮，顺尿道对剖成两块，用清水洗净再以冷水漂 30 分钟，狗肾用油沙炒炮，以温水浸泡约 30 分钟，刷洗洁净。菟丝子、肉苁蓉、枸杞子用纱布袋装好。

2. 羊肉洗净后再入沸水锅内焯去血水，捞入凉水内漂洗待用。

3. 生姜、葱白冲洗干净后，切成姜片、葱节。

4. 牛鞭、狗肾、羊肉共置锅中烧开，撇去浮沫，放入花椒、姜、葱、绍酒、母鸡肉。再烧沸后，改移微火上，煮至六成熟时，用洁净稀白布，滤去汤中花椒、老姜、葱，再置火上，药包放入汤中同时煨炖，至牛鞭、狗肾熟烂时，取出牛鞭、狗肾、羊肉，牛鞭切成 3 厘米长条，狗肾切成 1 厘米长节，羊肉切片，鸡肉捞出别用。

5. 把切好的肉分装成碗，再将原汤加入碗中，加盐和猪油调味即成。药渣不用。

十全大补汤

【配方】（100 份）　党参 30 克、炙黄芪 30 克、肉桂 30 克、熟地 30 克、炒白术 30 克、炒川芎 30 克、当归 30 克、酒白芍 30 克、茯苓 30 克、炙甘草 30 克、猪肉 1000 克、墨鱼 150 克、生姜 100 克，杂骨及鸡鸭爪、鸡鸭翅、猪皮适量。

【效用】　此汤由《太平惠民和剂局方》十全大补汤加味而成。原方治气血亏损而又偏于虚寒之证，疗效确实。现又加入猪肉、墨鱼、鸡鸭下足等炖汤，其滋养补益作用加强，有较好的温补气血之功。适用于气血不足，久病体虚，面色萎黄等偏于虚寒者。

【制作工艺】

1. 将以上药物按方配齐之后，用纱布袋装好扎口，待用。

2. 墨鱼发透去净骨、膜，杂骨、猪皮分别洗净，其中杂骨打碎，生姜洗净拍破，待用。

3. 把上面备好的药物和食物同时放入锅中，加适量清水，武火加热至沸，撇净浮沫，移文火上炖约 2 小时，将肉、墨鱼、鸡鸭爪（翅）捞起，晾凉切成合适的片、丝、块，分别放置，视其分量多少，逐一装入碗中，再注入药汤即成。

说明：十全大补汤也可采用药食分制法。

乌 发 汤

【配方】（100 份）　熟地 30 克、山药 30 克、丹皮 15 克、枣皮 20 克、泽泻 15 克、制首乌 50 克、当归 6 克、红花 6 克、菟丝子 30 克、天麻 15 克、侧柏 10 克、黑豆 60 克、胡桃肉 5 个、黑芝麻 50 克、羊肉 5000 克、羊头 4 个、羊骨 2000 克、胡椒 15 克、生姜 30 克、葱 50 克。

【效用】　本方由《小儿药证直诀》的地黄丸去茯苓加味而成。所加之药着力于三个方面：一为增强养血活血和息风作用的当归、黑大豆、红花、天麻等，以消除血虚风燥而致脱发的现象；二为增强补肝肾和乌须发作用的制首乌、菟丝子、黑芝麻、侧柏等，以治肝肾不足而致须发早白；三为增强补虚损、温肾阳作用的羊肉、胡桃肉等，使肾之阳气充足，则气血生化亦旺盛。从而使全方成为一个滋补肝肾、养血润燥、乌须黑发的方剂。可用于治疗肝肾不足、血虚风燥而致须发早白等症。

【制作工艺】

1. 以上药物按量配齐之后，用纱布袋松装扎口，待用。

2. 羊骨、羊头（打破）用清水洗净。羊肉割去筋膜，入沸水锅内焯去血水，同羊骨、羊头一块放入锅中，羊骨垫底。加入药包、葱、姜、白胡椒及适量清水。

3. 先用武火将汤烧开，打去浮沫，捞出羊肉切片后再放入锅中用文火炖 1.5 小时，待羊肉熟烂即成。药包捞出不用，吃时可加味精、食盐调味。

八宝鸡汤

【配方】（50份）　党参 10 克、茯苓 10 克、炒白术 10 克、炙甘草 6 克、熟地 15 克、白芍 10 克、当归 15 克、川芎 7.5 克、肥母鸡 5000 克、猪肉 1500 克、杂骨 1500 克、葱 100 克、生姜 50 克。

【效用】本方为《正体类要》的八珍汤加母鸡、猪肉等而成，有双补气血之功。适用于气血两虚，见面色萎黄、食欲不振、四肢乏力等症。

【制作工艺】

1. 以上药物配齐之后，用纱布袋装好扎口，先用清水浸洗一下。

2. 将鸡肉、猪肉分别去净毛渣，冲洗干净，杂骨洗净打碎，生姜洗净拍破，葱洗净缠成小把。

3. 将猪肉、鸡肉和药袋、杂骨放入锅中，加适量水，用武火烧开，打去浮沫，加入生姜、葱，用文火炖至鸡肉熟烂，将汤中药物、姜、葱捞出不用，再捞出鸡肉和猪肉稍凉，猪肉切成条，鸡肉砍成条方块，按量装碗中，掺入药汤，加盐少许即成。

乌鸡白凤汤

【配方】（100份）　鹿角胶 25 克、鳖甲 12 克、煅牡蛎 12 克、桑螵蛸 10 克、人参 25 克、黄芪 10 克、当归 30 克、白芍 25 克、香附 25 克、天冬 12 克、甘草 6 克、生地黄 50 克、熟地黄 50 克、川芎 12 克、银柴胡 5 克、丹参 25 克、山药 25 克、芡实 12 克、鹿角霜 10 克、墨鱼 1000 克、乌鸡 15 公斤、生姜 30 克、葱 30 克、绍酒 150 克、食盐适量。

【效用】　此汤由《兰室秘藏》的圣愈汤（当归、白芍、川芎、熟地、人参、黄芪）发展而成。圣愈汤有补血益气与活血调经之效，再加入天冬、生地、鳖甲、银柴胡等养阴、退虚热药，牡蛎、芡实、山药、桑螵蛸、鹿角霜等补脾肾、止带药，香附、丹参等行气活血、调经止痛药，并加入鹿角胶、墨鱼、乌鸡肉等滋补营养及调味之品，使此汤具有较好的补气养血和调经止带之功。适用于血虚阴亏气弱而见神疲体倦，腰膝酸软，月经不调，白带量多，虚热，心悸怔忡，睡卧不宁等症。

【制作工艺】

1. 人参润软，切片，烘脆碾成细末备用，其余的药用纱布袋装好，墨鱼用温水洗净，同鸡爪、鸡翅膀及药一起下锅，注入清水烧沸后熬 1 小时备用。

2. 鸡肉洗净，沸水焯后再洗净，切成条方块，摆在 100 个碗里，加上葱段、姜块、食盐、一半的绍酒，药汁适量，上笼蒸烂。

3. 鸡肉出笼后，拣去姜葱，鸡肉扣入碗中，原汤倒在勺里，再加适量汤调入余下的绍酒、食盐、味精，烧开，撇沫，汁收浓，浇鸡肉上即成。

羊 肉 羹

【配方】（1份）　羊肉 250 克、萝卜（切成片）1 个、草果 3 克、陈皮 3 克、良姜 3 克、荜茇 3 克、胡椒 3 克、葱白 3 根、姜少许。

【效用】　《日华子本草》谓莱菔（即萝卜）"和羊肉、鲫鱼煮食"，有"温中、补不足"的作用，《饮膳正要》以益气补虚、温中暖肾的羊肉与下气和中、消滞运脾的莱菔为主做汤，加入醒脾健胃的草果、陈皮，温中散寒、止痛止呕的胡椒、荜茇、高良姜、生姜等，使温中补虚、散寒止痛的作用更为可靠。对平素脾胃虚寒，患有脘腹冷痛、呕吐、腹泻等症的患者，食用甚宜。

【制作工艺】

1. 羊肉剔去筋膜，洗净后入沸水锅内焯去血水，捞出后再用凉水漂洗干净，切成 1 厘米左右的丁。

2. 萝卜洗净泥沙，切成 0.3 厘米厚的片，草果、陈皮、良姜、荜茇用洁净的纱布袋装好扎口，胡椒拍破，葱白切成节，姜洗净拍破。

3. 将羊肉丁和以上药物同置砂锅中，注入清水，放入姜、葱白，先用旺火烧沸后，撇去浮沫，移小火上煨 2～3 小时，至肉熟烂，捞去药包，除去姜、葱白，略调味即成。

山药羊肉汤

【配方】（1份）　羊肉 500 克、山药 150 克、生姜 15 克、葱白 30 克、胡椒 6 克、绍酒 20 克、食盐适量。

【效用】　此汤以羊肉、山药为主，山药有补脾胃、益肺肾的作用，故此汤补养脾肾之力较"羊肉羹"强，而温中散寒之力则较弱，且无行气消滞之功。对脾胃虚弱而见食少倦怠、便溏腹泻，肾虚而见腰膝酸冷，或肺虚久咳、妇女脾虚白带、小儿营养不良等，皆宜食用。

【制作工艺】

1. 将羊肉剔去筋膜，洗净，略划几刀，再入沸水锅内，焯去血水，姜、葱白洗净后拍破待用。

2. 山药用清水润透后切成 0.2 厘米的片，与羊肉一起置于锅中，注入适量清水，投入生姜、葱白、胡椒、绍酒，先用武火烧沸后，撇去浮沫，移文火上炖至熟烂，捞出羊肉晾凉。

3. 将羊肉切成片，装入碗中，再将原汤除去姜、葱白，略调味，连山药一起倒入羊肉碗内即成。

复 元 汤

【配方】（1份）　山药 50 克、肉苁蓉 20 克、菟丝子 10 克、葱白 3 根、胡桃肉 2 个、粳米 100 克、瘦羊肉 500 克、羊脊骨 1 具、生姜 20 克、绍酒 20 克、八角、花椒、胡椒粉、食盐各适量。

【效用】　此方在"山药羊肉汤"的基础上,加补肾益精的肉苁蓉、菟丝子、胡桃肉等,使温补脾肾的作用更为增强。适用于老年肾虚或病后体弱,腰膝无力等症。

【制作工艺】

1. 将羊脊骨砍成数块,用清水洗净,羊肉洗净后入沸水锅内焯去血水再洗净切成条块。以上药物用纱布袋装好扎口,姜、葱白洗净拍破。

2. 将上物同时下入砂锅内,注入清水,武火烧沸,打去浮沫,再下入花椒、八角、绍酒,改移文火上继续炖至肉熟骨酥为止。

3. 装碗后,用胡椒、食盐调味即成。

雪 花 鸡 汤

【配方】（100 份）　党参 150 克、雪莲花 30 克、峨参 15 克、薏苡仁 1000 克、公鸡 10 千克、生姜 50 克、葱白 50 克。

【效用】　雪莲花有补肾壮阳及调经、止带、止血等作用,配伍党参、峨参（即田七）以补中益气。峨参尚能协同薏苡仁健脾利湿以退水肿,配合雪莲花温通经络以除痹痛,并以温补的鸡肉炖汤服,共奏温补脾肾、化气行水通痹之功。适用于脾肾虚寒,腰膝酸软乏力,阳痿,月经不调,风湿痹痛,水肿,小便不利等症。

【制作工艺】

1. 将党参、雪莲花、峨参、薏苡仁分别按量配齐,前三味择洗净后,党参、雪莲花切成约 4 厘米长的段,峨参切成约 0.1 厘米厚的片,用纱布包好待用。薏苡仁用清水淘洗后另用纱布包好。

2. 鸡宰杀后,除净毛,剖腹洗净下锅,掺入清水约 40 升,火烧热后将包好的药袋和洗净拍破后的生姜、葱白下入锅中,先用旺火将汤烧沸,再改用文火炖 2～3 小时即可。

3. 捞出鸡肉砍成 2～3 厘米见方的块,按定量放入碗中,再把煮熟的薏苡仁捞出,解开抖散,分撒入碗中,加入药汤,用食盐略调味即成。

人 参 全 鹿 汤

【配方】（75 份）　鹿肉 7500 克、党参 30 克、黄芪 30 克、白术 15 克、杜仲 6 克、芡实 10 克、枸杞 15 克、茯苓 12 克、熟地 12 克、肉苁蓉 10 克、肉桂 3 克、白芍 15 克、益智仁 10 克、仙茅 6 克、补骨脂 6 克、泽泻 6 克、枣仁 10 克、山药 15 克、远志 6 克、当归 12 克、菟丝子 15 克、怀牛膝 9 克、淫羊藿 6 克、生姜 100 克、葱白 250 克、胡椒 6 克、食盐 100 克。

【效用】　此汤是由"全鹿大补丸"减味而成,包括补益气血、温补肾阳及健脾宁心等多种药物,但主要作用是补肾助阳。适用于肾阳不足,见腰膝酸软、怕冷、阳痿、遗精等症。对心脾两虚、气血不足的神疲体倦、面色萎黄、心悸失眠、崩漏、白带等亦有治疗作用

【制作工艺】

1. 将鹿肉用清水洗净，剔下骨头，除去筋膜，入沸水锅内焯一下，捞出切成约 2 厘米见方的块，骨头打破。

2. 将以上药物按方配齐之后，用洁净的纱布袋装好扎口，用清水浸泡后同鹿肉、鹿骨一起置入锅中，注入适量清水，姜、葱洗净拍破下锅，胡椒研粉和食盐调匀装在小碗内待用。

3. 先用武火将汤烧沸，撇净浮沫，再改用文火煨炖 2～3 小时，待鹿肉熟烂即可分装入碗内，略用胡椒、食盐调味即成。

壮阳狗肉汤

【配方】（10 份）　狗肉 2000 克、菟丝子 30 克、附片 15 克、食盐 5 克、葱 20 克、姜 20 克。

【效用】　狗肉性温，能暖脾胃，温肾阳。与温肾回阳、祛寒止痛的附片和补肾益精的菟丝子等配合，为富含营养的温脾暖肾之品。适用于脾肾阳虚的畏寒肢冷、尿频，或脘腹冷痛、大便溏泻，或寒湿偏盛的肢节疼痛等。

【制作工艺】

1. 狗肉整理干净，整块下入锅内焯透，捞入凉水内，洗净血沫，沥净水，切成 3 厘米长 2 厘米宽的块，姜、葱洗净，姜切成片，葱切成段。

2. 锅置火上，下入狗肉、姜片煸炒，烹入绍酒炝锅，然后一起倒入大砂锅内。同时菟丝子、附片用纱布包好放入砂锅内，加清汤、食盐、葱，武火烧沸，撇净浮沫，盖好，用文火炖约 2 小时，待狗肉熟烂，挑出姜、葱，调味装入汤碗内即成。

沙参心肺汤

【配方】（1 份）　沙参 15 克、玉竹 15 克、猪心肺 1 副、葱 25 克、食盐 3 克。

【效用】　沙参、玉竹皆有养胃阴、润肺燥之功。与猪心肺炖汤，更富有润养作用。对肺胃阴虚的燥咳、咽干少津、大便燥结等症，都有一定的辅助治疗作用。

【制作工艺】

1. 沙参、玉竹择净后用清水漂洗，再用纱布包起来备用。

2. 猪心肺冲洗干净，挤净血污，同沙参、玉竹一起放入砂锅内，再将葱清洗干净放入，注入清水约 2000 毫升，先用武火烧沸后，改用文火炖约 1.5 小时，待猪心肺熟透即成，食时加食盐少许调味。

当归生姜羊肉汤

【配方】（1 份）　当归 30 克、生姜 30 克、羊肉 500 克。

【效用】　此为治血虚有寒的名方。对血虚有寒而见腹中冷痛，妇女产后虚寒腹痛，或虚寒性的痛经，皆有较好的疗效。

【制作工艺】

1. 当归、生姜用清水洗净后顺切成大片，羊肉（去骨）剔去筋膜，入沸水锅内焯去血水后，捞出晾凉，切成约 5 厘米长、2 厘米宽、1 厘米厚的条备用。

2. 取净锅（最好是砂锅）掺入适量清水，然后将切成条的羊肉下入锅内，再下入当归和生姜，在武火上烧沸后，打去浮沫，改用文火炖约 1.5 小时至羊肉熟烂即可。

羊 肺 汤

【配方】（1 份）　羊肺一具，杏仁、柿霜、真粉（绿豆粉）与真酥各 30 克、白蜂蜜 60 克。

【效用】　羊肺甘平，能补虚弱，益肺气，利小便；柿霜、真粉、酥油、白蜂蜜同用，可滋阴液，益气血，清邪热；杏仁降肺气、止咳喘。药食合用，共奏滋阴清热、益气养血、止咳平喘之功。用于久病体弱，阴虚内热，虚火灼肺，宣降失常之肺痿咳嗽、吐痰黏稠多白沫、精神疲乏、形体消瘦、心悸气喘、口唇干燥等症，有较好疗效。本方可作肺结核、气管炎、肺气肿、肺心病患者之膳食。

【制作工艺】

1. 先将杏仁去皮后研成细末，同柿霜、真粉、真酥装入碗内，倒入白蜂蜜调匀，然后边调边加少许清水，至以上五味和匀后成浓汁状待用。

2. 将羊肺用清水冲洗干净，挤尽血水，再将上述药汁灌入羊肺内，然后将羊肺装在容器内加水约 500 毫升，隔水炖熟，取出羊肺装入碗中，注入汤汁即成。

萝卜羊肉汤

【配方】（1 份）　萝卜 1000 克、羊肉 500 克。

【效用】　萝卜甘凉，能解热毒，祛痰湿，除胀满；羊肉甘温，又富有营养，益中气，补虚弱。二者合用，共奏补虚，清热，消痰之功。用于肺痿咳嗽、咯血，有一定的疗效。本方与前方比较，羊肺汤补虚力强，本方祛痰力优，且有凉血止血作用，可作肺结核咯血、支气管扩张患者之膳食。

【制作工艺】

1. 将羊肉片去筋膜，切成约 2.5 厘米见方的块，先入沸水锅内约 2 分钟，除去血水，捞出沥水后放在锅内。

2. 萝卜削去表皮，冲洗干净，切成约 3 厘米的滚刀块（菱角块）待用。

3. 先将放有羊肉的锅置武火上烧沸后，改用文火煮约 30 分钟，放入切好的萝卜同煮至羊肉熟烂即成。

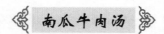

南瓜牛肉汤

【配方】（1 份）　南瓜 500 克、牛肉 250 克。

【效用】 南瓜甘温，能润肺燥，消痈肿；牛肉甘平，能增营养、补气血、利水湿。二者合用，攻补结合，共奏润肺消痈，托毒排脓之功。用于肺痈胸痛、咳吐脓痰，有一定疗效。用清煮不加油盐，虽味觉欠佳，但可避免油腻及咸味助湿、生痰之弊，烹饪尚属有理。本方可作肺脓肿患者之膳食。

【制作工艺】

1. 南瓜削去表皮，冲洗干净，切成 3 厘米左右的方块，放在锅内。

2. 牛肉剔去筋膜，洗净后切成 2 厘米见方的块，先在沸水锅内略焯一下捞出，放入锅内，加入清水约 1000 毫升，置武火上烧沸后，加入南瓜同煮至沸，约 2 小时，待牛肉熟后即成。

说明：连服数次之后，则宜服六味地黄汤五至六剂，效果更佳。

黄芪猴头菌汤

【配方】（1 份） 猴头菌 150 克、黄芪 30 克、嫩鸡肉 250 克、生姜 15 克、葱白 20 克、食盐 5 克、胡椒面 3 克、绍酒 10 克、小白菜心 100 克、清汤 750 克，猪油适量。

【效用】 黄芪甘温，能补脾胃，益肺气，生阴血；猴头菌甘平，不仅营养高，味道鲜，而且能提精神，补脑力，与鸡肉同烧，使营养更丰富，补力更强大。药食合用，共奏补气养血，补脑强身之功。用于脾虚之食少、乏力，肺虚之自汗、易感冒，气血两虚之眩晕、心悸、健忘、面色无华等症，确有较好疗效。本方可作病后体弱、体虚易感冒及营养不良、贫血、神经衰弱、慢性肾炎、糖尿病患者之膳食。

【制作工艺】

1. 猴头菌冲洗后放入盆内用温水发胀，约 30 分钟后，捞出削去底部的木质部分，再洗净切成约 2 毫米厚的大片，发猴头菌的水用纱布过滤后待用。

2. 鸡肉洗净后剁成约 3 厘米长、1.5 厘米宽的条方块，黄芪用温毛巾揩净后切成马耳形薄片。生姜、葱白均切成细节，小白菜心用清水洗净待用。

3. 锅烧热下入猪油，投入黄芪、姜、葱、鸡块共煸炒后，放入食盐、绍酒、发猴头菌的水和少量清汤，用武火烧沸后再用文火烧约 1 小时，然后下入猴头菌片再煮半小时，即可撒入胡椒面和匀。

4. 先捞出鸡块放在碗底部，再捞出猴头菌片盖在上面。汤中放入小白菜心，略煮片刻后舀入碗内即成。

二、蒸

红杞田七鸡

【配方】（大份） 枸杞 15 克、三七 10 克、肥母鸡 1 只、猪瘦肉 100 克、小白菜心 250 克、面粉 150 克、绍酒 30 克、胡椒粉 5 克、生姜 20 克、葱白 30 克、食盐 5 克。

【效用】 本品有补虚益血之效，而又性较温和。老年及久病体虚，产后血虚者均可食用。

【制作工艺】

1. 鸡宰杀后褪去毛，剖腹去脏，剁去爪，冲洗干净。枸杞洗净，用三七 4 克研末，6 克润软后切成薄片。猪肉剁茸。小白菜洗净用开水烫后剁碎。面粉用水和成包饺子的面团。葱、姜洗净后，葱少许切碎末，其余切成段。生姜切成大片，碎块捣成姜汁。

2. 将鸡先下入沸水锅内焯一下，捞出用凉水冲洗后，沥干水分，然后把枸杞、三七片、姜片、葱段塞入鸡腹内，把鸡放入罐子内，注入清汤，下入胡椒粉、绍酒；再把三七粉撒在鸡脯上，用湿棉纸封严罐子口，沸水、旺火上笼蒸约 2 小时。

3. 鸡上笼 1 小时后，便可将猪肉泥加食盐、胡椒面、绍酒、姜汁和少许清水搅匀成馅，再加小白菜心和匀，面团揪成 20 个小剂子，包成 20 个饺子。

4. 待鸡熟时，另烧开水煮饺子，同时取出鸡，揭去纸，加入味精调味，饺子熟后捞入盘子内即成。

虫草全鸭

【配方】（大份）　虫草 10 克、老雄鸭 1 只、绍酒 15 克、生姜 5 克、葱白 10 克、胡椒粉 3 克、食盐 3 克。

【效用】　本品有平补肺肾和止喘嗽之功。对于肺气虚或肺肾两虚之喘嗽、自汗、阳痿、遗精及病后虚弱，神疲少食的患者，有增加营养和辅助治疗的作用。

【制作工艺】

1. 鸭宰杀后去净毛，剁去爪，剖腹去脏，冲洗干净，在开水锅内略焯片刻，再捞出用凉水洗净。虫草用温水洗去泥沙，姜、葱洗净切片待用。

2. 将鸭头顺颈劈开，取 8～10 枚虫草纳入鸭头内，再用棉线缠紧，余下的虫草同姜、葱一起装入鸭腹内，放入罐子中。再注入清汤，加食盐、胡椒粉、绍酒调好味，用湿棉纸封严罐口，上笼蒸约 1.5 小时，鸭即熟。

3. 出笼后揭去棉纸，拣去姜、葱即可。

荷叶凤脯

【配方】（大份）　鲜荷叶 4 张、火腿 60 克、剔骨鸡肉 500 克、水发蘑菇 100 克、食盐 6 克、白糖 5 克、香油 10 克、鸡油 50 克、绍酒 30 克、胡椒粉 5 克、玉米粉 25 克、生姜 20 克、葱 30 克。

【效用】　本品为一般补虚之品，惟其中用清热解暑并能升运脾气的荷叶，故作夏季食补，甚为适宜。

【制作工艺】

1. 把鸡肉、蘑菇均切成 2 毫米厚的薄片，火腿切成 20 片，姜切薄片，葱切短节，荷叶洗净，用开水稍烫一下，去掉蒂梗，切成 20 块三角形。

2. 蘑菇用开水焯透捞出，用凉水冲凉，把鸡肉、蘑菇一起放入盘内加食盐、白糖、胡椒粉、绍酒、芝麻油、鸡油、玉米粉、姜片、葱节搅拌调匀。然后分别放在 20 片三角形的荷叶上，再各加 1 片火腿，包成长方形包，码在盘内，上笼蒸约 2 小时。

3. 出笼后可将原盘翻于另一干净的盘内，即可拆包食用。

田 七 蒸 鸡

【配方】（10 份） 三七 20 克、肥母鸡 1500 克、绍酒 50 克、生姜 20 克、葱 50 克、食盐 6 克。

【效用】 本品补虚益血的作用与"红杞田七鸡"有异曲同工之妙。久病体虚及产后血虚患者，服之相宜。

【制作工艺】

1. 鸡宰杀后去净毛，剁去爪，剖腹去脏，然后冲洗干净，剁成约 2 厘米×3 厘米的长方形小块，分成 10 份装入蒸碗内，三七一半打粉备用，另一半蒸软后切成薄片，姜、葱洗净切成片、节，三七片、姜、葱分成 10 份摆在各碗的面上，再灌入清汤，加入绍酒、食盐，上笼蒸约 2 小时。

2. 出笼后将姜、葱拣去不用，滗出原汁装入勺内烧沸约 2 分钟，分成 10 碗即成。

地 黄 甜 鸡

【配方】（大份） 生地黄 250 克、母鸡 1 只、饴糖 150 克、桂圆肉 30 克、大枣 5 枚。

【效用】 除生地黄甘寒养阴益肾外，余皆为甘温补益心脾之品，相互协同，既可辅助治疗心脾虚弱的气血不足，又能用于肾阴亏损的虚热、盗汗等症。

【制作工艺】

1. 将母鸡宰杀后去净毛，洗净后由背部颈骨剖至尾部，掏去内脏，剁去爪、翅尖，再洗净血水，入沸水锅内略焯片刻，捞出待用。

2. 将生地黄洗净后切成约 0.5 厘米见方的颗粒，桂圆肉撕碎与生地混合均匀，再掺入饴糖调拌后塞入鸡腹内，将鸡腹部向下置于罐子中，大枣去核洗净放在罐内，灌入米汁（米汤），封口后上笼旺火蒸制。

3. 上笼后蒸 2～3 小时，待其熟烂即可，取出后加白糖调味即成。

参 麦 团 鱼

【配方】（大份） 人参 5 克、浮小麦 20 克、茯苓 10 克、活团鱼 1 只（500～1000 克）、火腿 100 克、鸡蛋 1 个、生板油 25 克、葱节 20 克、生姜片 10 克、食盐 6 克、鸡汤 500 克、绍酒 15 克。

【效用】 本品有滋阴、益气、补虚的作用。对于阴虚潮热、骨蒸盗汗、神疲短气等虚弱患者，有辅助治疗作用。

【制作工艺】

1. 将活团鱼剁去头颈，沥净血水，放在钵内加入开水烫三分钟后取出，用小刀刮去背部和裙边上的黑膜，再剥去四脚上的白衣，剁去爪和尾，放在砧板上用刀砍开腹壳，取出内脏，洗净待用。

2. 将锅置火上，放入清水和团鱼，烧沸后，用文火烧约半小时捞出，放在温水内，撕去黄油，剔去背壳和腹甲以及四肢的粗骨，然后洗净切成约 3 厘米见方的块，摆入碗内。

3. 将火腿切成小片，生板油切成丁，盖在团鱼上面，另将一半所用调料（味精暂不用）兑入适量的清汤注入碗中。

4. 将浮小麦、茯苓用纱布包后投入汤中，人参打成细粉撒在面上，湿棉纸封口上笼蒸至熟烂，时间 2～3 小时。

5. 团鱼出笼后，拣去葱、姜，滗出原汤，把团鱼扣入碗中，原汤倒在手勺里，用剩下的一半调料调味，烧开后撇去浮沫，再打一个鸡蛋入汤内，略煮后浇在团鱼上即成。

乾 坤 蒸 狗

【配方】（10 份）　枸杞 15 克、天冬 10 克、生地黄 10 克、甘草 3 克、连皮狗肉 2000克（去骨）、母鸡 1 只（1500 克）、肘子 500 克、猪瘦肉 500 克、生姜 20 克、绍酒 30 克、胡椒面 6 克、芝麻油 3 克。

【效用】　狗肉性温，有温补脾肾之功，配合养阴清热、补肾益精的天冬、生地、枸杞及大量滋补营养之品，使之成为平补肾阳与阴精，并能理气和增进营养的食品。脾肾虚弱，腰膝酸软，及体虚食少，消瘦或浮肿的患者，服之相宜。

【制作工艺】

1. 将狗肉皮在火上燎焦，泡软皮面用刀刮去焦面，用凉水浸泡，待肉质已发胀时，用木棒在肉上轻轻地反复捶敲，边捶边用清水洗，一直捶到肉质变松，血水滴尽为止，然后切成指条，再用凉水浸泡待用。

2. 将枸杞、天冬、生地黄、甘草洗净，鸡剔下脯肉砍成八块，姜切片，把瘦肉和鸡脯分别用刀背砸茸，加入葱、姜块，用水解散呈糊状待用。

3. 锅内的水烧沸后下入一段柏木（或松木），再下入狗肉、姜、葱、绍酒，用中等火力煮透，将狗肉捞出，冲洗后用凉水漂。鸡和肘子也用沸水焯透冲洗干净。

4. 用一铝锅掺入清水，放入鸡、肘子、姜、葱烧开，撇净浮沫，小火煮至鸡、肘子半烂时下入狗肉，再煮到鸡、肘子全烂时，捞出所有的料。挑出狗肉放在罐内，加入枸杞、天冬、生地黄、甘草用纱布包好放入罐内。再把汤烧开，下入绍酒、胡椒粉，冲入猪肉茸水，用勺搅匀，待肉茸收缩浮面时，减弱火力，再待猪肉茸凝结时，用小眼漏勺捞出肉末，滗出汤入罐，用湿棉纸封严，沸水旺火入笼蒸烂取出。捞出药包，又将汁滗在锅内烧沸，冲入鸡茸水按照肉茸一样操作，清好汤，加食盐、味精调好味灌入狗肉内，盖上盖，复蒸即成。

龙马童子鸡

【配方】（7 份）　海驹（人工）10 克、仔公鸡 1 只、虾仁 15 克、绍酒 20 克、食盐 3

克、葱白段 2 克、生姜块 15 克、湿淀粉 50 克、清汤 500 克。

【效用】 本品有补肾壮阳之效。对于阳痿、早泄、尿频，妇女肾阳虚弱，带脉失约，任脉不固，而见白带清稀、绵绵不断，腰酸如折、少腹冷感、小便清长及年老体衰、神疲肢冷等，皆可用为辅助治疗。

【制作工艺】

1. 将鸡宰杀后去净毛，洗净，剁去爪、翅，开腹去脏，再洗净入沸水锅内，略焯后剁成长方形小块分装在七个碗内，每碗约 125 克。

2. 海驹、虾仁温水洗净，浸泡 10 分钟，分放在鸡肉上。加葱段、姜块，用一半配料（味精暂不用），适量清汤，上笼蒸烂。

3. 鸡出笼后，去掉葱段、姜块，把鸡扣入碗中。原汤倒在勺内，放入剩下的调料，烧开撇去浮沫、入淀粉着芡收汁，浇在鸡面上即成。

人参鹿尾汤

【配方】（大份） 人参 3 克、陈皮 3 克、鹿尾巴 1 只、母鸡 1 只、火腿 50 克、猪瘦肉 50 克、水发蘑菇 50 克、鸡汤 1000 克、绍酒 30 克、食盐 6 克、白糖 3 克、葱 50 克、姜 20 克、二汤 300 克。

【效用】 人参能补肺脾之气，鹿尾可壮肾督之阳，配合血肉有情之品，有补元气、暖腰膝、益肾精的功效。肾虚腰痛、阳痿遗精、头昏耳鸣、倦怠乏力的患者皆宜食用。

【制作工艺】

1. 将鹿尾巴先用开水稍泡，取出，洗净污秽，再下沸水滚烧 10 分钟，捞出煺去毛，如不易煺净，可反复烫，直至煺净。

2. 起油后，待锅中余油八成热时，下入姜、葱煸香后，烹入绍酒，加入水，将鹿尾巴下锅滚烧 10 分钟后捞出。再重起油锅煸姜、葱，烹入绍酒，加入陈皮、鹿尾巴、二汤滚烧 10 分钟后，捞起姜、葱，再用文火煨 10 分钟后，捞出鹿尾巴。

3. 母鸡洗净后剁去爪，剖成两半，再下入沸水锅焯透捞出，剔去大骨待用。瘦肉和火腿各切成三件，瘦肉先下开水锅略焯捞起，洗净后同火腿、蘑菇、鸡放入罐内待用。

4. 人参洗净上蒸笼蒸软，切成薄片和陈皮一起放入罐内，然后再把鹿尾巴切成两半放在鸡肉的两旁。

5. 将鸡汤倒入锅内，加入白糖，烧开后再倒入罐内，加盖后用湿棉纸粘贴密封，上笼蒸 1.5 小时后取出，启封放少量食盐调味即成。

参杞羊头

【配方】（大份） 枸杞 10 克、党参 18 克、陈皮 10 克、怀山药 24 克、艾草 30 克、麦草 60 克、山慈菇 60 克、羊头 4000 克、火腿 30 克、鸡蛋壳 3 个、上汤 500 克、食盐 5 克。

【效用】 本品有补脾益肾之功。对于脾胃虚弱、食少不运、腹胀便溏，或体虚消瘦、眩晕耳鸣，或小儿先天不足、发育不良等，可经常食用。

【制作工艺】

1. 将党参、怀山药分别洗净后焖软切片，枸杞拣净杂质待用。

2. 羊头皮面用火燎去绒毛后，放入温水内刮净毛、杂质，砍成两半，取出羊脑，洗净血水，放入锅内，加入麦草、鸡蛋壳、艾草，加水煮沸至熟时，取出洗净。

3. 将洗净后的羊头再入锅内加清水，放入陈皮、火腿、山慈菇，用旺火烧开，打去浮沫、浮油，移小火上炖至熟烂，将羊头取出拆骨后切成条方块。

4. 将山慈菇、火腿取出切成片放入罐子内，切成块的羊头放在山慈菇面上，党参、怀山药、枸杞洗净后放在上面，加入原汤、上汤加盖上笼蒸 1 小时左右，取出，用食盐调味即成。

雪凤鹿筋汤

【配方】（大份）　干鹿筋 200 克、雪莲花 3 克、蘑菇片 50 克、鸡脚 200 克、火腿 25 克、绍酒 10 克，生姜、葱白、食盐、鸡汤各适量。

【效用】　此汤有补肝肾，强筋骨，除寒湿之功。适用于风湿关节疼痛，腰膝软弱及手足乏力等。

【制作工艺】

1. 把鹿筋先用冷水洗净，加入开水浸泡，水冷再换，反复多次，待鹿筋发胀后（约 2 天，急用时可以用蒸法）才能使用。生姜、葱白洗净后，姜切片，葱切节。

2. 将发好的鹿筋修净筋膜，切成指条块下锅，加入姜、葱、绍酒和水，将鹿筋煨透取出，除去姜、葱，鹿筋放入罐子内。

3. 鸡脚用开水烫透，脱去黄衣，斩去爪尖，拆去大骨，洗净后放入罐内。

4. 将雪莲花淘净后用纱布袋松装放入罐子内，面上再放火腿片、蘑菇片，加入鸡汤、绍酒、生姜、葱白，上笼蒸至鹿筋熟软时取出（约 2 小时），滗出原汤，汤中加入味精、食盐，搅匀后倒入罐子内，再蒸半小时取出即成。

银杏蒸鸭

【配方】（大份）　银杏 200 克、白鸭 1 只（1000 克）、胡椒 2 克、绍酒 60 克、鸡油 15 克、清汤 180 克、化猪油 500 克，生姜、葱、食盐各适量。

【效用】　银杏有敛肺定喘，除痰湿，缩小便和收涩止带的作用，与甘凉滋养的白鸭同蒸食，对于肺虚或虚劳的咳喘痰多，带下清稀，小便频多的患者，食之甚宜。又白鸭、银杏皆富含营养而又具有利水退肿之功，故营养不良性水肿亦宜食用。

【制作工艺】

1. 银杏打破去壳，在开水内煮熟，撕去皮膜，切去两头，通去心，再用开水焯去苦水，在锅内猪油炸微黄即时捞出。生姜、葱洗净切成片、节待用。

2. 将鸭宰杀后，煺净毛，洗净，宰去头足，剖去内脏，用食盐、胡椒粉、绍酒在鸭身内外抹匀放入盆中，加入姜、葱、花椒，腌约 1 小时取出，用刀从脊背处宰开，去净全身骨头，铺入碗内，齐碗口修圆，修下的鸭肉切成银杏大小的丁，同银杏和匀，放于鸭脯上，注入清汤，上笼蒸约 2 小时，至鸭肉熟烂翻入盘内。

3. 滗出碗内汤汁装于勺内，烧沸，加余下的绍酒、食盐、味精、胡椒粉，湿淀粉少许勾薄芡，放猪油，挂白汁蘸于鸭肉上即成。

天麻鱼头

【配方】（18 份）　天麻 25 克、川芎 10 克、茯苓 10 克、鲜鲤鱼 1250 克（每条重 500 克以上）、酱油 25 克、绍酒 45 克、食盐 15 克、白糖 5 克、胡椒粉 3 克、麻油 25 克、葱 10 克、生姜 15 克、湿淀粉 50 克。

【效用】　天麻、川芎、茯苓同用，既能平肝息风止痛，又能滋养镇静安神，与鲤鱼等配合，补虚作用颇为明显。对于肝风眩晕头痛、神经性偏头痛、肢体麻木、神经衰弱的头昏、头痛、失眠等，均有辅助治疗之效。

【制作工艺】

1. 鲜鲤鱼刮去鳞，剖开腹，抠去内脏后冲洗干净，从鱼背宰开成两半，每一半砍成三、四节，每节上剞三～五刀（不要剞透），分 8 份分别盛在 8 个蒸碗内。

2. 将川芎、茯苓切成大片，放入二泔水中，再将天麻加入同浸泡 4～6 小时，捞出天麻放在米饭上蒸透，趁热切成薄片待用。

3. 将天麻薄片分成 8 等份、每份约 3 克，分别夹入各份鱼块中，然后放入绍酒、姜、葱，兑上适量的清汤，上笼蒸 30 分钟。

4. 鱼蒸好后，拣去葱、姜块，把鱼连同天麻扣入碗中，原汤倒入勺里，调入白糖、食盐、味精、胡椒粉、麻油、湿淀粉、清汤，烧沸打去浮沫，浇在各份鱼的面上即成。

阳春肘子

【配方】（20 份）　砂仁 50、猪肘子 5000 克、葱 100 克、生姜 30 克、花椒 5 克、绍酒 100 克、麻油少许。

【效用】　猪肘子为常食营养品，辅以行气健胃、化湿醒脾的砂仁，使之补而不滞。脾虚湿滞或脾胃虚弱之人食之，不致腹胀纳呆，甚得食补之妙。

【制作工艺】

1. 将猪肘子镊尽残毛，刮洗干净，沥去水分，再用竹签将皮面扎满小眼，姜、葱择干净后切成姜片、葱段。花椒、食盐在锅内炒烫，倒出稍晾，趁热在猪肘子上搓揉，然后放在陶瓷容器内（忌用金属容器）腌 24 小时，砂仁研细末待用。

2. 把腌好的猪肘子再刮洗一遍，沥去水分，在肉的内面撒上砂仁粉末，用净布包卷成筒形，再用绳捆紧，盛入罐内，放上姜片、葱节、绍酒，用沸水旺火上笼蒸约 1.5 小时，取出稍晾，解去绳布，抹上香油即成。

牛 膝 蹄 筋

【配方】（大份）　牛膝 10 克、鹿筋 100 克、鸡肉 500 克、火腿 50 克、蘑菇 25 克、胡椒粉 5 克、绍酒 30 克、生姜 10 克、葱 10 克、食盐 5 克。

【效用】　本品有补肝肾，强筋骨，利关节之效。可用于腰膝酸痛，肝肾亏虚，跌打瘀痛等。

【制作工艺】

1. 将牛膝洗润后切成斜片。蹄筋放钵中，加适量水，上笼蒸约 4 小时后，待蹄筋酥软时取出，再用冷水浸漂 2 小时，剥去外层筋膜，洗净。火腿洗净后切成丝，蘑菇水发后切成丝。姜、葱洗净后，切成姜片、葱段。

2. 蹄筋发胀后切成长节，鸡肉剁成边长 2 厘米的方块，将蹄筋、鸡肉放入蒸碗内，再把牛膝片摆放在鸡肉之上，火腿丝、蘑菇丝调和匀后撒在周围，姜片、葱段放入碗中，再用胡椒粉、绍酒、食盐、清汤，调好汤味灌入碗中，上笼蒸约 3 小时，待蹄筋熟烂后即可出笼，拣去姜、葱，再调味后即成。

黄 芪 蒸 鸡

【配方】（大份）　嫩母鸡 1 只、黄芪 30 克、食盐 1.5 克、绍酒 15 克，葱、生姜各 10 克，清汤 500 克、胡椒粉 2 克。

【效用】　黄芪与鸡同用，能益气升阳，养血补虚。用于脾虚食少、乏力，气虚自汗、易感冒，血虚眩晕、麻木及中气下陷之久泻、脱肛、子宫下垂等症，有较好疗效。本方可作病后体弱及营养不良、贫血、肾炎、内脏下垂等患者之膳食。无病常食，能强身体，提高免疫力。

【制作工艺】

1. 鸡宰杀后去毛，剁去爪，剖去内脏，洗后先入沸水锅内焯至皮抻，再用凉水冲洗，沥干水待用。

2. 黄芪用清水冲洗后，立即切成 6～7 厘米长的段，每段再剖成两半，整齐地装入鸡腹内。葱、生姜洗净后切节、片待用。

3. 将鸡放入罐子内，加入葱、姜、绍酒、清汤、食盐，用棉纸封口，上笼用武火蒸至沸后约 1.5～2 小时。

4. 出笼后加入胡椒粉调味即可食用。

神 仙 鸭

【配方】（大份）　鸭子 1 只、大枣 49 枚、白果 49 枚、莲米 49 枚、人参 3 克、绍酒 10 克、酱油 10 克。

【效用】　本方大枣、白果、莲子、人参四药同用，能健脾胃，补气血；再用全鸭作主食，更能增营养，补虚弱。药食合用，共奏健脾补虚之功。用于脾虚食少、乏力、腹泻，血虚眩晕、心悸、面色无华等症，确有良效。本方可作病后体弱及营养不良，贫血患者之膳食。

【制作工艺】

1. 鸭子宰杀后，煺净毛，剖去内脏，剁去脚，冲洗干净，沥干水待用。

2. 大枣洗净去核，白果去壳抠心，莲米用水发胀后擦去表皮、抠去心，人参切片烘脆再打成细末待用。

3. 将绍酒和酱油和匀，搽在鸭子的表皮和腹内（可在鸭皮上用竹签戳些小孔再搽）。

4. 将大枣、白果、莲米装在碗内，撒入人参粉和匀，填入鸭腹，再把鸭子放到罐子里，上笼用武火蒸约2.5～3小时，鸭熟即成。

赤 豆 鲤 鱼

【配方】（大份）　鲤鱼一条（约1000克）、赤小豆100克、陈皮7克、花椒7克、草果7克。

【效用】　鲤鱼、赤小豆皆为滋养性的利水消肿药，又配伍行气健胃、醒脾化湿的陈皮、草果等，使利水消胀作用更强。对营养不良性水肿，脚气浮肿，小便不利，以及脾虚食少、消化不良等，皆有治疗作用。

【制作工艺】

1. 先将鲤鱼去鳞，抠去鳃和肚腹，洗净后待用。

2. 将赤小豆、陈皮、花椒、草果洗净后塞入鱼腹内，再将鱼放入罐子中，另加适量姜、葱、胡椒、食盐，灌入鸡汤，上笼蒸制。

3. 蒸制时间1～1.5小时，待鱼熟后即可出笼，另加葱丝或其他绿叶鲜菜用汤略烫，浸入汤中即成。

参 蒸 鳝 段

【配方】（大份）　大鳝鱼1000克、党参10克、当归5克、熟火腿50克、软棉纸1张、食盐6克、绍酒30克、胡椒粉2克、生姜10克、葱20克、味精2克、清鸡汤500克。

【效用】　本品有温补气血，强健筋骨，活血通络之效。可用于肝肾虚损，腰膝酸痛、步履乏力及风湿关节冷痛、重痛或浮肿等。

【制作工艺】

1. 当归、党参润洗后切片待用。

2. 将鳝鱼剖后除去内脏，用清水洗去血污，再用开水稍烫一下捞出，刮去黏液，剁去头尾，再把肉剁成6厘米长的段，熟火腿切成大片，姜、葱洗净后切成姜片、葱段待用。

3. 锅内注入清水，下入一半的姜、葱、绍酒，烧沸后，把鳝鱼段下入锅内烫一下捞出，装入汤罐子内，面上放火腿、党参、当归，加入葱、姜、绍酒、胡椒粉、食盐，灌入清鸡汤，盖好盖，把棉纸浸湿封严口，上笼蒸约1小时，取出启封挑出姜、葱，加味精调味即成。

百仁全鸭

【配方】（大份）　湘莲 50 克、薏苡仁 30 克、芡实 30 克、扁豆 30 克、糯米 100 克、肥鸭 1 只（约 1500 克）、虾仁 15 克、熟火腿 50 克、蘑菇 30 克、菜油 1000 克（实耗 50 克）、绍酒 12 克，胡椒粉、食盐各适量。

【效用】　本品由甘淡实脾的薏苡仁、扁豆、湘莲、芡实和甘平滋养的全鸭等配制而成，有补脾益肾和滋养肺金的作用。对脾虚不运之腹胀、便溏或带下，以及肺肾阴虚之潮热、盗汗、遗精、干咳音哑等症，可供辅助治疗。

【制作工艺】

1. 湘莲去皮、心，扁豆煮后去皮；糯米淘洗净后水漂 5 分钟；薏苡仁、芡实去杂质用温水泡 15 分钟；虾仁用温水发透；蘑菇用温水泡 10 分钟，淘净泥沙，掐去脚，切成一厘米见方的丁块；选用去皮肥熟火腿，切成同蘑菇丁大小，以上八种原料沥干水分，一起放入碗中，加绍酒、食盐、胡椒粉拌匀上笼蒸 30 分钟，出笼成八宝馅。

2. 鸭子宰杀后去净毛，洗净剖腹去内脏，剁去脚，将鸭放于案板上，在鸭颈上（鸭胸上两寸处）顺着鸭颈开一口，长约二寸半。在咽喉开刀处切断颈椎骨，使鸭头和鸭颈皮相连，再从刀口处剔出颈骨，然后将鸭尾向下立放案板上，将鸭皮连肉翻着往下退，同时边用刀剔骨头，一直剔到鸭尾。除两翅外，其余的骨头必须全部剔除不用（在剔骨过程中必须保持鸭肉的完整，不要弄破鸭皮），然后将鸭皮翻转过来，成为一只无骨的全鸭。将八宝馅全部装入鸭腹内，在刀口处将鸭颈皮打个结，以免腹中馅漏出，然后放入汤锅中烫三分钟捞出，再入清水中镊尽茸毛。用绍酒、食盐、胡椒粉等和匀，遍抹鸭身，将鸭腹朝下，鸭背向上，放于大蒸碗中，鸭头放于两翅中间，上笼蒸 2 小时，出笼晾干水分。

3. 烧热油锅，注入油，待油温八成熟时，将鸭子放入油中炸 3 分钟，炸至皮酥、表面成金黄色时捞出，将鸭按原形摆入盘中即成。

红杞蒸鸡

【配方】（大份）　枸杞 15 克、嫩母鸡 1 只（约 1500 克）、绍酒 15 克、胡椒粉 3 克，生姜、葱白、食盐各适量。

【效用】　本品有补肝肾，益精血的作用。可用于肝肾虚损、精血不足的腰膝酸软、头昏耳鸣、眼目昏花、视力减退等症。

【制作工艺】

1. 鸡宰杀后褪净毛，剖腹去内脏，去爪，冲洗干净。枸杞洗净，姜切成大片，葱剖开切成寸节待用。

2. 将鸡用沸水焯透，捞在凉水内冲洗干净，沥净水分，再把枸杞从鸡裆部装入腹内，然后再放入罐子内，腹部朝上，摆上姜、葱，注入清汤，加入食盐、绍酒、胡椒粉，用湿棉纸封口，沸水旺火上笼蒸约 2 小时，取出。

3. 揭去棉纸，挑出姜、葱不用，放入味精调好味即成。

归芪蒸鸡

【配方】（大份） 炙黄芪 1000 克、当归 20 克、嫩母鸡 1 只（约 1500 克）、绍酒 30 克、胡椒粉 3 克、食盐 3 克，葱、姜各适量。

【效用】 此为《内外伤辨惑论》之当归补血汤与善于滋养补虚的嫩母鸡配制而成。有补气生血之效。对气血亏损，神疲乏力、面色萎黄、脉虚大无力，或产后、大失血及崩漏之后，出现血虚发热者，皆可食用。

【制作工艺】

1. 鸡宰杀后，去净毛，剖腹洗净，剁去爪，然后用开水焯去血水，捞出，在凉水内冲洗干净，沥净水分。当归洗净，视其块头大小顺切几刀。姜、葱洗净后，姜切成大片，葱剖开切成长段待用。

2. 将当归、黄芪由鸡的裆部装入腹内，然后放入罐子内，腹部向上，摆上葱、姜，注入清汤，加入食盐、绍酒、胡椒粉，用湿棉纸将罐子口封严，沸水旺火上笼蒸约 2 小时取出。

3. 揭去棉纸，挑出姜、葱，加味精调好味即成。

虫草鹌鹑

【配方】（大份） 虫草 8 克、鹌鹑 8 只、生姜 10 克、葱白 10 克、胡椒粉 2 克、食盐 1.5 克、鸡汤 300 克。

【效用】 本品由长于补肺肾、止喘嗽的虫草与善补脾调肺、益气行水而又富含营养的鹌鹑等配合，有补益肺肾、培中运脾之效。对于肺虚或肺肾两虚的咳喘短气、劳嗽痰血、腰膝酸痛，以及病后虚弱，神疲少食等，有辅助调治之功。

【制作工艺】

1. 将虫草择去灰屑，用温水洗净，鹌鹑宰杀后，沥净血，用约 75 度的热水烫透，煺净毛，剁去头和爪，从背部剖开，抠去内脏，洗净后沥去水，再放入沸水内略焯水约 1 分钟，捞出晾凉，姜、葱洗净切成片、段待用。

2. 向每只鹌鹑的腹内放入虫草 2～3 条，8 克虫草分成 8 份放完。然后逐只用线缠紧摆放在罐子内，鸡汤用食盐和胡椒粉调好味，灌在罐子内，用湿棉纸封口，上笼蒸约 40 分钟。取出罐子，揭去棉纸即成。

芪蒸鹌鹑

【配方】（单份） 黄芪 10 克、鹌鹑 2 只、生姜 2 片、葱白 1 段、胡椒粉 1 克、食盐 1 克、清汤 250 克。

【效用】 此即"虫草鹌鹑"以黄芪易虫草而成。有补脾调肺，益气行水之功。对于气虚脾弱，水肿，小便不利或泄泻，以及体虚、中气下陷的子宫脱垂等，经常服用有辅助治疗之效。

【制作工艺】

1. 将鹌鹑杀后沥尽血，在 75 度左右的烫水中浸湿后煺尽毛、洗净，由背部剖开，抠去内脏，斩去爪，冲洗干净，再入沸水焯约 1 分钟捞出待用。

2. 黄芪用湿布擦净，切成薄片，分两份夹鹌鹑腹中，再把鹌鹑放在蒸碗内，注入清汤，用湿棉纸封口，上笼蒸约 30 分钟即可。

3. 取出鹌鹑，揭去纸，滗出汁，加食盐、胡椒粉调好味，再将鹌鹑翻入汤碗内，灌入原汁即成。

荷叶粉蒸鸡

【配方】（大份）　鲜荷叶 1 张、光嫩鸡一只（约 1250 克）、炒米粉 150 克、猪肥膘 150 克、酱油 20 克、食盐 2 克、白糖 20 克、绍酒 25 克、汤 100 克。

【效用】　此本为一般的滋养品，特点在于利用清心的荷叶，既可清热解暑，又能升运脾阳，使之非常适于体虚脾弱，易为暑湿所伤，而致食欲不振，甚或泄泻的患者食用。

【制作工艺】

1. 将鸡冲洗干净后，剔去骨，剁去爪、翅不用，再把肉劈成约 2 寸长，1 寸宽，1 分厚的大片，加调料、汤拌匀，再加炒米粉拌和均匀，干湿适度，米粉黏实。另将肥膘肉劈成一寸见方、一分厚的片备用。

2. 荷叶洗净揩干，平摆在案桌上，每一鸡片夹一片肥膘折转来口向下，分成四行整齐地排列在荷叶的中央，包好后盛入盘内，上笼旺火蒸约 40 分钟，取出后放在圆盘内，打开荷叶装盘，将荷叶修齐即成。

虫草汽锅鸡

【配方】（大份）　虫草 3 克、鸡肉 165 克、胡椒粉 0.5 克、生姜 3 片、葱白 3 节、食盐 1 克。

【效用】　本品制方同"虫草鹌鹑"，只是把鹌鹑换成了鸡肉，效用亦大体相近，而力弱于"虫草鹌鹑"方。

【制作工艺】

1. 鸡肉洗净砍成约 2.5 厘米见方的块，在沸水锅内先下入姜、葱、胡椒粉，约 2 分钟后，再下入鸡肉焯去血水，待肉质变色后捞出，沥净水后放入汽锅内。

2. 虫草去灰渣，挑出较完整者（中等粗细）6～7 条，用清水漂洗后，分散开摆在鸡肉的上面，然后再加姜葱少许，掺入少量清水，盖严盖子，旺火上笼蒸制约 1.5 小时即可取出。

3. 取出之后，滗出原汁，加食盐和胡椒粉调味，再倒入汽锅内，盖上盖，原锅上席即成。

豆蔻馒头

【配方】（20 个）　白豆蔻 3 克、面粉 1000 克、酵面 50 克。

【效用】 本品与一般馒头之异，就在于加入了白豆蔻粉。白豆蔻有芳香化湿、行气健胃之功。故本品对湿阻中焦而见胸腹满闷、不思饮食的患者，食用颇宜。

【制作工艺】

1. 白豆蔻筛去灰屑，择净杂质，打成细末待用。

2. 面粉倒入盆中，加水及酵面揉匀成团，待其发酵后（夏天约需 2～3 小时，冬天约需 4～6 小时），掌握好发酵程度，适时再加入适量碱水，撒入白豆蔻粉后开始揉面，揉至碱液面粉均匀后，测得酸碱度合适，再把面团揉成直径约 4 厘米粗的长条，按量切块，每块生坯约 60 克。

3. 将坯放入笼内摆好，间隔距离合适，盖上笼盖，水沸时上笼武火蒸约 15 分钟。

茯 苓 包 子

【配方】（20 个） 茯苓 50 克、面粉 1000 克、鲜猪肉 500 克、生姜 15 克、胡椒粉 5 克、麻油 10 克、绍酒 10 克、食盐 15 克、酱油 100 克、大葱 25 克、骨头汤 250 克。

【效用】 此与一般食用包子的不同处就在于加入了茯苓。茯苓有健脾宁心、利水渗湿之效。故本品对脾虚湿盛而见腹胀、食少、便溏、小便不利或心悸失眠的患者有益。

【制作工艺】

1. 将茯苓去净皮，用水润透，蒸软切片，用煎煮法取汁，每次分别加水约 400 毫升，加热煮提 3 次，每次煮提 1 小时，3 次药汁合并滤净，再浓缩成 500 毫升药汁待用。

2. 面粉倒在案板上，加入发面 300 克左右、温热茯苓水 500 毫升，合成面团发酵。

3. 将猪肉剁成茸，倒入盆内加酱油拌匀，再将姜末、食盐、麻油、绍酒、葱花、胡椒、骨头汤等投入盆中搅拌成馅。

4. 待面团发成后，加碱水适量，揉匀碱液，测得酸碱度合适，然后搓成 3～4 厘米粗长条，按量揪成 20 块，左手把每块压成圆面皮，右手打馅，逐个包成生坯。

5. 将包好的生坯摆入蒸笼内，沸水上笼用武火蒸约 15 分钟即成。

三、熬

银 耳 羹

【配方】（25 份） 干银耳 50 克、冰糖 600 克、鸡蛋 1 个。

【效用】 银耳有养阴润肺、补益气血、润肠通便、美容养颜之效，加入冰糖、鸡蛋做羹，更富有营养。对肺阴不足的燥咳、干咳、虚劳久咳及热病后津伤口渴，肠燥便秘，虚烦不眠等，食用相宜。高血压病及血管硬化者，服之亦佳。

【制作工艺】

1. 干银耳放盆内用温水（50～60℃）浸泡约 20 分钟，待发透后摘去蒂头，择尽杂质、泥沙，用手将银耳叶片反复揉碎，捞出后倒入洁净的锅中加水约 7500 毫升，置武火上烧沸后移文火上继续炖熬 3～4 小时，至银耳熟烂汁稠。

2. 冰糖放入勺内，加水适量（约 1500 毫升）置火上溶化成汁，鸡蛋去黄留清，加入清水少许，搅匀后，冲入锅中搅拌，待泡沫浮面后用勺去净，再将糖汁用纱布过滤后冲入银耳锅中即成。

❧ 清　脑　羹 ❧

处方来源：彭铭泉药膳研究中心科研组方

【配方】（大份）　干银耳 50 克、炙杜仲 50 克、冰糖 250 克。

【效用】　用于肝肾不足、阳痿、遗精、腰膝酸痛、胎动不安。此方可视为"银牙羹"以杜仲易鸡蛋而成。杜仲有补肝肾、强筋骨、安胎的作用。故本品适用于脾肾两虚型高血压病，症见头昏、耳鸣、失眠、腰膝酸痛等。

【制作工艺】

1. 将炙杜仲煎熬 3 次，收取药液 4000 毫升待用。

2. 干银耳用温水发透择去杂质，揉碎，淘洗干净；冰糖用水溶化后，置文火上熬至色微黄时过滤待用。

3. 取一个洁净的锅，倒入杜仲汁，下入银耳，并视银耳胀发情况可以再加适量清水，置武火上烧沸后，移文火上久熬 3～4 小时至银耳熟烂，再冲入冰糖水熬稠即成。

四、煮

❧ 益寿鸽蛋汤 ❧

【配方】（大份）　枸杞 10 克、龙眼肉 10 克、制黄精 10 克、鸽蛋 4 个、冰糖 50 克。

【效用】　本方由枸杞、龙眼肉、制黄精同用，能补肝肾、益气血。鸽蛋营养丰富，能补肾强身。再以冰糖调味增其甜度，使其可口并能加强润肺滋阴的效果。对肺燥咳嗽、气血虚弱、智力衰退等有较好疗效。本方可作肾虚腰痛、面黄羸瘦、年老体衰者的膳食。

【制作工艺】

1. 枸杞、龙眼肉、制黄精均洗净切碎，待用。冰糖敲碎装在碗内。

2. 锅置中火上注入清水约 750 毫升，加入以上三味药物同煮至沸后约 15 分钟，再把鸽蛋打破后逐个下入锅内，同时将冰糖屑下入锅中同煮至熟即成。每日服一次，连服七日。

注：冰糖的用量可视口味增减。

❧ 银耳鸽蛋汤 ❧

【配方】（大份）　干银耳 50 克、鸽蛋 20 个、冰糖 250 克。

【效用】　此方可视为"银耳羹"以鸽蛋易鸡蛋而成。其补益作用较银耳羹更为良好。

对于阴虚肺燥的干咳、久咳，肠燥便秘，以及病后阴虚体弱的患者，均可服用。

【制作工艺】

1. 银耳水发后择净杂质，漂洗干净，揉碎，以前法熬成银耳羹待用。

2. 在 20 个酒盅里抹上猪油，然后将鸽蛋分别打入，每盅一个，上笼文火蒸三分钟左右即可出笼，将鸽蛋取出放在清水中漂起待用。

3. 将银耳羹烧开，放入冰糖，待溶化后打去浮沫，把鸽蛋下入锅内，同煮滚，起锅即成。

绿豆南瓜汤

【配方】（大份） 干绿豆 50 克、老南瓜 500 克、食盐少许。

【效用】 绿豆甘凉，能清暑，利尿，解毒。绿豆煮汤是民间夏季解暑的常用饮料。暑易伤津耗气，故配南瓜生津益气。用于夏季伤暑心烦、身热、口渴、尿赤或兼见头昏、乏力等有一定疗效。本方可作夏季防暑膳食。

【制作工艺】

1. 干绿豆用清水淘去泥沙，滤去水，趁水未干时加入食盐少许（约 3 克）拌和均匀，略腌 3 分钟后用清水冲洗干净。

2. 老南瓜削去表皮，抠去瓜瓤，用清水冲洗干净，切成约 2 厘米见方的块待用。

3. 锅内注入清水约 500 毫升，置武火上烧沸后，先下绿豆煮 2 分钟，淋入少许凉水，再沸，将南瓜块下入锅内，盖上盖，用文火煮沸约 30 分钟，至绿豆开花即成。吃时可加食盐少许调味。

燕 窝 汤

【配方】（单份） 燕窝 3 克、冰糖 30 克。

【效用】 燕窝能补虚损，润肺燥，滋肾阴，加冰糖为汤，味尤甘美。《本经逢原》谓："以之（燕窝）调补虚劳，咳吐红痰，每兼冰糖煮食，往往获效。"但其力薄弱，对于火热重者，用之无济。

【制作工艺】

1. 取燕窝放入盅内，用 50℃的温水浸泡燕窝至松软时，用镊子择去燕毛，捞出用清水洗净，沥干水分，撕成细条，放入干净的碗中待用。

2. 锅中加入清水约 250 克，下入冰糖，置文火上烧开溶化，撇去浮沫，用纱布滤除杂质，倒入净锅中，下燕窝，再置文火上加热至沸后，倒入碗中即成。

银杞明目汤

【配方】（单份） 干银耳 3 克、枸杞 5 克、鸡肝 100 克、茉莉花 12 朵、绍酒 10 克、生姜汁 6 克、食盐 3 克，湿淀粉、清汤适量。

【效用】 此汤有补肝肾，明目之效。可用作肝肾不足，头昏眼花、视力减退的辅助治疗。

【制作工艺】

1. 银耳用水泡胀洗净，择去杂质，撕成小片，用清水浸泡待用。茉莉花择去花蒂，淘洗干净后放在盘里，枸杞洗净待用。

2. 鸡肝用清水洗净，切成薄片，放入碗中，加入适量的湿淀粉、绍酒、姜汁、盐调匀待用。

3. 勺置火上，放入清汤，加入绍酒、姜汁、盐、味精，随即下银耳、鸡肝、枸杞，烧开撇去浮沫，待鸡肝刚好，盛入碗中，撒上茉莉花即成。

人 参 菠 饺

【配方】（10 份）　人参 10 克、菠菜 1500 克、面粉 1000 克、猪瘦肉 500 克、生姜 10 克、葱 20 克、胡椒粉 3 克、花椒粉 2 克、酱油 50 克、芝麻油 5 克、食盐适量。

【效用】　此与一般菜、肉饺所不同者，在于加入了能补脾肺、益元气和生津、安神的人参。对于脾虚食少，肺虚喘咳的患者，常食有益。

【制作工艺】

1. 将菠菜择洗干净后，去茎留叶，在木瓢内搓成菜泥，加入适量的清水搅匀，用纱布包好，挤出绿色菜汁待用。人参润后切成薄片，烘脆研成细末待用。姜、葱洗净后切成姜末、葱花。

2. 猪肉用清水洗净剁茸，加食盐、酱油、胡椒粉、花椒粉、姜末拌匀，加适量的水搅拌成糊状，再放入葱花、人参粉、芝麻油拌匀成馅。

3. 将面粉用菠菜汁和好揉匀，如菠菜汁不够用可加适量清水，揉至面团表面光滑为止，揉成长条分成 200 个剂子，擀成圆薄面皮，加馅将面皮逐个包成饺子。

4. 锅内水烧开后将饺子下锅，待饺子煮至浮起时，可加少量凉水，待馅和皮松离时，捞出装碗即成。

菠 蔻 馄 饨

【配方】（100 份）　白豆蔻 20 克、瘦猪肉 5000 克、面粉 5000 克、菠菜汁液适量、生姜 150 克、猪棒子骨 5000 克、鸡 2 只、猪皮适量、胡椒粉 50 克、胡椒 25 克、食盐 20 克。

【效用】　本品有补虚和行气健胃的作用。对于脾胃虚弱，食欲不振，或食后消化不良、腹胀泄泻的患者，食之相宜。

【制作工艺】

1. 先将白豆蔻择净杂质，研成细末。用 10 克白豆蔻末加 25 克胡椒粉，再加食盐 10 克拌成椒盐。

2. 棒子骨洗净打破放入锅中，加入适量清水，再将猪皮刮洗干净，鸡经初加工后，剖腹去脏，冲洗干净一同放入锅内，另将姜 50 克拍破，胡椒 25 克拍破，一同放入锅内，先用旺火烧沸撇净浮沫，改用文火炖约 1.5 小时，制成原汤。

3. 猪肉冲洗干净后，用绞肉机连绞 4 次成茸，装在盆内，然后用姜 50 克洗净捣取姜汁加入盆内，再加胡椒粉 25 克，白豆蔻 10 克，食盐适量和清水，搅拌成馅。

4. 将面粉倒在案板上加入菠菜汁液适量揉成面团，擀成馄饨皮，规格为每 50 克擀成 10 张，也可以直接在市场上买现成的馄饨皮。

5. 将馄饨皮逐个加馅包成生坯，锅内水烧沸后，下入馄饨煮熟，另用碗放入椒盐少许，冲入原汤，每碗装入 10 个馄饨即成。

健脾营养抄手

处方来源：彭铭泉药膳研究中心科研组方

【配方】（200 份）　建曲 6 克、甘草 3 克、泽泻 3 克、白豆蔻 3 克、黄连 2 克、陈皮 9 克、茯苓 9 克、桔梗 3 克、山药 15 克、党参 15 克、莲米 15 克、薏苡仁 15 克、芡实 15 克、扁豆 15 克、麦芽 15 克、山楂 12 克、藿香 5 克、光鸡 2～5 只、墨鱼 150 克、面粉 10 千克、猪瘦肉 10 千克，猪皮、杂骨适量，生姜米、胡椒粉、食盐各适量。

【效用】　此抄手富于营养，又配以补脾健胃和助消化的药物。适合脾胃虚弱，消化不良，易致食滞、便秘的患者食用。

【制作工艺】

1. 将按处方要求而配成的药物装入纱布袋，扎紧口，清水漂洗备用。杂骨、猪皮、墨鱼、鸡肉分别洗净和药袋一起放入锅内加清水炖至鸡肉熟烂为原汤。捞出药袋、鸡肉、墨鱼。鸡肉、墨鱼晾冷后剔去骨头、筋膜，切成细丝和匀，加味精、胡椒粉、食盐调好后做馅，药渣不用。

2. 猪皮、肉剁成茸，加水适量，食盐、胡椒粉各放一半，搅匀成馅，以水、肉不分离为度。

3. 面粉用水和匀揉成面团，揉至表面光滑为止，擀成薄片切成每 50 克约 10 张的小方块，制成抄手皮。

4. 将抄手皮逐张打馅包成抄手，待锅内水沸后下入抄手煮至抄手浮起约 2 分钟即可。另用碗放入味精、胡椒盐，掺入前面熬好的药汁原汤，抄手每十个装成一碗，鸡肉、墨鱼丝蘸在上面即成。

健脾抄手药食分制工艺：

1. 食物部分按饮食烹调方法炖成抄手的原汤。

2. 药液制备

①蒸馏：将白豆蔻、白术、陈皮、桔梗、藿香用蒸馏法制取蒸馏液 500 毫升，冷藏待用，药渣留用。

②煮提：将黄连、建曲、甘草等 13 味药连同上述药渣，共同煮提 3 次，每次煎煮 1 小时，以沸计时，三次药液合并过滤去渣，浓缩为浸膏，80℃热测，比重为 1.2 左右，冷却后加入约三倍量的 95% 乙醇，充分搅拌均匀，静置沉淀 24 小时，吸取上清液回收乙醇，药液适当浓缩至约 1000 毫升，加入蒸馏液至 1500 毫升，摇匀静置过滤，吸取上清液滤至澄明，加入 10% 尼泊金溶液 5 毫升和食用香精 2 毫升，搅匀，共制成 1500 毫升待用。

3. 使用时每碗用上液量 5 毫升，掺入原汤，盛入抄手即成。

人参鸡油汤圆

处方来源：彭铭泉药膳研究中心科研组方

【配方】（100 份） 人参 30 克、鸡油 300 克、玫瑰蜜 150 克、白糖 1500 克、面粉 150 克、糯米粉 5000 克（其中粳米粉 20%）、黑芝麻 300 克。

【效用】 本品甘甜香美，有补益心脾和增进营养的作用。适合心脾气虚，气短神疲、倦怠乏力、心悸自汗者服食。

【制作工艺】

1. 将人参用水润软切片，再微火烘脆碾成细末，鸡油熬熟滤渣晾冷，面粉干锅内炒黄，黑芝麻炒香捣碎待用。

2. 将玫瑰蜜用擀面杖在案板上压成泥状，加入白糖，撒入人参粉和匀，兑入鸡油调和，再加炒面粉揉至滋润，以特制的框架按压成形，用刀切成约 1.5 厘米见方的小方块（约 400 个），如不用玫瑰蜜，可换成黑芝麻，和匀后制成芝麻心子。

3. 将糯米粉和匀，掺水淋湿，揉成滋润的粉团，将湿纱布盖上。此时可将锅洗净，注入大半锅清水置于火上。

4. 将揉好的粉团搓成长条，按量揪剂（每个约 12.5 克），再把剂子捏成小酒杯形，包上心子，捏成汤圆。

5. 待锅内清水烧沸后，将汤圆下锅，文火煮至汤圆浮出水面后 2～3 分钟即可捞出，每 4 个盛 1 碗即成。

石斛花生米

处方来源：彭铭泉药膳研究中心科研组方

【配方】（大份） 鲜石斛 50 克、花生米 500 克、食盐 6 克、大茴香 3 克、山奈 3 克。

【效用】 本品有养阴润燥、清热生津和补虚扶羸的作用，适合肺胃阴虚、咽干津少、舌上无苔、咳嗽痰少、肠燥便秘、乳汁清稀的患者食用。

【制作工艺】

1. 鲜石斛用清水洗净，淘去泥沙，切成约 1 厘米长的节。花生米拣去霉烂颗粒，用水洗净，沥干水待用。

2. 锅内注入适量清水，放入食盐、大茴香、山奈，待盐溶化后，把准备好的石斛、花生米倒入锅中，置武火上烧沸，再移至文火上煮约 1.5 小时，待花生米入口成粉质时，即成。

五、烧

红杞活鱼

处方来源：彭铭泉药膳研究中心科研组方

【配方】（大份）　活鲫鱼 3 条（约 750 克）、枸杞 15 克、香菜 6 克、葱 10 克、醋 75 克、芝麻油 6 克、猪油 50 克、绍酒 6 克、胡椒粉 2 克、生姜末 3 克、食盐 2 克、奶汤 250 克、清汤 750 克。

【效用】　本品有补虚弱，健脾胃，利水湿的作用。对脾胃虚弱，不欲饮食，或纳少无力及水湿肿满等，可以常食，无害。《医林纂要》谓："鲫鱼性和缓，能行水而不燥，能补脾而不濡，所以可贵。"

【制作工艺】

1. 枸杞择净杂质，用清水洗净待用。

2. 将活鲫鱼去鳍、鳃、鳞，剖腹抠去内脏，用开水略烫，再用凉水洗净。在鱼身的一面每隔 1.5 厘米宽剖成十字刀花，再在另一面每隔 1.5 厘米宽切直刀。香菜洗净，切成 2 厘米长的段，6 克葱切成 1 寸长的细丝，4 克切成葱米。

3. 猪油放在勺里，在旺火上烧热，依次放入胡椒粉、葱米、姜米，随后放入清汤、奶汤、姜汁、绍酒、味精、食盐，同时将切过刀花的鱼放在开水锅内烫约 4 分钟，使刀口翻起，并去腥味，取出放入汤里。再把枸杞下入锅内，烧沸后移微火上炖 20 分钟，加入葱丝、香菜段、醋并洒入香油即成。

芪 烧 活 鱼

处方来源：彭铭泉药膳研究中心科研组方

【配方】（大份）　活鲤鱼 1 条（每条约 750 克）、黄芪 10 克、党参 6 克、水发香菇 15 克、冬笋片 15 克、白糖 15 克、绍酒 15 克、食盐 3 克、酱油 15 克、葱 6 克、蒜 6 克、湿淀粉 50 克、生姜汁 9 克、花生油 1000 克、清汤 500 克、猪油 20 克。

【效用】　本品有补虚下气、健脾行水之效。适合体虚、水湿胀满、小便不利或咳逆上气的患者食用。

【制作工艺】

1. 党参、黄芪润洗后切成 0.2 厘米厚片待用。

2. 将活鲤鱼去掉鳃、鳞、鳍后，剖腹除去内脏，冲洗干净，在鱼身两面斜刀切成十字刀花，香菇一切两开，姜、葱、蒜按要求洗净后切成姜米、蒜片、葱节待用。

3. 炒锅置旺火上，放入花生油烧至六成熟，下入鲤鱼炸成金黄色，捞出沥去油。

4. 再把炒锅重置火上，放入猪油、白糖，炒成枣红色时，加入清汤，下入炸好的鲤鱼、党参、黄芪，烧沸后移文火上煨，待汤汁已浓、鱼已煨透入味时，将鱼捞在鱼盘里，择去参、芪片，再把笋片、香菇放入汤勺内，烧沸后，撇去油沫，用湿淀粉勾芡，淋上猪油，浇在鱼上即成。

砂 仁 肚 条

【配方】（大份）　砂仁末 10 克、猪肚 1000 克、胡椒粉 3 克、花椒 5 克、生姜 15 克、葱白 15 克、猪油 100 克、绍酒 50 克、湿淀粉 20 克、盐 5 克。

【效用】 猪肚为补脾胃的要品，又辅以化湿醒脾、行气和胃的砂仁等配合，用于脾胃虚弱，食欲不振，或食少腹胀、妊娠恶阻的人，非常适合。

【制作工艺】

1. 砂仁烘脆后打成细末待用。

2. 猪肚洗净，下沸水锅焯透捞出刮去内膜。另将锅中倒入清汤，放入猪肚，再下姜、葱、花椒煮熟，打去泡沫，捞起猪肚待冷切成指条。

3. 将原汤 500 克烧开，下入肚条、砂仁末、胡椒粉、绍酒、猪油，再加味精调味，用湿淀粉着芡，炒匀起锅装盘即成。

砂仁鲫鱼

【配方】（大份） 大鲫鱼 4 条（每条约 1000 克）、胡椒 3 克、辣椒 6 克、陈皮 6 克、小茴香 6 克、砂仁 6 克、荜茇 6 克、葱 50 克、生姜 20 克、盐 10 克、大蒜 2 块、花生油 500 克。

【效用】 此方有补虚健脾、行气利水之功。适合脾胃虚弱，食少腹胀，或脾胃虚寒，腹痛泄泻等症；对体虚而水湿停滞，小便不利的患者，亦宜食用。

【制作工艺】

1. 将胡椒略碎，同辣椒、陈皮、砂仁、荜茇、小茴香、葱段、姜片、蒜片用盐和匀待用。

2. 鲫鱼去鳞、鳃、内脏，洗净，沥干水，将调拌好的药物和调料装入鱼腹内。

3. 烧热锅放入花生油，七成熟时，将鲫鱼下油中煎制，待鱼色黄至熟，即可捞出沥油。

4. 另起热锅加熟油少许，煸姜、葱，注入清汤，调好味后，将已煎熟的鲫鱼下汤内略煮，待汤沸后即可食用。

大蒜烧茄

【配方】（大份） 大蒜 25 克、茄子 500 克、食盐 2 克、白糖 5 克、酱油 10 克、生姜 5 克、葱白 10 克、干淀粉 10 克、菜油 50 克、清汤 200 克。

【效用】 本方用甘寒之茄子作主食，能清血热、散瘀肿、利水湿、止疼痛，用辛温之大蒜作调料，可暖脾胃、行气滞、消癥积、解邪毒。大蒜烧茄不仅有鲜美的鱼香味，而且有凉血止血，消肿定痛的良效，用于肠风下血、火毒疮痛、皮肤溃疡等症，有一定疗效。研究表明，茄子含丰富的营养成分，尤其是维生素 D 含量很高，能增强血管弹性，防止小血管出血。所以本方是化脓性感染、便血、高血压、动脉硬化、咯血、紫斑等患者的良好膳食。

【制作工艺】

1. 将鲜茄子撕去蒂把，用清水洗净，剖成两半，在每半个茄子的表面上划约 1 厘米宽的十字刀花，然后切成约 4 厘米长、2 厘米宽的长方块（深切而不断），姜葱洗后切成姜米、葱花，大蒜去净表皮后洗净切成两瓣，待用。

2. 炒锅置武火上烧热后，倒入菜油，炼至油泡散尽且冒青烟时离开火口，待油温稍降后，将茄子逐个放入锅中翻炒，再下入姜末、酱油、食盐、蒜瓣及清汤，烧沸后，用文火焖 10 分钟，翻匀，撒入葱花，再用白糖、淀粉加水调成芡，收汁和匀，起锅装盘即成。

紫蔻烧鱼

【配方】（大份）　紫豆蔻 5 克、陈皮 6 克、大鲫鱼 2 条（每条约 500 克）、胡椒末 2 克、生姜 10 克、葱白 15 克、食盐 3 克、酱油 10 克、绍酒 10 克、白糖 3 克、清汤 500 克、湿淀粉 10 克、猪油 50 克。

【效用】　豆蔻幼嫩带紫，气味芳香，能开食欲、助消化、除腹胀；陈皮可健脾胃、祛痰湿、止呕逆；鲫鱼能增营养、补虚弱、利水湿。药食合用，共奏健脾消食，补虚健身之功。用于脾虚食少、腹胀、便溏，食滞嗳腐、痞满、纳差等症，有较好疗效。本方可作病后体弱及营养不良、胃肠功能紊乱患者之膳食。

【制作工艺】

1. 将鲫鱼去鳞、鳃及内脏，用水洗净后入沸水锅中略焯，捞出待用。

2. 将紫豆蔻、陈皮用温水洗净，切成碎粒，和匀后分成两份，分别放入两条鲫鱼的腹内。生姜、葱洗净切成姜片、葱节待用。

3. 将炒锅置于火上烧热，放入猪油 50 克，油温六成热时，下入姜片、葱节，略煸后冲入清汤，放食盐、绍酒、白糖、胡椒末，烧沸后把鲫鱼放入锅内，用中火煮约 15 分钟，即可将鱼捞起放入条盘内，再将湿淀粉下入锅内，略待片刻，汁稠起锅浇在鱼面上即成。

六、焖

参芪鸭条

处方来源：彭铭泉药膳研究中心科研组方

【配方】（大份）　党参 15 克、黄芪 15 克、陈皮 10 克、鸭子 1 只、五花肉 100 克、食盐 6 克、绍酒 10 克、酱油 6 克、生姜 6 克、葱白 15 克、菜油 1000 克（实耗约 75 克）、上汤 500 克。

【效用】　本方由参芪膏加陈皮、鸭肉、猪肉而成，参、芪益气健脾，陈皮行气开胃，使补气而不致气机壅滞，又可增进食欲；再用营养丰富、补虚利湿的鸭肉作主食，掺和猪肉炖汤，共奏益气健脾、生血补虚之功。用于脾胃虚弱之食少、乏力，气衰血虚之眩晕、面色无华及气虚水肿、发热等症，确有较好的疗效。参、芪还能消除尿蛋白。故本方可作贫血、营养不良及慢性肾炎患者之膳食。

【制作工艺】

1. 党参、黄芪润洗后切成斜片，陈皮切成丝，待用。

2. 鸭子宰杀后去净毛，剖开腹，除去内脏，斩去脚，冲洗干净，沥干水，姜、葱洗净切成姜片、葱段待用。

3. 鸭皮上用酱油抹匀，下入八成热油锅中炸至皮呈金黄色，捞出，用温水洗去油腻，盛入砂锅内。

4. 五花肉切成块，下沸水焯一下捞出，再洗净血污放在砂锅内，加入绍酒、姜片、葱段、党参、黄芪、陈皮、食盐、味精、酱油、上汤用中火烧沸，改用文火焖至鸭烂熟取出，滗出原汤，用纱布滤净待用。将鸭子拆去大骨斩成约 1.5 厘米宽的条块，放入大汤碗内摆好，注入原汤即成。

❀ 枣 杏 焖 鸡 ❀

处方来源：彭铭泉药膳研究中心科研组方

【配方】（大份）　栗子 200 克、甜杏仁 12 克、红枣 5 枚、核桃仁 20 克、公鸡 1 只、生姜 15 克、葱 15 克、绍酒 15 克、食盐 3 克、酱油 10 克、白砂糖 10 克、芝麻酱 6 克、猪油 75 克、湿淀粉 50 克。

【效用】　本方由栗子仁、核桃仁、甜杏仁与红枣同用，能补脾肺、益肾气、止咳嗽、润肠燥，再以肥嫩鸡肉作主食，更能补精髓、益气血、增营养。药、食合用，用于脾肾亏虚之食少、乏力、耳鸣、健忘，肺肾两虚之咳嗽、气喘、心悸及精血不足之肠燥便秘、身体消瘦等，均有一定疗效。本方尤宜作老年患者之膳食。

【制作工艺】

1. 甜杏仁、核桃仁放在碗内，用沸水浸泡后撕去皮，捞出沥干水，放入温油锅内不停地翻动炸至金黄色，捞入盘中摊开，待冷后用擀面杖将杏仁、桃仁滚压成末，待用。

2. 栗子切成两半放入沸水锅中煮至壳与衣可以剥掉时，捞出，剥去壳衣，待用。

3. 鸡宰杀后，褪净毛，剖去内脏，冲洗干净，斩成 3 厘米见方的块；姜、葱洗净切成姜丝、葱节待用。

4. 炒锅置中火上烧热，滑锅后加入猪油 25 克，在武火上烧至六成热，放入鸡块煸炒至黄色，随即加入绍酒、姜丝、葱节、白砂糖、酱油，煸至上色后，再加入白汤、核桃仁和红枣烧沸，移至文火上加盖焖 1 小时左右，加入栗子再焖 15 分钟，焖至鸡肉熟透。

5. 将锅端回武火上，用漏勺捞出鸡块，鸡皮朝下摆在碗内，再捞出栗子盖在鸡块上面，覆上圆盘，翻扣在盘内。

6. 原锅中汁在武火上烧沸，放入芝麻酱拌和，用湿淀粉着薄芡，加入热油 50 克，反复推匀，浇在鸡面上，撒上杏仁末即成。

七、煨

❀ 枣 蔻 煨 肘 ❀

处方来源：彭铭泉药膳研究中心科研组方

【配方】（大份）　红豆蔻 12 克、大枣 60 克、猪肘 1000 克、冰糖 180 克。

【效用】　本方猪肘营养补阴，冰糖增甜润燥，大枣益气健脾，妙在与红豆蔻同用，既可开胃增食，又可行气化湿，克服猪肘油腻碍胃之弊。药食相合，能气阴两补，和胃健脾。用于阴虚气弱之消瘦、乏力、口干，脾胃虚弱之食少、脘痞、呕恶等症。

【制作工艺】

1. 红豆蔻择净杂质拍破，用干净的纱布袋装好扎口。大枣洗净后抠去枣核待用。

2. 猪肘刮洗干净，镊净残毛，放入沸水锅内焯去血水，捞出后用清水漂洗去浮沫，待用。

3. 用合适的砂锅一个，先在底部垫几块瓷片（防止粘锅），再加水适量，放入猪肘，武火烧沸，撇去浮沫。另将一半的冰糖在炒锅内炒成深黄色糖汁，连同其余的冰糖、红豆蔻、大枣加入锅内烧 1 小时，改移文火上慢煨 2 小时，待肘子煨至熟烂，取出红豆蔻不用，起锅装盆即成。

黄 精 煨 肘

处方来源：彭铭泉药膳研究中心科研组方

【配方】（大份） 黄精 9 克、党参 9 克、大枣 5 枚、猪肘 750 克、生姜 15 克。

【效用】 补脾润肺。治脾胃虚弱，饮食不振，肺虚咳嗽，病后体虚。益肾。治肾精亏虚引起的须发早白。

【制作工艺】

1. 黄精切薄片，党参切短节，同用纱布袋装上，扎口，大枣选色红、圆润无虫蛀者，待用。

2. 猪肘刮洗干净，镊净残毛，入沸水锅内焯去血水，捞出洗净，姜、葱洗净拍破，待用。

3. 以上药物和食物同时放入砂锅中，注入适量的清水，置武火上烧沸，撇去浮沫，移文火上继续煨至汁浓肘烂，去除药包，肘、汤、大枣同时装入碗内即成。

红杞乌参鸽蛋

【配方】（大份） 枸杞 15 克、海参 2 只、鸽蛋 12 个、食盐 5 克、绍酒 30 克、胡椒面 3 克、酱油 15 克、猪油 100 克、花生油 500 克（实耗 75 克）、鸡汤、普通汤、生姜、葱、淀粉各适量。

【效用】 本方枸杞、海参、鸽蛋均能补肾益精，烹调时再加入浓鸡汤气血双补，增添营养。四者相合，共奏滋阴补肾，益精明目，营养健身之功。用于肾虚之阳痿遗精，腰痛腿软、尿频、耳鸣，肝肾精亏之头昏眼花、视力下降、记忆力减退，以及身体弱或病后体虚等症，均有一定疗效。

【制作工艺】

1. 枸杞择洗净待用。

2. 海参放在盆内用凉水浸泡胀发后，将内壁膜抠干净，用普通汤焯两遍，冲洗干净，用刀尖在腹壁切成菱形刀花，注意不要切透。姜、葱洗净拍破，待用。

3. 鸽蛋凉水时下锅用文火煮熟，捞出放入凉水内，逐个剥壳放在碗内。另烧热炒锅注入花生油烧沸，将鸽蛋滚满干淀粉，放入油锅中炸成金黄色，待用。

4. 炒锅烧热注入猪油 50 克，待油温八成热时下葱、姜煸炒，随后倒入鸡汤，煮两三分钟捞出葱、姜不用。再加入酱油、绍酒、胡椒面和海参，烧沸后撇去浮沫，移文火上煨 40 分钟，加入鸽蛋、枸杞，再煨 10 分钟，取出海参摆入盘内（背朝上），鸽蛋放在周围，汁内加用湿淀粉着芡，再淋 50 克热猪油，最后把汁浇在海参和鸽蛋上即成。

川 椒 煨 梨

【配方】（单份）　川椒 50 粒、大雪梨 1 个、冰糖 30 克、面粉 50 克。

【效用】　梨子甘寒多汁，能清热润肺、化痰止咳。妙在与善治咳逆气喘、性味辛热之川椒同用，药性趋于平和，专于治咳喘。用于外邪犯肺之猝然咳嗽，无问寒热，均有一定疗效。本方可供急、慢性气管炎患者食用。

【制作工艺】

1. 将梨子削去外皮，把筷子削尖后，在其表面均匀地戳约 50 个小孔，然后把川椒逐个按入梨子孔内。

2. 将面粉用水调湿，揉成面团，擀成圆皮，包在梨子的表面，放入烘箱内，烘熟。如自己制作可放在热柴草灰内煨熟。然后取出梨子，剥去表面的面皮，挑出花椒不用，梨装在盘内。

3. 将冰糖放锅内加水少许炼成糖汁，浇在梨子的面上即成。

八、炸

软 炸 白 花 鸽

处方来源：彭铭泉药膳研究中心科研组方

【配方】（大份）　山药 50 克、鸽肉（无骨）250 克、酱油 5 克、绍酒 5 克、干淀粉 50 克、花椒粉 2 克、食盐 5 克、菜油 1000 克（实耗 100 克）。

【效用】　本方用山药健脾固肾，生津止渴，主食鸽肉滋阴养血，祛风解毒。药食合用，共奏补脾肾，益阴血，止口渴，祛风毒之功。用于脾虚食少、乏力、肾虚腰痛、尿频，血虚经少、经闭，气阴两虚之口渴、消瘦及风疹皮肤瘙痒等症，颇有一定功效。本方可作糖尿病、皮肤过敏瘙痒患者之膳食。

【制作工艺】

1. 山药切片烘干打成细末待用。

2. 鸽肉洗净去皮，切成十字刀花，再改成约 2 厘米见方的块装入碗中，用绍酒、酱油腌制约 20 分钟，再用鸡蛋清调山药粉、淀粉成糊待用。

3. 炒锅置中火上，倒入菜油，炼至油泡散尽冒青烟后，端离火口，待油温降低至五六成热时，将腌好的鸽肉用蛋糊拌匀逐个下入锅中翻炸，糊凝捞出，整形后，将锅重置火上，待油温升高后，再同时将鸽肉下锅复炸一次，待色成金黄时，捞出沥去油，装入盘内，撒上花椒粉和食盐，和匀即成。

软 炸 鸡 肝

处方来源：彭铭泉药膳研究中心科研组方

【配方】（大份）　山药 100 克、鸡肝 400 克、干淀粉 100 克、鸡蛋 4 个、生姜 10 克、葱 15 克、食盐 6 克、绍酒 10 克、花椒粉 2 克、胡椒粉 5 克、芝麻油 5 克。

【效用】　本方是"软炸白花鸽"中鸽肉易鸡肝而成。鸡肝营养丰富，补肝、消疳是其所长。与山药同用，共奏健脾消疳，养肝明目之功。用于小儿疳积之食少、神疲、肚大、消瘦、面色萎黄及肝肾阴虚之视物昏花、视力减退等症，有较好疗效。本方可作小儿营养不良、夜盲患者之膳食，与"软炸白花鸽"相比，尤显其特长。

【制作工艺】

1. 山药切片烘干打成细末待用。

2. 鸡肝去胆和周围的变色部位，清水洗净，大的切成两块；姜、葱洗净，姜切成大片，葱部分切成段，另留下些许切成细葱花；鸡蛋打散装在碗内，加入湿淀粉、山药粉调成糊待用。

3. 鸡肝装入碗内，加入姜、葱、绍酒、胡椒粉、食盐略腌后，再用蛋糊上浆拌匀。

4. 炒锅烧热后，倒入花生油，待油六成热时，把鸡肝逐块下入油锅炸至色黄捞出，炸完后，再复炸一遍。

5. 另烧热锅，下入鸡肝翻炒，放入葱花、花椒粉，淋入芝麻油，翻炒几下装盘即成。

软 炸 怀 药 兔

处方来源：彭铭泉药膳研究中心科研组方

【配方】（大份）　山药 50 克、兔肉（无骨）250 克、绍酒 10 克、食盐 2 克、酱油 10 克、白糖 3 克、猪油 500 克（实耗 75 克）、鸡蛋 5 个、湿淀粉 50 克。

【效用】　本方是"软炸鸡肝"鸡肝易兔肉而成。兔肉甘、凉，能补中止渴，与山药同用，补脾力更强，止渴效更佳。对于脾胃虚弱之食少、乏力、懒言，邪热伤阴之口渴、消瘦等症有一定疗效。本方可作糖尿病患者之膳食。

【制作工艺】

1. 山药切片烘干打成细末待用。

2. 兔肉洗净去筋膜，切成约 2 厘米见方的块，放在碗内，加入绍酒、食盐、酱油、白砂糖、味精拌匀。再将鸡蛋去黄留清搅匀，加入山药粉和湿淀粉调成蛋糊倒入兔肉内和匀，使糊均匀黏附兔肉。

3. 炒锅置中火上烧热，放入猪油 500 克，烧至八成热时，将兔肉块逐个放入油锅内略炸捞出，待第一次炸完后，再同时下入锅内反复用漏勺翻炸，待色成金黄浮面时，捞出装盘即成。

怀药肉麻元

处方来源：彭铭泉药膳研究中心科研组方

【配方】（大份）　山药 50 克、黑芝麻 50 克、肥膘肉 400 克、食盐 6 克、白砂糖 200 克、鸡蛋 3 个、花生油 1000 克（实耗 75 克）。

【效用】　本方用黑芝麻补肝肾，补阴血、润五脏，鸡蛋、山药粉作糊，亦能养血润燥、健脾益胃，主食猪肉滋阴润燥，用肥膘者取其润燥力更甚。药食相合，共奏补脾肾、益精血、润枯燥之功。用于脾肾虚弱、精血不足之发枯、肤糙、消瘦、便干，肝肾两虚之眩晕、健忘、白发、脱发等症，有一定疗效。更妙在本方膳形制为油炸肉麻元，使膘虽肥而食不腻，味虽甜而食之香。本方作体虚、消瘦者之膳食，堪称佳肴。

【制作工艺】

1. 山药切片烘干打成细末，黑芝麻炒香。

2. 肥膘肉削去残皮，冲洗干净，在汤锅内煮熟，捞入凉水内泡一下再放盘内晾凉，切成 1 厘米左右的丁，再入沸水内焯透，捞出散开晾凉。淀粉用水调散，鸡蛋另搅匀，加入湿淀粉、山药粉、食盐和匀成稠糊，待用。

3. 肥肉丁装入碗内，加入调匀后的蛋糊上浆，待用。

4. 炒锅置中火上，加入花生油烧至八成热时，用筷子将肥肉丁逐个地放入锅内炸，糊凝起锅，掰去棱角，再重炸至色黄时捞出沥油。

5. 炒锅重置火上，注清水少许，加入白砂糖，在小火上炒化，不停地铲动，待糖汁成金黄色时，加入炸好的肉麻元，端离火口，继续铲动，随即撒入芝麻，待芝麻都贴在肉上，倒入盘内晾凉即成。

龙眼纸包鸡

处方来源：彭铭泉药膳研究中心科研组方

【配方】（大份）　龙眼肉 20 克、胡桃肉 100 克、嫩鸡肉 400 克、鸡蛋 2 个、香菜 100 克、火腿 20 克、食盐 6 克、白砂糖 6 克、淀粉 25 克、芝麻油 5 克、花生油 1500 克（实耗 100 克）、生姜 5 克、葱 20 克、糯米纸数张、胡椒粉 3 克。

【效用】　本方用龙眼肉健脾生血，胡桃肉补肾养血，嫩鸡肉益气补血。血乃神志之所依，故药食合用，共奏补心脾、益精血、聪神志之功。用于精血不足之心悸、失眠、健忘、脑力衰退，病后体虚之食少、乏力、眩晕、面色无华等症，有较好的疗效。

本方膳形制作独特，药、食、调料俱用纸包油炸，既减少不耐热营养物质的分解破坏，又防止调味成分溶解丢失。可作营养不良、神经衰弱者之膳食。无病常食，亦有健身益寿之效。

【制作工艺】

1. 核桃仁用沸水泡后去皮，再下油锅炸熟，切成细粒。龙眼肉用温水洗净切成粒，待用。

2. 鸡肉洗净去皮，切成一毫米厚的片，用食盐、白砂糖、胡椒粉调拌腌制。再用淀粉加清水调湿后与鸡蛋清调成糊，姜、葱洗净后切成细米，火腿切成小片，待用。

3. 取糯米纸放在案板上，将腌制后的鸡肉片在蛋糊内上浆摆在纸上，加入少许香菜、姜、葱细米和一片火腿，每一张加 10 克核桃仁和 2 克龙眼肉，然后折成长方形的纸包。

4. 炒锅置中火上，倒入花生油，烧至六成热时，把包好的鸡肉下锅炸熟，捞出装盘即成。

◈ 山 楂 肉 干 ◈

处方来源：彭铭泉药膳研究中心科研组方

【配方】（大份）　山楂 100 克、猪瘦肉 1000 克、菜油 500 克（实耗 100 克）、芝麻油 15 克、生姜 30 克、葱 30 克、花椒 2 克、绍酒 25 克、酱油 50 克、白砂糖 15 克。

【效用】　本方猪瘦肉滋阴益气、营养健身。制成肉干，味极可口，但不易消化，妙在与山楂同用，专消肉食。药食合用，共奏滋阴健脾、开胃消食之功。用于脾虚食滞之食少、腹胀、脘痞、嗳腐等症，最为合适。山楂能降血压、血脂。故本方可作高血压、高脂血症、冠心病、消化不良患者之膳食。

【制作工艺】

1. 山楂果择去杂质，用清水冲洗干净，润软切成圆片，个小的果也应拍破待用。

2. 猪瘦肉剔去皮筋，冲洗干净，姜、葱洗净，切成姜片、葱节待用。

3. 用 50 克山楂片，加水约 1500 毫升在武火上烧沸后，下入猪瘦肉煮至六成熟，捞出稍晾后切成约 5 厘米长的粗条，放在盆内用酱油、葱、姜、绍酒、花椒拌匀腌制约 1 小时，再沥去水。

4. 炒锅置中火上，倒入菜油烧熟，投入肉条炸干水分，色微黄时即用漏勺捞出沥去油，另将锅内油倒出，留少许余油重置火上，投入余下的 50 克山楂，略炸后，再将肉干倒入锅中，反复翻炒，微火熔干起锅装在方盘内，再淋入芝麻油，撒入味精、白砂糖和匀即成。

九、炒

◈ 银 杏 鸡 丁 ◈

【配方】（大份）　银杏 100 克、嫩鸡肉（无骨）250 克、蛋清 2 个、食盐 3 克、白砂糖 3 克、绍酒 3 克、干淀粉 10 克、芝麻油 3 克、葱段 15 克、猪油 500 克（实耗 50 克）、汤 50 克。

【效用】　本方系古代食疗方银杏莲子鸡去莲子而成。银杏敛肺定喘，收涩止带且能益气健脾，是民间常用副食，再与营养丰富的鸡肉做膳，共奏补气养血、平喘止带之功。用于老年体虚湿重之久咳、痰多、气喘，小便频数及妇女脾肾亏虚浊湿下注之带下量多，质稀等症，确有良效。身体虚弱或无病食之，亦可营养健身。本方可作老年慢性气管炎、肺心病、肺气肿及带下症患者之膳食。

【制作工艺】

1. 银杏剥去硬壳，下热油锅爆至六成熟时捞出剥去薄衣，洗净待用。

2. 将鸡肉切成约 1.2 厘米见方的丁，放在碗内，加入蛋清、食盐、淀粉 5 克拌和上浆。

3. 将炒锅烧热，放入猪油，待油烧至六成热时，将鸡丁下锅用勺划散，放入银杏炒匀，至熟后连油倒入漏勺内沥去油。

4. 原锅加入猪油 25 克，投入葱段煸炒，随即烹入绍酒、汤、食盐、味精，倒入鸡丁和银杏，颠翻几下，用湿淀粉着薄芡，推匀后淋入芝麻油，再颠翻几次，起锅装盘即成。

九 月 肉 片

【配方】（大份）　菊花瓣（鲜）100 克、猪瘦肉 600 克、鸡蛋 3 个、鸡汤 15 克、盐 3 克、白糖 3 克、绍酒 20 克、胡椒粉 2 克、麻油 3 克、姜 20 克、葱 20 克、湿淀粉 50 克、猪油 1000 克。

【效用】　九月即菊花，性味甘寒，其气清香，能祛风、清热、平肝、明目，古代视为抗老益寿药，现代发现其可降血压、扩冠脉；猪肉营养丰富，先炒至熟，后下菊花瓣，确保香气浓郁。药食合用，共奏祛风明目，养血益寿之功。用于虚风上作之头昏头痛、眼花干涩等症，确有一定疗效。本方可作高血压、冠心病患者之膳食。身体虚弱或无病常食，能健身益寿，美人肤色，中年、老年最为相宜。

【制作工艺】

1. 将猪瘦肉去皮、筋后切成薄片，菊花瓣用清水轻轻洗净，用凉水漂上，姜、葱洗净后都切成指甲片，鸡蛋去黄留清。

2. 肉片用蛋清、食盐、绍酒、胡椒面、淀粉调匀浆好。用食盐、白砂糖、鸡汤、胡椒粉、味精、湿淀粉、芝麻油（少许）兑成汁。

3. 炒锅置武火上烧热，放入猪油 1000 克，待油五成热，投入肉片，滑撒后倒入漏勺沥油，锅接着上火，放进 50 克熟油，待油温五成热时，下入姜、葱稍煸，即倒入肉片，烹入绍酒炝锅，把兑好的汁搅匀倒入锅内，先翻炒几下，接着把菊花瓣倒入锅内，翻炒均匀即可。

解暑酱包兔

处方来源：彭铭泉药膳研究中心科研组方

【配方】（大份）　佩兰叶 5 克、兔肉（无骨）200 克、甜酱 12 克、绍酒 15 克、白糖 15 克、鸡蛋 1 个、苏打粉少许、盐 2 克、淀粉 9 克、红酱油 3 克、猪油 50 克、芝麻油 6 克，生姜、葱各少许，白汤 50 克。

【效用】　本方用辛平之佩兰化湿祛暑，用甘凉之兔肉清热补中。药食相合，共奏解暑、化湿、益气之功。用于暑湿为患之烦热、口渴、尿赤、脘腹闷胀、食欲减少，或暑热耗气兼见乏力、眩晕等，有一定效果，是体现夏季清补的药膳菜肴。本方可作伤暑、坚持炎夏工作者之膳食。

【制作工艺】

1. 佩兰叶熬成适量的水待用。

2. 将兔肉（无骨）切成长约 3 厘米、宽约 1.5 厘米的薄片放入碗中，加盐拌和后，再用佩兰水调淀粉搅拌至兔肉片吸尽水，再加鸡蛋搅拌，均匀地粘牢在兔肉片上。如浆太清，可再撒些干淀粉，拌匀之后，放入苏打粉、猪油拌和调匀。

3. 炒锅烧热后，加入 300 克猪油，烧至五成热时放入浆好的兔片，随即用筷子快速搅散，断红时，倒入漏勺沥去油。

4. 炒锅烧热，用油滑锅后放入 50 克猪油，烧至四成熟，放入甜酱、葱、姜，拌至酱细腻无颗粒，起香味。

5. 酱锅中放入绍酒拌开，加入糖、味精、酱油、白汤，拌至糯糊形，放入兔肉片拌和，沿锅边淋入猪油 15 克，端锅连翻至酱包牢兔肉，加芝麻油出锅装盆即成。

翠皮爆鳝丝

处方来源：彭铭泉药膳研究中心科研组方

【配方】（大份）　西瓜翠衣 200 克、鳝鱼 1000 克、芹菜 500 克、泡辣椒 50 克、鸡蛋 2 个、葱 20 克、生姜 15 克、蒜 20 克、食盐 6 克、酱油 30 克、白砂糖 3 克、食醋 2 克、麻油 3 克、绍酒 3 克、胡椒粉 3 克、猪油 250 克、淀粉 30 克、汤 50 克。

【效用】　本方用西瓜翠衣清热解暑，用富含营养、能补虚损、祛风湿、强筋骨之鳝肉，再配以平肝清热、祛风利湿之芹菜。药食同用，共奏补虚健骨、清暑疗痹之功。用于体弱消瘦乏力，腰腿酸软，风湿肢体疼痛，屈伸不利，及暑热烦渴、尿赤等症，有一定疗效。本方是高血压、营养不良、风湿性关节炎患者夏季的理想膳食。

【制作工艺】

1. 西瓜翠衣洗净后榨汁，用纱布过滤待用。鳝鱼洗净后剖开腹，剔去骨，抠去内脏，斜切成丝。芹菜择去叶和老杆，用清水洗净，切成 3 厘米长的段（粗的要切开），泡辣椒切成斜条，姜、葱、蒜择选、洗净后匀切成丝，鸡蛋去黄留清待用。

2. 鳝鱼丝用淀粉、食盐、鸡蛋清、一半西瓜翠衣汁调匀浆好，用绍酒、酱油、白砂糖、胡椒粉、淀粉、汤和另一半西瓜翠衣兑成汁。

3. 锅烧热后放入猪油，待油六成热时，把鳝鱼丝下锅滑透，倒入漏勺，原锅重置火上，放入少许猪油，将芹菜、泡辣椒、姜、葱、蒜丝一起下锅翻炒，把鳝鱼丝倒入炒匀，将兑好的汁倒入，最后加醋、芝麻油翻炒均匀起锅装盘即成。

枸杞肉丝

【配方】（大份）　枸杞 100 克、瘦猪肉 500 克、熟青笋 100 克、猪油 100 克、食盐 12 克、白砂糖 6 克、绍酒 3 克、麻油 15 克、干淀粉 10 克、酱油 10 克。

【效用】　本方主食瘦猪肉滋阴补血，主药枸杞滋肝补肾，抗老益寿。药食合用则阴血双补，明目健身。用于体虚乏力、神疲，血虚眩晕、心悸，肾虚阳痿、腰痛及无病者强身益寿，均有优良之效。本方可作虚弱、贫血、性功能低下、神经衰弱及糖尿病患者之膳食。

【制作工艺】

1. 枸杞洗净待用。

2. 猪瘦肉洗净，片去筋膜，切成二寸长的丝，熟青笋切成同样长的细丝。

3. 炒锅烧热用油滑锅，再放入猪油 100 克，将肉丝、笋丝同时下锅划散，烹入绍酒，加入白砂糖、酱油、食盐、味精搅匀，投入枸杞颠炒几下，淋芝麻油推匀，起锅即成。

❖ 杜 仲 腰 花 ❖

【配方】（大份）　杜仲 12 克、猪肾 250 克、绍酒 25 克、葱 50 克、酱油 40 克、醋 2 克、干淀粉 20 克、大蒜 10 克、生姜 10 克、食盐 5 克、白砂糖 3 克、花椒 1 克、混合油 100 克。

【效用】　本方用杜仲补肝肾，壮筋骨，降血压。主食猪肾富含营养，理肾气，通膀胱，又能引药入肾。药食合用，共奏补肾健骨之功。用于肾虚腰痛、腿软、阳痿、遗精、眩晕、尿频尤其是夜尿增多等症，有较好疗效。本方可作肾炎、高血压、性功能低下患者之膳食。无病食之，亦可强健筋骨。

【制作工艺】

1. 杜仲加清水熬成浓汁约 50 毫升，加淀粉、绍酒、味精、酱油、食盐、白砂糖，兑成芡汁分成三份，待用。

2. 猪肾一剖两片，片去肾臊筋膜，切成腰花，姜、葱洗净泥沙，姜切成指甲片大小，葱切成约 2 厘米长的节，待用。

3. 炒锅在武火上烧热，倒入混合油至八成热，放入花椒，投入腰花、葱、姜、蒜，快速炒散，即沿锅倾下另一份芡汁和醋，翻炒均匀，起锅即成。

❖ 枸杞桃仁鸡丁 ❖

处方来源：彭铭泉药膳研究中心科研组方

【配方】（大份）　核桃仁 150 克、枸杞 90 克、嫩鸡肉 600 克、鸡蛋 3 个、食盐 20 克、味精 2 克、白砂糖 20 克、胡椒粉 4 克、鸡汤 150 克、芝麻油 20 克、干淀粉 15 克、绍酒 20 克、猪油 200 克，葱、姜、蒜各 20 克。

【效用】　本方用枸杞益精明目，核桃仁补肺益肾，二者均能抗老益寿。主食嫩鸡肉营养丰富，补养气血。药食合用，共奏补肾壮阳，双补气血，明目健身之功。用于肾阳不足之阳痿、尿频，肺肾两虚之咳嗽、气喘，精血亏少之眩晕、便秘，以及身体虚弱之神疲、乏力、面色无华等症，有较好疗效。本方可作性功能低下、老年慢性气管炎、老年便秘、贫血及营养不良患者之膳食。体弱或无病者常食，亦能健身益寿。

【制作工艺】

1. 枸杞择后洗净，核桃仁用开水泡后去皮，待用。

2. 鸡肉切成 1 厘米见方的丁，用食盐、味精、白砂糖、胡椒粉、鸡汤、芝麻油、湿淀粉兑成滋汁待用。

3. 将去皮后的核桃仁用温油炸透，兑入枸杞即起锅沥油。

4. 锅烧热注入猪油，待油五成热时，投入鸡丁快速滑透，倒入漏勺内沥油，锅再置火上，放入 50 克热油，下入姜、葱、蒜片稍煸再投入鸡丁，接着倒入滋汁，速炒，随即投入核桃仁和枸杞炒匀即成。

首乌肝片

处方来源：彭铭泉药膳研究中心科研组方

【配方】（大份） 首乌液 20 毫升、鲜猪肝 250 克、水发木耳 25 克、青菜少许、绍酒 10 克、醋 5 克、食盐 4 克、淀粉 15 克、酱油 25 克，葱、蒜、姜各 15 克，汤 50 克、混合油 500 克（实耗 75 克）。

【效用】 本方制首乌补血乌发，是古代著名的抗老益寿药；猪肝营养丰富，以肝补肝，养血明目，为主食。再掺木耳，炒为肝片，共奏补肝肾，益精血，乌发明目之功。用于肝肾亏虚，精血不足之头昏眼花、视力减退、须发早白、腰腿酸软等症，确有良效。经研究发现，制首乌能保肝、降血脂、降血压、改善动脉粥样硬化，木耳通利血脉，故本方可作慢性肝炎、冠心病、高血压、高脂血症、神经衰弱患者之膳食。无病常食，也能健身益寿。

【制作工艺】

1. 首乌用煮提法制成浓度为 1∶1 的药液，从中取 20 毫升备用。

2. 将猪肝剔去筋洗净后，切成 4 厘米长、2 厘米宽、0.5 厘米厚的片。

3. 姜、葱、蒜洗净后，葱切成丝，蒜切成片，姜切成米粒，青菜淘洗干净。

4. 将猪肝片加入首乌汁和食盐少许，用湿淀粉（约一半）搅拌均匀，另把首乌汁、酱油、绍酒、食盐、醋、剩余的湿淀粉和汤兑成滋汁。

5. 炒锅置武火上烧热，放入油，烧至七、八成热，放入拌好的肝片滑透，用漏勺沥去余油约 50 克，下入蒜片、姜米略煸后下入肝片，同时将青菜下入锅内翻炒几下，倒入滋汁炒匀，淋入明油少许，下入葱丝，起锅即成。

生煸枸杞叶

【配方】（大份） 枸杞叶 250 克、冬笋 50 克、水发冬菇 50 克、白砂糖 6 克、食盐 3 克、味精 0.5 克、猪油 75 克。

【功效】 本方枸杞叶长于养血清热，宁神益智。《圣济总录》用之与猪心炒食治虚悸不宁；冬笋清热化痰，消食利便；冬菇极富营养，味道鲜美，是菌中珍品。三者合炒，淡素清香，别具一格，功能养血安神，清热化痰。本方用于血虚心悸、怔忡，心热烦躁，不眠，肺热咳嗽、痰稠及火毒目肿、疮疖等症，有一定疗效。本方可作神经衰弱、气管炎及化脓性感染患者之膳食。近年发现冬菇含抗癌物质，常食似有防癌之效。

【制作工艺】

1. 将枸杞叶择洗干净，冬笋、冬菇切成细丝，待用。

2. 炒锅置武火上烧热放入猪油，待油温升至七成热时，把笋丝、冬菇丝放入锅内，略炒后随即将枸杞叶倒入，煸炒颠翻几下，加入食盐、味精、白砂糖略翻几下，起锅装盘即成。

晕药炒鸭蛋

【配方】（单份）　小晕药 20 克、绿壳鸭蛋 2 个、食盐 0.5 克、菜油 25 克。

【效用】　晕药即蓼科植物火炭母草，性味酸甘凉，有清热利湿，凉血解毒，益气祛风之功，民间用其鲜嫩枝叶治慢性眩晕，疗效尚佳，故称晕药。本品与鸭蛋煎食，更能扶正祛邪，用于气虚，气血两虚之眩晕及气虚耳聋等症，有较好疗效。

【制作工艺】

1. 将晕药淘洗干净，沥净水细切成碎粒，放入碗内，另将鸭蛋打破倒入其中，放入食盐，用筷子搅匀。

2. 炒锅置中火上烧热后，倒入菜油，烧至六、七成热时，便把搅匀后的鸭蛋倒入锅内油煎，待蛋煎至两面呈金黄色时，起锅装盘即成。

核桃仁炒韭菜

【配方】（单份）　核桃仁 60 克、韭菜白 250 克、麻油 30 克、食盐 1.5 克。

【效用】　韭菜辛甘温，能温肾阳，固肾气，通血脉，核桃仁甘微温，既可助肾阴，又能滋肺阴。两者合用，滋阴强阳，阴阳相生，可谓配伍精当。用于肾阳不足之阳痿、乏力、腰膝冷痛，肾气不固之遗精、带下、小便频数等症，均有一定疗效。便秘患者亦可食用。

【制作工艺】

1. 核桃仁先用沸水焯约 2 分钟，捞出后撕去表皮，冲洗干净，沥干水装于碗内，韭菜白择洗后，切成 3 厘米的长段待用。

2. 炒锅置中火上烧热后，倒入麻油，待油温六成热时，下入核桃仁翻炒至色黄，再下入韭菜白一起翻炒至熟，起锅时撒入食盐，炒匀后装盘即成。

虾仁韭菜

【配方】（单份）　虾仁 30 克、韭菜 250 克、鸡蛋 1 个，食盐、酱油、菜油、淀粉、芝麻油各适量。

【效用】　韭菜与虾仁炒食，能补肾阳、固肾气、通乳汁。用于肾阳不足之阳痿、腰痛、遗精、遗尿、小便频数、带多质稀，产后乳胀、乳汁不畅等，有一定疗效。韭菜含大量粗纤维，能刺激肠壁，增强蠕动，故本方亦可作习惯性便秘患者之膳食。

【制作工艺】

1. 将虾仁洗净后用水发胀，约 20 分钟即可捞出沥干水待用。韭菜择洗净，切成约 3

厘米长段待用。

2. 鸡蛋打破盛于小碗内，搅匀后加入淀粉和麻油调成蛋糊，然后把沥干的虾仁倒入拌匀待用。

3. 炒锅烧热倒入菜油，待油冒烟时倒入虾仁翻炒，糊凝后放入韭菜同炒，待韭菜熟时放入食盐、淋入酱油，起锅装盘即成。

芹菜炒香菇

【配方】（单份） 芹菜 400 克、水发香菇 50 克，食盐、醋、干淀粉、酱油、味精、菜油各适量。

【效用】 芹菜、香菇营养丰富，味道鲜美，前者尚能平肝清热，后者又可益气和血。二者炒食，用于肝阳上亢之头痛、眩晕，有较好疗效。研究表明，芹菜含较多的维生素 P、钙、磷等成分，有镇静、降压、保护血管、促进骨骼生长等作用。故本方可作高血压、动脉硬化、高脂血症、神经衰弱等患者之膳食。

【制作工艺】

1. 芹菜择去叶、根，洗净，剖开切成约 2 厘米的长节，用盐拌匀，约 10 分钟后，再用清水漂洗后沥干待用。香菇切片，醋、味精、淀粉混合后装在碗里，加水约 50 毫升兑成芡汁待用。

2. 炒锅置武火上烧热后，倒入菜油 30 克，待油炼至无泡沫冒青烟时，即可下入芹菜，煸炒 2～3 分钟后，投入香菇片迅速炒匀，再加酱油炒约 1 分钟后，淋入芡汁速炒起锅即成。

十、卤

桃杞鸡卷

处方来源：彭铭泉药膳研究中心科研组方

【配方】（大份）枸杞 50 克、核桃仁 100 克、公鸡 1 只、芝麻油 30 克、菜油 50 克、绍酒 30 克、生姜 15 克、葱白 20 克、食盐 6 克、卤汁适量。

【效用】 本方与"枸杞桃仁鸡丁"方同而膳异，前者炒，后者卤。同为补肾壮阳，补气养血，明目健身之药膳。

【制作工艺】

1. 核桃仁用沸水浸泡后撕去皮，下油锅内炸熟，枸杞洗净泥沙择去杂质待用。

2. 公鸡宰杀后褪净毛，剖腹除去内脏，冲洗干净。从脊背处下刀剔骨，保持整形不破裂，姜、葱切片、段同食盐、绍酒一起将鸡肉腌制 3 小时。

3. 把鸡肉内的姜、葱去掉，皮朝下放于案板上摆平，把枸杞、核桃仁混合放在鸡肉上卷成筒形，再包卷两层白布用线缠紧，烧沸卤汤放入鸡卷煮 40 分钟，捞出待冷，解去线布，刷上香油，切成约 2 毫米厚的圆片，摆入圆盘中即成。

丁 香 鸭

处方来源：彭铭泉药膳研究中心科研组方

【配方】（大份）　公丁香5克、肉桂5克、草蔻5克、鸭子1只、生姜15克、葱16克、食盐5克、冰糖3克、芝麻油3克、卤汁适量。

【效用】　本方丁香、肉桂、草蔻同用，能壮元阳，温脾胃，消饮食，理气滞，再用全鸭作主食，更能增营养，补虚劳，健脾胃，利水湿。药食相合，共奏温阳补虚、消食和胃之功。用于肾阳不足之阳痿、遗精、腰下觉冷，脾胃虚寒之食少、腹胀、脘腹冷痛、呃逆嗳气等症确有良效。本方可作性功能低下、慢性胃炎、消化不良及胃肠功能紊乱患者之膳食。

【制作工艺】

1. 丁香、肉桂、草蔻同用水煎熬至沸，连煎两次，每次沸后约20分钟即可滗出药汁，收取药液约200毫升待用。

2. 鸭子宰杀后净毛，剖开腹，除去内脏，用清水冲洗干净。姜、葱洗净拍破待用。

3. 锅内注入适量的水置武火上，加入姜、葱，放入鸭子，烧沸后撇去浮沫，改移文火上加入药汁，盖上盖，保持微沸煮约15分钟，捞出鸭子待用。汤倒掉不用。

4. 卤汁倒入锅内烧沸后，再放入鸭子，用文火卤熟捞出，揩净浮沫。

5. 取适量的卤汁放入锅内，加入冰糖炒化，再加食盐调好味，均匀地涂在鸭子的全身，然后再均匀地抹上芝麻油即成。

陈皮油烫鸡

【配方】（大份）　陈皮25克、嫩公鸡1只、生姜10克、葱10克、食盐5克、花椒2克、冰糖25克、芝麻油3克、菜油1000克（实耗75克）、卤汁适量。

【效用】　本方用陈皮行气健胃，燥湿化痰，降逆止呕。嫩公鸡作主食富于营养，易于咀嚼，双补气血。药食合用，先卤至熟，再使油烫，其味更浓，其气更香，共奏补虚和胃、行气化痰之功。对于脾胃虚弱之食少、脘痞，胃肠气滞之胸腹胀满，嗳气恶心、不思饮食等症颇有良效。本方可作病后体弱、消化不良、慢性胃炎、胃肠功能紊乱及气管炎患者之膳食。

【制作工艺】

1. 陈皮洗净后切成约5毫米的粗丝，分成两份待用。

2. 鸡宰杀后褪净毛，剖开腹，除去内脏，冲洗干净。姜、葱洗净拍破待用。

3. 锅内注入清水适量，下入姜、葱、花椒、食盐，置中火上烧沸，下鸡和一半的陈皮煮至再沸，约20分钟，捞出鸡晾凉，汤不用。

4. 锅中倒入卤汁置中火上烧沸后，将鸡下入卤汁内卤熟捞出。

5. 另炒锅加入少许卤汁，下入冰糖，食盐收浓成汁，调好味，抹在鸡的面上，锅刷洗干净。

6. 炒锅再置中火上，倒入菜油，炼至油泡散尽冒青烟后，离火，待油温略降后将余下的陈皮撒入锅内炸酥，再将鸡用油反复淋烫两遍，使其颜色红亮。最后，在鸡的表面上再抹层芝麻油即成。装盘后可将炸酥的陈皮丝撒在上面。

果仁排骨

处方来源：彭铭泉药膳研究中心科研组方

【配方】（大份） 草果仁 10 克、薏苡仁 50 克、猪排骨 2500 克、生姜 30 克、葱 30 克、花椒 5 克、绍酒 30 克、冰糖 25 克、食盐 3 克、芝麻油 3 克、卤汁适量。

【效用】 本方草果仁温中燥湿，开郁化食，薏苡仁健脾止泻，除湿疗痹，主食排骨营养补虚。药食合用，共奏温中补虚、除湿通痹之功。用于脾虚湿盛之头身困重、腹胀腹泻、不思饮食，风寒湿痹之肢体疼痛，手足拘挛，屈伸不利及情志抑郁之食少、脘痞等症，有一定疗效。本方可作病后体虚、消化不良、风湿性关节炎及抑郁症患者之膳食。

【制作工艺】

1. 草果仁、薏苡仁分别放在炒锅里炒成黄色，再略捣碎待用。

2. 猪排骨洗净，修砍齐整，姜、葱洗净拍松待用。

3. 锅内注入清水置中火上，下入草果仁、薏苡仁、姜、葱、花椒、绍酒和猪排骨同煮，烧沸后打净浮沫，待排骨煮至六七成熟时，捞出稍晾。原汤不用。

4. 将卤汁倒入锅内，文火烧沸，下入猪排骨卤至熟透，即时捞出放在方盘内。

5. 炒锅置中火上，加入适量的卤汁、冰糖、食盐收成浓汁，均匀地涂在排骨表面，抹上芝麻油即成。

芝麻兔

处方来源：彭铭泉药膳研究中心科研组方

【配方】 （大份） 黑芝麻 30 克、兔子 1 只、生姜 20 克、葱 20 克、花椒 3 克、芝麻油 3 克、味精 2 克、卤汁适量。

【效用】 本方黑芝麻滋肝肾，润五脏，是古代著名抗老益寿药之一。主食兔肉补中气、止口渴、清血热，是富含营养的纯瘦肉食。药食合用，能益气补虚，养阴润燥。用于精血不足之眩晕、耳鸣、须发早白易脱，气血不足之食少、乏力、面色无华、阴虚口渴、消瘦及老年便秘、大便出血、产后缺奶等症，有较好的疗效。本方可作病后体弱、糖尿病及痔疮患者之膳食。

【制作工艺】

1. 黑芝麻淘去泥沙，在炒锅内炒香，待用。

2. 兔子宰杀后去皮，斩去爪，剖腹除去内脏，冲洗干净，下入沸水锅内焯去血水。姜、葱洗净，姜拍破，葱切段，待用。

3. 锅内另注入清水烧沸后，投入姜、葱段、花椒、食盐，再下入兔肉煮至六成熟时捞出稍晾，汤汁不用。

4. 锅内倒入卤汁置中火上烧沸，下入兔肉卤熟，捞出兔肉晾凉，斩成约 2 厘米见方的块，放入方盘内。

5. 把味精加入香油内调匀，淋在兔肉上，边淋边用手拌和，同时撒入黑芝麻即成。

竹参心子

处方来源：彭铭泉药膳研究中心科研组方

【配方】（大份）　玉竹参（即玉竹）100克、猪心（子）1000克、生姜15克、葱15克、食盐15克、花椒2克、白砂糖5克、味精2克、芝麻油3克、卤汁适量。

【效用】　本方用玉竹养阴益胃，猪心养血安神，以心补心。药食合用，则养阴血、宁心神之功更雄。用于心阴血不足之心悸、心烦、失眠、多梦、健忘，肺阴不足之久咳、干咳，阴津不足之烦渴、不思饮食等症，确有较好疗效。研究证明，玉竹能降血糖、改善心肌营养。故本方可作冠心病、肺心病、糖尿病、肺结核患者之膳食。

【制作工艺】

1. 玉竹择净杂质，切成米节，用水稍润后放在锅内，注入清水煎煮二次，收取滤液约500毫升待用。

2. 猪心剖开洗净血水，姜、葱洗净拍破待用。

3. 锅内注入清水适量，下入花椒、姜、葱和猪心，置中火上烧沸后，加入玉竹滤液同煮至猪心六成熟时捞出，揩净浮沫装入盘内。汤汁不用。

4. 锅内重新倒入卤汁烧沸后，下入猪心文火卤熟，捞出放在盘内。

5. 炒锅置中火上，加入适量的卤汁、食盐、白砂糖、味精，加热收成浓汁，涂抹在猪心内外，待汁冷凝后，再刷上芝麻油即成。

茴香腰子

处方来源：《证治要诀》

【配方】（单份）　猪肾（即猪腰子）1枚、小茴香6克、卤汁适量。

【效用】　本方用小茴香散寒湿，止疼痛，用猪腰子补肾气，增营养。药食合用，共奏补肾止痛之功。用于肾虚腰痛、寒湿腰痛有一定疗效。本方可作慢性肾炎及风湿腰痛患者之膳食。

【制作工艺】

1. 在热锅内将小茴香略炒片刻，待脆后打成细末。

2. 将猪腰子撕去皮膜洗净，用尖刀从侧面划一条长约3厘米的口子，再向里扩展成三角形，然后塞入茴香末，并用麻绳将开口处缠紧待用。

3. 将锅置中火上，倒入卤汁，调好味，放入猪腰子煮沸后约30分钟即可起锅取出，解开绳子剖成两半，再除去腰臊，切片装盘即成。

十一、烤

六味牛肉脯

处方来源：《饮膳正要》

【配方】（10份）　牛肉 2500 克、胡椒 15 克、荜茇 15 克、陈皮 6 克、草果 6 克、砂仁 6 克、良姜 6 克、生姜 50 克、葱 50 克、盐 75 克。

【效用】　本方用营养丰富，能补脾胃，益气血，强筋骨之牛肉作主食，用胡椒、荜茇、陈皮、草果等散寒湿，理中气，开食欲，助消化，除腥气。用于脾胃虚寒、浊湿中阻之乏力困重、不思饮食、腹胀腹泻、脘腹冷痛、手足欠温等症，有较好疗效。本方可作慢性肠炎、消化不良患者之膳食。

【制作工艺】

1. 将牛肉剔去筋膜，洗净后入沸水焯至色变，捞出晾凉后切成大片。

2. 将胡椒、荜茇、陈皮、草果、砂仁、良姜研成粉，再把姜、葱绞汁拌和药粉，加盐 75 克，调成糊状。

3. 把切好的牛肉片用调成的药糊拌匀后，码入坛内封口腌制两日后取出，用清水漂洗干净，沥干水分，再入烤炉中烤熟即成。

益 脾 饼

【配方】（单份）　白术 20 克、干姜 6 克、鸡内金 10 克、熟枣肉 50 克。

【效用】　本方用白术健脾止泻，干姜温中健胃，鸡内金消食开胃，再与气味香甜，营养丰富，能健脾益气，补血壮神之大枣肉同用，共奏健脾开胃，消食止泻之功。用于脾胃虚寒之食少、腹泻、食滞不化等症，有较好疗效。本方可作病后体弱或慢性肠炎、消化不良、贫血患者之膳食。

【制作工艺】

1. 白术切片后同鸡内金一起烘脆，打成细末，再放入锅内用文火加热炒成金黄色。干姜烘脆打成细末，待用。

2. 将枣肉装入碗内，沸水上笼蒸约 20 分钟取出，除去红皮，捣成枣泥，掺入炒黄后的白术、鸡内金及干姜细末和匀。

3. 将炒锅置中火上烧热，用油少许刷锅一遍，然后把和匀后的枣泥做成每个直径约 6 厘米、厚约 0.4 厘米的圆形枣泥薄饼，逐个放在锅上反复烘烤至干即成。

注：空腹时，当点心食用，宜细嚼慢咽。

十二、凉　　菜

姜 汁 菠 菜

【配方】（单份）　菠菜 250 克、生姜 25 克、食盐 2 克、酱油 15 克、麻油 3 克、味精 1 克、醋 1 克、花椒油 1 克。

【效用】　菠菜甘凉，能通肠胃，生津血，解酒毒，降血压；加姜汁凉拌，可增风味，开食欲，助消化，共奏养血通便之功。用于肠燥便秘，有较好疗效。本方可供老年便秘、习惯性便秘、痔疮、高血压及酒精中毒者食用。

菠菜含草酸较多,不仅味涩,而且能与体内钙质结合生成草酸钙,不能被人体利用,故缺钙者及小孩不宜多食。

【制作工艺】

1. 菠菜择去黄叶,削去须根保留红头,再折成 6～7 厘米的长段,用清水反复淘洗干净,捞出沥水待用。生姜洗净后捣绒挤出姜汁,待用。

2. 锅内注入清水约 1000 毫升,置火上烧沸后,倒入菠菜略焯,约 2 分钟即可捞出沥去水,装在盘内抖散晾凉。

3. 待菠菜凉后,装在稍大的碗或小盆内,加入姜汁、食盐、酱油、醋、味精、麻油、花椒油调拌入味,装入菜盘即成。

蒜泥马齿苋

处方来源:民间验方

【配方】(大份)   大独蒜 30 克、鲜马齿苋 500 克、食盐 3 克、酱油 10 克、白糖 10 克、黑芝麻 10 克、花椒面 1 克、葱白 10 克、味精 1 克、醋 5 克。

【效用】   马齿苋酸寒无毒,含丰富的维生素、有机酸和无机盐,是民间常用的野菜,能清热解毒,消肿止血,善治大肠湿热腹泻、痢疾,加入大蒜凉拌,不仅味道美,而且疗效更好。共奏解毒止痢之功。药理实验也证明其对各型痢疾杆菌都有较强的抑制作用,用于痢疾、血痢有确切的疗效。

【制作工艺】

1. 鲜马齿苋择去杂质老根,洗净泥沙,折成 5～6 厘米长段,用沸水烫透捞出沥干水,装在盘内待用。

2. 大独蒜撕去表皮捣成蒜泥,芝麻淘净泥沙炒香捣碎,葱白切成马耳形待用。

3. 将盘中马齿苋抖散,先用食盐拌匀,加入蒜等调料,撒上芝麻装入条盘即成。

鱼腥草拌莴笋

处方来源:民间食谱

【配方】(大份)   鲜鱼腥草 100 克、莴笋 500 克、食盐 2 克、生姜 6 克、葱白 10 克、酱油 15 克、醋 10 克、味精 0.5 克、麻油 15 克、大蒜 10 克。

【效用】   鱼腥草、莴笋功效相似,能清热,解毒,利湿,排脓。用于肺痈胸痛、咳吐脓痰、肺热咳嗽、咳痰黄稠、带下量多、质黏气臭,膀胱湿热,小便黄少热痛等症,确有较好疗效。本方可作肺脓肿、急性支气管炎、尿道感染患者之膳食。

【制作工艺】

1. 将鱼腥草择去杂质老根,淘洗干净,用沸水略焯后捞出,加 1 克食盐拌和腌制待用。

2. 鲜莴笋摘去叶子剥去皮,冲洗之后,切成 3～4 厘米的节,再切成二粗丝,用食盐 1 克腌制沥水待用。

3. 生姜、葱白、大蒜择洗后切成姜末、蒜米、葱花待用。

4. 莴笋丝放在盘内，加入鱼腥草，再放入酱油、味精、麻油、醋、姜米、葱花、蒜米和匀入味即成。

十三、甜 菜

白莲酿藕

处方来源：彭铭泉药膳研究中心科研组方

【配方】（大份） （白莲）鲜藕 500 克、橘红 15 克、薏苡仁 15 克、百合 15 克、芡实 15 克、糯米 125 克、蜜樱桃 30 克、瓜片 15 克、白砂糖 50 克、猪网油 60 克。

【效用】 本方薏苡仁、莲米、芡实、陈皮、樱桃同用，能健脾固肾，行气开胃；鲜藕、糯米、百合、瓜片相合，能养阴生津，凉血散瘀。两相掺和，共奏补脾固肾，清热生津，散瘀止血之功。用于脾虚食少、腹泻，肾虚遗精、带下，热证心烦、口渴，血热咯血、尿血等，有一定的疗效。本方药食并茂，造型美观，令人睹之欲食。可作病后体弱及慢性肠炎、慢性肾炎、支气管扩张、尿道感染患者之膳食。

【制作工艺】

1. 莲米刷净皮、抽去心，薏苡仁、百合、芡实分别择净，冲洗后装于碗中，加清水上蒸笼蒸烂待用。

2. 取鲜藕粗壮部位，削去一头，内外洗净，用竹筷透通孔眼。糯米淘洗干净，由孔装入藕内，抖紧，用刀背敲拍孔口，使之封闭不漏。加水煮烂后放入清水中漂起，刮去外面粗皮，切成 0.6 厘米厚圆片待用。

3. 瓜片、橘红切丁，蜜樱桃对剖。

4. 将猪网油修成一方形，铺于碗内，蜜樱桃随意摆成花纹图案，再相继放入瓜片丁、橘红丁和薏苡仁、百合、芡实、莲米等原料，同时将藕片摆成风车形，放好后洒入白糖放笼上蒸至极烂，翻于圆盆内，揭去网油，将其余白糖收成糖汁挂上即成。

冰糖蒸莲子

【配方】（大份） 干莲子 300 克、冰糖 250 克、蜂蜜 100 克、猪网油一方（约 200 平方厘米）、棉纸 1 张。

【效用】 干莲子味甘，能养心安神，健脾止泻，补肾固精，富含营养，是民间常用副食。本方与冰糖同蒸，加蜜糖再拌，使甘味更浓，补力更雄。用于脾虚食少，腹泻，肾虚遗精，尿频，以及脾肾俱虚之带下清稀、腰酸乏力，心气心血不足之心悸不宁、虚烦不眠等症，颇有较好疗效。本方可作神经衰弱、慢性肠炎及病后体虚、老年体弱者之膳食。

【制作工艺】

1. 锅内注入热水（以能淹没莲子为度）置火上，下入莲子，用锅刷反复搓刷（锅中水微开为准），待红衣脱尽后，迅速离火，用温热水冲洗干净，切去两头，捅出莲心待用。

2. 莲子加工后放入容器中，注入适量水，沸水旺火时上笼蒸烂（不宜太烂）取出。另用一碗铺上猪网油，将莲子整齐地码在碗内，冰糖捣碎撒在上面，用湿棉纸封口，再上笼蒸至极烂。

3. 取出碗，揭去纸，滗出汁倒在勺内，加蜂蜜收浓，倒出莲子，蘸上汁即成。

桂花核桃冻

【配方】（大份）　石花菜15克、核桃仁250克、糖桂花少许，菠萝蜜适量，奶油100克。

【效用】　核桃仁补肾壮阳，补肺定喘，润肠通便，古人认为食之令人肥健、肌润、发黑，与奶油同用，营养更高，与石花菜同熬，胶黏成冻，再添少量桂花，则馨香诱人，开郁畅神。用于肾虚阳痿、腰痛，肺虚久咳、气喘，津亏便秘、口干，及病后体虚乏力、食少等症，确有良好功效。本方可作肺心病、肺气肿、老年便秘、产后便秘及老年体弱者之膳食。无病常食，亦可健身益寿。

【制作工艺】

1. 核桃仁加水磨成浆。锅洗净后放冷水250克，石花菜15克，置火上烧至熔化，加入白糖搅匀。

2. 将桃仁浆和石花菜、白糖汁混合搅匀后，再放入奶油和匀，置火上加热至沸，出锅倒入铝盒中，待冷后再放入冰箱冻结，用刀划成菱形块放入盘中，撒上桂花，淋上菠萝蜜，再浇上冷甜汤或汽水即成。

怀药芝麻酥

【配方】（大份）　鲜山药250克、白砂糖100克、芝麻10克。

【效用】　本方用鲜山药作主食，与芝麻同用，能补脾胃，益肺肾，润五脏。加糖炸酥，其气焦香，能入脾开胃，使甜而不腻，更增加食欲。用于脾虚食少、乏力，肺虚久咳、气喘，肾虚遗精、尿频等症，有较好效果。本方可作病后康复、小儿营养不良及年老体弱者之膳食。

【制作工艺】

1. 黑芝麻淘洗干净，炒香待用。鲜山药削去皮，切成菱形块，入六成热的油锅翻炸至外硬中间酥软，浮面时捞出待用。

2. 炒锅置火上烧热，用油滑锅后，放入白砂糖，加水少量溶化，炼至糖汁成米黄色，随即推入油炸后的山药块，并不停地翻炒，使外面包上一层糖浆，直至全部包牢，然后撒上黑芝麻，装盘即成。也可再将糖汁淋上。

玫瑰枣糕

【配方】（大份）　大枣250克、荸荠50克、核桃仁30克、猪板油120克、鸡蛋2个、红苕（即甘薯）90克、猪网油60克、冬瓜片15克、玫瑰6克、白砂糖100克。

【效用】 本方大枣与核桃仁相配，能补五脏，益神志，强身体，荸荠与红苔同用，可通二便、宽肠胃、清邪热，佐冬瓜片生津爽口便不觉腻，加玫瑰花芳香理气，气不致壅。药食相合，共奏健脾补虚，清热通便之功，用于气滞腹胀、便秘、肺燥干咳、痰血、肾虚气喘、脾虚食少、乏力等症，有一定疗效。本方可作贫血、血小板减少性紫癜、习惯性便秘患者之膳食。

【制作工艺】

1. 用丝网子盛大枣置火上，把枣皮烧焦，边烧边颤动，烧至都起黑壳时入冷水中泡约5分钟，捞起擦去黑壳，去核留肉待用。

2. 核桃仁用沸水泡后去皮，入油锅中炸黄捞出，红苔煮熟去皮。

3. 猪板油去膜，与无皮枣肉分别压成泥。熟红苔压茸，核桃仁、荸荠各切成细丁。

4. 将板油、枣泥和红苔泥装入盆内，鸡蛋打破后加入搅匀，再加核桃仁、冬瓜片、荸荠、白砂糖、玫瑰等和匀。

5. 网油铺于碗底，把拌好的泥放在其上，用手搭平，将油边翻转搭盖，用湿绵纸封口上笼，武火蒸约40分钟，出笼揭去纸，翻扣入盘内，再揭去网油，撒入白糖即成。

怀 药 金 糕

【配方】（大份） 怀山药300克、面粉100克、豆沙100克、白砂糖150克、香精适量。

【效用】 本方由山药、（赤小豆）豆沙、白糖等组成。方中以山药为主，意在健脾固肾，配赤小豆利水除湿，助山药健脾益肾之功；佐白砂糖增其甜味，同时兼有润肺生津之能。三物同用共奏补肺肾，益脾胃之效。经常食用对脾虚泄泻、饥不思食等症有较好疗效。可作一般体重不足和营养不良、中虚食少患者之膳食。

【制作工艺】

1. 将怀山药打成细粉，加入面粉和清水揉匀，搓成粗细均匀的长条，分成16个面剂。

2. 将豆沙放在盘内，加入100克白砂糖及香精，拌匀成馅。把面剂按成中间稍厚、边沿稍薄的圆皮，逐个加入豆沙馅，收严口，擀成圆饼，用筷子蘸红色素水在饼上打红印。

3. 锅油烧至七成热时，将生坯逐个下锅炸成金黄色浮起，捞出再加白糖50克即成。

龙 眼 怀 药 糕

【配方】（大份） 怀山药500克、白砂糖200克、熟面粉100克，熟莲子、蜜饯青梅、桂圆肉、花蛋糕、白瓜子仁各25克，猪油、蜂蜜、蜜饯樱桃各少许。

【效用】 本方由山药、莲子、龙眼肉、白砂糖等组成。方中以山药为主，而用莲子、龙眼肉易"怀药金糕"方中的赤小豆，意在重于益心脾、固肾精，配以白糖、蜂蜜及樱桃等蜜饯，不仅使其味美可口，而且兼能养血益阴。本方尤对心脾虚损的失眠、健忘、自汗、惊悸等症有较好的疗效，可作一般心脾虚弱、慢性腹泻患者的膳食。

【制作工艺】

1. 怀药打成粉后，用熟面粉加水揉成团，青梅切成柳叶片，花蛋糕切成菱形片，备用。

2. 将怀药团揉成圆形，放入平盘内，按成圆饼，莲子摆在圆饼的外沿，樱桃摆在圆饼的第二圈，桂圆肉摆在第三圈，花蛋糕摆在第四圈，白瓜子仁摆在第五圈，青梅片在当中摆成花叶形，将余下的花蛋糕切成小丁备用。

3. 用一张大绵纸盖在怀药圆饼上面，上笼蒸约 15 分钟，取出揭下绵纸，撒上花蛋糕丁作花。

4. 勺内放清水加蜂蜜，用旺火烧沸，打去浮沫，再倒入淀粉勾成芡汁，最后加猪油浇在饼上即成。

怀 药 桃

【配方】（大份）　鲜山药 500 克、白砂糖 250 克、面粉 150 克、淀粉 25 克，白瓜子仁、核桃仁、冬瓜条、红枣各适量，桂花酱、红色素各少许。

【效用】　本方主要由山药、白砂糖、面粉、核桃仁、红枣等组成。方中以山药为主，加入核桃仁同用，增其补肾固精之效。再入大枣以助其补脾和胃之功，配以白砂糖、面粉，既能增味开欲，又能补充营养成分。诸物合用共奏补中益气，健脾暖胃之功。对于脾胃虚弱所致的食少、食积、泄泻、营养不良等症有较好疗效。可作一般老人、幼儿及久病体虚者的膳食。

【制作工艺】

1. 新鲜山药洗净，上笼蒸烂，面粉放在碗里蒸熟，山药蒸熟后取出稍凉，剥去皮，揉成泥，再放入熟面粉揉成面团。

2. 把白瓜子仁、核桃仁、冬瓜条等配料剁成碎末，放入白砂糖 150 克和桂花酱，用淀粉勾成糖汁。把备好的各种配料用揉好的怀药面团做成八个桃形，桃尖抹上红色素，把勾成的糖汁蘸在桃上即成。

怀药芝麻糊

【配方】（大份）　粳米 60 克、黑芝麻 120 克、怀山药 15 克、鲜牛奶 200 克、玫瑰糖 6 克、冰糖 120 克。

【效用】　本方由"淮药芝麻酥"方加粳米、鲜牛奶，白糖易冰糖而成。但前方以怀山药为主，重在补脾肾之阳，本方以芝麻为要，意在滋肝肾之阴，复加粳米、牛奶，营养更丰富，补虚力更雄。用于肝肾阴亏之眩晕耳鸣、腰酸腿软、须发早白，以及病后体弱、阴虚便秘等症，确有良效。本方制成糊状，易于消化吸收，故宜作老幼体弱者之膳食。无病常食，亦可健身益寿。

【制作工艺】

1. 怀山药切成小块，黑芝麻洗净沥干水炒香，粳米洗净，用清水泡约 1 小时捞出沥干。

2. 将上三物置容器内加水和牛奶拌匀，磨碎后，滤出细茸待用。

3. 锅中加入清水、冰糖，烧开溶化后过滤，再入锅中继续烧开后，将前三物混合滤液，倒入锅内，加入玫瑰糖，不断搅动成糊，待熟后起锅即成。

玉露糕

【配方】（大份） 天花粉 10 克、葛根 10 克、桔梗 10 克、豆粉 500 克、白糖 250 克。

【效用】 本方天花粉、葛根、桔梗三药同用，能清热生津，祛痰止咳，加白糖调味又可润肺，用豆粉赋型又能益胃。用于肺燥干咳、痰少、胃热口渴、喜饮等症，有一定疗效。

【制作工艺】

1. 将天花粉、葛根、桔梗切片烘干后打成细末待用。

2. 在盘内将上面的药末加入豆粉、白糖和匀，加清水调湿，然后抖散放在打了油的方饭盒内，上笼沸水武火蒸约 30 分钟至熟。

3. 将糕蒸熟后从饭盒取出用刀切成重约 25 克的小块即成。

注：豆粉指绿豆粉。

蜜饯白果

【配方】（大份） 白果 1000 克、白砂糖 500 克。

【效用】 白果有补脾，定喘，收敛之功。用白砂糖制成蜜饯，不仅可添甜味，利食用，还能止咳嗽、增营养。用于脾虚湿盛之腹泻、带下及痰多咳喘，小便频数、失禁、遗尿等症，确有一定疗效。本方可供慢性气管炎、肺气肿、遗尿症患者食用，但不宜多食。

【制作工艺】

1. 鲜白果砸去硬壳，用清水淘洗干净，用沸水稍焯，捞出后撕去外膜，抠去心，漂洗后再放入锅内，置中火上煮沸后约 40 分钟，再捞出沥净水分待用。

2. 将白果仁放在方盘内放凉，撒入白糖和匀，装入洁净的小坛内，封口，密存 24 小时后，即成。

丁香梨

【配方】（单份） 大雪梨 1 个，丁香 15 粒、冰糖 20 克。

【效用】 本方组方巧妙，制作别致。梨肉性寒，能化痰生津，消食散痞，煨用又善益胃滋阴；丁香性温，可行气和胃降逆。用于痰气交阻或胃阴亏虚之噎膈阻塞、吞咽困难、反胃呕吐等症有一定疗效。本方可供胃癌、食道癌患者食用。

【制作工艺】

1. 将梨子冲洗后削去表皮，再洗干净，用竹签在梨上均匀地戳 15 个小孔，丁香洗净待用。

2. 将丁香一粒粒地插入梨子的每一个小孔内，再把梨子装在盅内（梨子的大小要合适，刚好被盅装下），盅口用纸封严，放入蒸笼内，圆汽后蒸约 30 分钟即可。

3. 在锅内将冰糖加水少许溶化，熬成糖汁待用。

4. 取出梨盅后，揭去纸，将梨子倒在盘内，抠去丁香，浇上冰糖汁即成。

黑 豆 酿 梨

【配方】（单份）　大雪梨 1 个、小黑豆 50 克、冰糖 30 克。

【效用】　黑豆甘平（微凉），能清热、解毒、补肾、利湿，补肾有助于平喘，利湿有助于消痰。本品与梨同用，共奏清热化痰，止咳平喘之功。用于肺热咳嗽、痰多、气喘等症有一定疗效。本方宜供老年慢性气管炎有痰热者食用。

【制作工艺】

1. 将梨子削去表皮，冲洗后，在靠梨柄处切开留作梨盖，用小勺挖去梨核。

2. 将小黑豆择净，用清水淘洗干净，晾干水分，装入梨孔内，如梨子个小则以装满为止。再把梨柄盖上，用竹签插牢，放在瓷盅内，加入冰糖盖上盅盖，再将盅放在加水的锅内，置中火上徐徐蒸炖，水沸后约 40 分钟即熟，将梨取出装入盘内即成。

桃 酥 豆 泥

【配方】（大份）　白扁豆 150 克、黑芝麻 10 克、蜜饯樱桃 5 克、化猪油 125 克、白砂糖 120 克。

【效用】　本方重用白扁豆健脾和中、祛暑化湿，并作主食，配以黑芝麻滋阴润燥，再加樱桃肉少许增添风味。三者相合，猪油制泥，共奏补脾胃、滋肝肾、润肠燥之功。用于脾虚久泻、带下，暑湿腹痛、吐泻有较好疗效，对精血不足之便秘、须发早白及小儿百日咳亦有一定作用。本方可作老年便秘及带下、胃肠炎患者之膳食。夏季食用尤为适宜。

【制作工艺】

1. 将扁豆淘净，入沸水煮约 30 分钟，以能挤脱皮为度，捞出外皮，放碗中，再加清水淹没豆仁，上笼蒸约 2 小时，待烂取出滤去水，压成泥，以能通过漏勺细孔为度。

2. 黑芝麻炒香碾细待用。

3. 将炒锅烧热，揩干净，放入猪油，待油熟时倒入豆泥翻炒，至水分将尽时，放入白糖炒匀，炒至不粘锅、勺为度。再将芝麻、白糖、樱桃放入，混合后炒匀即成。

枣 泥 桃 酥

【配方】（大份）　核桃仁 50 克、怀山药 50 克、枣泥 250 克、猪油 125 克、可可豆粉 15 克、面粉 500 克。

【效用】　本方枣泥、核桃肉、怀山药同用，能健脾胃，益肺肾，养阴血；加主食面粉增营养，添副食可可豆粉开食欲。合而制酥，香脆可口。用于脾虚食少、腹泻、消瘦、乏力、面色萎黄等症有较好疗效。本方可作贫血、营养不良、血小板减少性紫癜、过敏性紫癜患者及病后体虚者之膳食。无病常食，亦能强身悦色益寿。

【制作工艺】

1. 将核桃仁捣碎，加入枣泥揉匀成馅。取 200 克面粉倒在案板上，加入猪油 100 克拌匀，制成干油酥。

2. 把剩余的面粉倒在案板上，加猪油 25 克与山药粉、可可豆粉和适量的水和成油面团。

3. 将干油酥包入水油面团内，稍按扁擀成长方形，从上至下卷成筒形，按量（一般五钱制 2 个）切成剂子，按成圆皮，放入馅收严口子，擀成椭圆形生坯，用花钳把圆坯从顶到底按出一条凸棱，再用两根鸡毛在棱的两侧按出半圆形的花纹，待锅内油烧至六成热时，把生坯下锅炸至见酥浮面，呈浅黄色即熟，出锅后稍晾即成。

川 贝 酿 梨

【配方】（大份） 雪梨 8 个、川贝 12 克、糯米 100 克、蜜饯冬瓜条 100 克、冰糖 180 克、白矾适量。

【效用】 本方主药川贝是清热化痰、润肺止咳的名贵药材；主食雪梨是与川贝母同功、脆甜多汁的著名果品，再加冰糖、糯米、冬瓜条更能增津液、养肺阴、止干渴。药食合用，其功更雄。用于虚劳咳嗽之久咳、干咳、痰中带血，肺热咳嗽之咳喘、胸闷、吐痰黄稠等症有较好疗效。本方可作肺结核、百日咳、急（慢）性气管炎患者之膳食。

【制作工艺】

1. 川贝母打碎，白矾约 10 克溶化成水（约 2000 毫升）待用。

2. 糯米蒸成米饭，冬瓜条切成颗粒。

3. 将梨子削去皮后，从蒂把处切下一段（不宜过多，以能伸进小勺为度），用小勺挖出梨核，浸没在白矾水内，以防变色，然后在沸水中烫一下，捞入凉水内冲凉，捞出沥干水分。糯米饭、冬瓜条与一半的冰糖（打碎）和匀，装入梨内，再把川贝母分成八等份逐个装入梨子内，盖上梨把，盛入盘内，沸水上笼蒸约 40 分钟至梨炝烂。

4. 清水 200 毫升烧开，下入剩下的冰糖溶化收浓汁，待梨出笼后逐个浇在梨子面上即成。

香 酥 山 药

【配方】（大份） 鲜山药 500 克、白糖 125 克、淀粉 100 克、菜油 750 克（实耗 150 克）、醋 30 克、味精 3 克。

【效用】 本方用鲜山药先炸后烧，药食同为一物，能健脾胃，补肺肾。用于脾虚食少、腹泻，肺虚咳嗽、气喘，肾虚遗精、尿频等症有较好疗效。本方可作病后体虚及小儿营养不良、慢性肠炎、糖尿病患者之膳食。

【制作工艺】

1. 将新鲜山药洗净，上笼蒸熟后取出，去皮，切成一寸长的段，再一剖成两片，用刀拍扁。

2. 烧热锅倒入菜油，待油烧至七成热时，投入山药，山药炸至发黄时捞出待用。

3. 另烧热锅，放入炸好的山药，加入糖和两勺水，用文火烧 5～6 分钟后，即转武火上，加醋、味精，用淀粉着芡，淋上熟油，起锅装盘即成。

莲 子 锅 蒸

【配方】（大份）　莲子 20 克、百合 15 克、白扁豆 10 克、核桃仁 15 克、鲜荸荠 15 克、玫瑰蜜 3 克、金丝蜜枣 10 克、冬瓜片 10 克、肥儿粉 50 克、面粉 80 克、蜜樱桃 10 克、化猪油 125 克、白糖 100 克。

【效用】　本方莲子、白扁豆同用能补脾益气、涩精止带，百合、核桃仁相伍可养阴安神，润肺止咳。再加鲜荸荠、冬瓜片清热生津，又入肥儿粉、蜜枣健脾强身，还用樱桃增酸，玫瑰添香，面粉作主食。诸般相合，做成甜食，共奏补脾益肺、养心安神、收敛固涩之功。用于脾虚食少、腹泻、带下，肺燥干咳、痰少、咽干以及心虚不宁，肾虚遗精等症有较好疗效。本方可作病后体弱及营养不良、慢性肠炎、肺结核、神经衰弱患者之膳食。无病食之，亦能营养健身。

【制作工艺】

1. 鲜荸荠去皮切成指甲片大小，莲子去皮、心，白扁豆去壳同百合上笼蒸烂，核桃仁泡胀去皮炸酥剁碎，樱桃对剖，冬瓜片、蜜枣切成碎丁，共成配料。

2. 炒锅内下猪油 50 克，烧至五成热，先将面粉下锅炒散，再加肥儿粉炒匀，掺入开水，继续再将水、面、油炒到合为一体后，放入白糖炒匀，下入之前制的配料继续炒匀，起锅前再放玫瑰蜜及化猪油，炒匀，起锅装盘即成。

十四、饮　　料

鲜 奶 玉 液

【配方】（大份）　粳米 60 克、炸核桃仁 80 克、生核桃仁 45 克、牛奶 200 克、白砂糖 12 克。

【效用】　本方用补肾助阳、补肺敛肺、润肠通便、润肌黑发的核桃肉作主药，用补脾健身，极富营养的粳米、牛奶作主食。药食合用，共奏补益肺肾，润燥强身之功。用于肺虚咳嗽、气喘，肾虚阳痿、腰痛及津亏肠燥便秘等症，有一定疗效。本方可作病后体虚及神经衰弱、尿道结石、肺结核、慢性气管炎、性功能低下、老年便秘患者之膳食。无病常食，亦能强身益寿。

【制作工艺】

1. 粳米洗净后用水浸泡 1 小时捞起，滤干水分，和生核桃仁、炸核桃仁、牛奶、清水拌匀磨细，再用漏斗过滤取液待用。

2. 锅内注入清水烧沸，加入白砂糖全溶化后，过滤去渣再烧沸，将滤液慢慢倒入锅内，搅匀烧沸即成。

木 耳 芝 麻 茶

【配方】（大份）　黑木耳 60 克、黑芝麻 15 克。

【效用】 本方黑木耳凉血止血，一半生用意在增强其凉血之性，一半炒黑令其止血作用增。与润燥滑肠的黑芝麻同用，通利大便，缓其便血。两相合用，共奏凉血止血，润肠通便之功。用于血热便血，痔疮便血，肠风下血，痢疾下血等症，有一定疗效。研究表明，黑木耳能抗血栓，黑芝麻有乌发强壮作用。故老人常用本方，能收强身益寿之功。

【制作工艺】

1. 炒锅洗干净置中火上烧热，将黑木耳 30 克下入锅中，不断地翻炒，待黑木耳的颜色由灰转黑略带焦味时，起锅装入碗内待用。

2. 锅重置火上，下入黑芝麻略炒出香味，然后掺入清水约 1500 毫升，同时下入生、熟黑木耳，用中火烧沸约 30 分钟，即可起锅，用洁净双层细纱布过滤，得滤液装在器皿内即成。

注：每次饮用 100～120 毫升，可加白糖 20～25 克。亦可将炒焦后的木耳、炒香后的黑芝麻同生木耳一起和匀收藏，每次用 5～6 克加沸水 120 毫升泡茶饮服。

橘 茹 饮

【配方】（单份） 橘皮 30 克、竹茹 30 克、柿饼 30 克、生姜 3 克、白糖适量。

【效用】 本方用橘皮理气止呕，竹茹清胃止呕，生姜温胃止呕。寒温并用，使清中有温，清而不寒，干柿饼含多种营养成分，能清热和胃、止呃止吐。药食合用，共奏清胃降逆之功。本方可供妊娠呕吐、幽门不完全梗阻及腹部手术后呕吐及呃逆患者使用。痢疾、百日咳患者用之亦有一定效果。

【制作工艺】

1. 橘皮洗润后切成约 1 厘米宽的长条，竹茹挽成 10 个小团。干柿饼切成约 0.2～0.3 厘米厚的片。生姜洗净切成 0.1 厘米厚的薄片待用。

2. 以上四种材料同时放入锅内，掺入清水约 1000 毫升，置中火上烧沸煮约 20 分钟，滗出药汁，再煎 1 次，合并煎液，用清洁的细纱布过滤得澄清的液体待用。

3. 药液中加入白糖，搅匀即成。

注：每次服 200～250 毫升。

山楂核桃茶

处方来源：彭铭泉药膳研究中心科研组方

【配方】（大份） 核桃仁 150 克、白砂糖 200 克、山楂 50 克。

【效用】 核桃仁与山楂同用，能补肺肾，润肠燥，消饮食，通血脉，生津液。用于肺虚咳嗽、气喘，肾虚阳痿、腰痛，津亏口渴、便干，食积纳差、嗳腐，血滞经少、腹痛等症有较好疗效。本方味酸甜相合，使酸不伤齿，甜不觉腻，乐于饮服。本方可作冠心病、高血压、高脂血症、老年便秘等患者之膳食。

【制作工艺】

1. 核桃仁加入适量的水浸泡半小时，洗净后再重新加入少许清水，用石磨将其磨成茸浆，装入容器中再加适量的清水稀释调匀待用。

2. 山楂用水冲洗干净（如系山楂果要拍破），装入锅内，加适量清水在中火上煎熬 3 次，每次 20 分钟，过滤去渣取汁浓缩至约 1000 毫升。

3. 把锅洗净后置于火上，倒入山楂汁，加入白糖搅拌，待溶化后，再缓慢地倒入核桃浆，边倒边搅均匀，烧至微沸出锅装碗即成。

双 花 饮

处方来源：彭铭泉药膳研究中心科研组方

【配方】 银花 500 克、菊花 500 克、山楂 500 克、精制蜜 5000 克。

【效用】 银花、菊花同用能解暑热，清头目，配山楂消饮食，通血脉又增酸味，入蜂蜜加营养，补中气又和甜酸。用于伤暑身热、烦渴、眩晕、火毒目赤、咽痛、疮疖等症。可作高血压、高脂血症、冠心病、痢疾、化脓性感染患者之饮料。更是夏季优良的清凉饮料。

【制作工艺】

1. 将银花、菊花择洗干净，用水淘洗后放在洁净的锅内，山楂择后洗净（如系山楂果要拍破），一同放在锅里，注入清水（约 30 千克），用文火烧沸约半小时，即可起锅，滤出煎液待用。

2. 将所需蜂蜜倒入干净的锅内，用文火加热保持微沸，炼至色微黄、粘手成丝即成。

3. 将炼制过的蜂蜜缓缓倒入熬成的汁内，搅拌均匀，待蜂蜜全部溶化后，用二层纱布过滤去渣，冷却后即成。

丁香酸梅汤

【配方】 乌梅 1 千克、山楂 20 克、陈皮 10 克、桂皮 30 克、丁香 5 克、白砂糖 5 千克。

【效用】 本方用乌梅、山楂生津消食，用陈皮、肉桂、丁香行气温中，白糖调味。使敛中有散，酸中有甜，用于暑热伤津之口渴、心烦，暑夹寒湿之口渴、食少、脘痞、吐泻等症。乌梅、山楂、肉桂、丁香对多种胃肠道易感病菌有较强的抑制作用。故本方可作肠炎、痢疾患者之饮料。

【制作工艺】

1. 将乌梅、山楂择洗净后，逐个拍破，同陈皮、桂皮、丁香一起装入纱布袋中扎口。

2. 将洁净锅置火上，注入清水约 55000 毫升，把药包投入水中，用旺火烧沸，再转用小火熬约 30 分钟，除去药包离火后，静置沉淀约 15 分钟，滤出汤汁，加入白砂糖溶化，过滤后即成。

蜂蜜香油汤

【配方】 蜂蜜 50 克、香油 25 克、开水约 100 毫升。

【效用】 蜂蜜补虚润肠，与香油同用润肠之功更雄。加水作汤，用于津亏便秘，热结便秘，习惯性便秘，服之立效；民间还用此方治胎漏血干之难产。

【制作工艺】

1. 将蜂蜜盛在瓷盅内，用筷子或小勺不停地搅拌，使其起泡。起泡浓密时，边搅动边将香油缓缓注入蜂蜜内，共同搅拌均匀。

2. 将开水晾至温热（约 45℃）时，徐徐注入蜂蜜香油的混合液内，再搅匀使其三种物质成混合液状态，即时服用。

五 神 汤

【配方】 荆芥6克、苏叶6克、茶叶6克、生姜2克、冰糖25克。

【效用】 荆芥、苏叶、生姜辛温解表，发散风寒，加糖矫味、助汗，入茶叶取其寒下之性，使温而不燥，升而有降，又可悦神爽志。用于外感风寒，恶寒发热，头痛，鼻塞，呕吐，咳嗽等症，有较好疗效。

【制作工艺】

1. 生姜洗净切薄片同荆芥、苏叶、茶叶一起放入干净的锅内，加入清水约500毫升，至火上烧沸约5分钟，滗出汁，再加清水煎一次，两次取汁约500毫升，用双层纱布过滤取清亮药液装在盅内。

2. 锅中掺清水约50毫升，烧沸后下入冰糖溶化，趁热过滤，再把糖汁兑入药液内温热，三次服完。

荸 荠 豆 浆

【配方】 豆浆250克、荸荠5个、白糖25克。

【效用】 本方用荸荠汁清热凉血，生津止渴。豆浆润燥补虚，清肺化痰。两汁合用则清润之功更强，用于肠热便秘，肺热咳嗽，胃热口渴，血痢便血，血淋尿血等症，有一定疗效。此外，荸荠尚能降压，豆浆还可补虚，故本方亦适用于高血压及体虚有热之人饮用。

【制作工艺】

1. 荸荠用清水洗去泥沙，用沸水烫约1分钟，放在臼内捣茸，再用洁净的纱布绞汁待用。

2. 生豆浆放在铝锅内置中火上烧沸后，掺入荸荠汁，待再沸后，即可离火倒入碗内，加白糖搅匀即成。

注：以上为一次服量。

七 鲜 汤

【配方】 鲜藿香6克、鲜佩兰6克、鲜梨汁10克、鲜荷叶6克、鲜生地6克、鲜首乌5克、鲜建兰叶6克。

【效用】 藿香、佩兰化湿祛暑，荷叶升阳清暑，梨汁益胃生津，首乌、生地泻热生津，建兰叶清热利湿。诸药煎汤，加糖调味，共奏清热解暑，生津除烦利湿之功。取其鲜者，使效更佳，故名七鲜。用于夏季伤暑之身热、心烦、口渴、尿赤，或兼夹湿邪，伴见困重、吐泻、食欲减少等症。

【制作工艺】

1. 将鲜梨子去皮切成小粒，榨取鲜汁，取 10 克备用。

2. 鲜藿香、鲜佩兰、鲜荷叶、鲜生地、鲜首乌、鲜建兰叶洗净后切片、节。先将生地、首乌放入锅内掺入清水在火上烧沸约 15 分钟后，下入其他药一同煎约 5 分钟，滗出原汁，冲入梨汁搅匀即可饮用，饮用时可加白糖调味。

十五、药　　酒

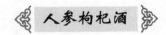

人参枸杞酒

处方来源：彭铭泉药膳研究中心科研组方

【配方】 人参 200 克、枸杞 3500 克、熟地 1000 克、冰糖 4000 克、白酒 100 千克。

【效用】 人参有广泛医疗作用，是古今著名强壮抗衰老药，配枸杞、熟地又能补阴血，乌须发，壮腰膝，强视力。用酒浸药，有效成分溶出更全，且能活血通经。冰糖调味，又能清热生津，缓酒热性。用于诸虚劳损之食少、乏力、自汗、眩晕、失眠、腰痛等症颇有良效。本方适宜病后体虚及贫血、营养不良、神经衰弱、糖尿病患者使用。无病常饮，亦有强身益寿之功。

【制作工艺】

1. 人参烘软切片，枸杞除去杂质，用纱布袋装上扎口备用。

2. 冰糖放入锅中，用适量水加热溶化至沸，炼至色黄时，趁热用纱布过滤去渣备用。

3. 白酒装入酒坛内，将装有人参、枸杞的布袋放入酒中，加盖密闭浸泡 10～15 日，每日搅拌一次，泡至药味尽淡，用细布滤除沉淀，加入冰糖搅匀，再静置过滤，澄明即成。

三　蛇　酒

处方来源：彭铭泉药膳研究中心科研组方

【配方】 乌梢蛇 1500 克、大白花蛇 200 克、脆蛇 100 克、生地黄 500 克、冰糖 5000 克、白酒 100 千克。

【效用】 三种蛇同用，能祛风湿，通经络，散瘀肿，定惊搐，配以清热养阴之生地，使燥中有润，热中有寒，筋不失养。用于风寒湿痹之筋骨疼痛、肢体麻木、屈伸不利、半身不遂，跌打损伤之瘀肿，疼痛及风邪入络之抽搐，惊厥等症。亦适用于骨结核，中风后遗症患者。

【制作工艺】

1. 将三种蛇剁去头，用酒洗润切成短节干燥，生地洗净泥沙切碎待用。

2. 冰糖置锅中，加入适量的水置火上加热溶化，待糖汁成黄色时，趁热用一层纱布过滤去渣，待用。

3. 将白酒装入酒坛，三种蛇、生地直接倒入酒中，加盖密闭，每日搅拌一次。10～15日后开坛过滤，加入冰糖汁充分拌匀，再滤一次即成。

佛 手 酒

处方来源：彭铭泉药膳研究中心科研组方

【配方】 白酒 100 千克、佛手 3 千克。

【效用】 本方具疏肝理脾，消食化痰之功。用于肝气郁结，脾胃气滞之情志抑郁、食欲不振、胸胁胀痛、恶心呕吐，以及咳嗽痰多等症，佛手还能醒脾解酒，故佛手制酒，能借酒之力而推行药势，又降酒之醉且刺激性小，配伍可谓相得益彰。

【制作工艺】

1. 佛手洗净，用清水润透回软后切约 1 厘米见方的小块，待风吹略收水分后下入坛内，注入白酒，封闭浸泡。

2. 每隔 5 日搅拌一次，10 日后开坛滤去药渣饮用。

延 寿 酒

处方来源：《中藏经》

【配方】 黄精 30 克、天冬 30 克、松叶 15 克、枸杞 20 克、苍术 12 克、白酒 1000 克。

【效用】 本方用黄精、枸杞、天冬补中气，益精血，滋肺肾；用松叶、苍术祛风湿，强筋骨；苍术、枸杞还能改善视力；松叶又可预防感冒。诸药制酒，共奏补虚，健身，益寿之功。用于体虚食少，乏力，腿软，眩晕等症，有较好疗效。无病少量常服，确有强身益寿之效。

【制作工艺】

1. 将黄精、天冬、苍术均切成约 0.8 厘米的小方块，松叶切成节，同枸杞一起装入酒瓶内。

2. 将白酒注入瓶内，摇匀，静置浸泡约 10～12 日即可饮用。

首 乌 酒

处方来源：民间方

【配方】 制首乌 150 克、生地黄 150 克、白酒 10 千克。

【效用】 制首乌能补肝肾，益精血，配以生地，能增补阴之效，缓酒热之性。用于肝肾不足之眩晕、乏力、消瘦、腰痛、遗精、健忘、须发早白等症确有疗效。本方宜用于神经衰弱，病后体虚之人。无病少量常服，亦可强身益寿。

【制作工艺】

1. 首乌洗净闷软，切成约 1 厘米见方的块，生地黄淘洗后切成薄片，待晾干水分同下入酒坛中，将白酒缓缓注入坛内，搅匀后封闭浸泡。

2. 每隔三天搅拌一次，约 10～15 天后即可开坛滤去药渣饮用。

鹿 血 酒

处方来源：《本草新编》

【配方】 鹿血 200 克、白酒 1000 克。

【效用】 鹿血甘温，能补虚弱、理血脉、散寒邪、止疼痛。用于阳虚怕冷，腹痛，肾虚阳痿，虚寒带下，崩漏等。但阴虚火旺或素有痰热者又不相宜。

【制作工艺】

1. 鹿血新鲜者最佳，按量取后注入酒坛内，再注入白酒，用筷子搅匀，静置约 24 小时。
2. 取上层澄清液，食时在热水中加热至 50℃时即可。

十六、粥

红枣糯米粥

【配方】（100 份） 山药 400 克、薏苡仁 500 克、荸荠粉 100 克、大枣 50 克、糯米 2500 克、白糖 2500 克。

【效用】 山药、大枣、薏苡仁同用，能补气血、健脾胃、利水湿、止带泻；加入荸荠又可清邪热、生津液、消饮食，再用补脾健身之糯米作主食。共奏健脾益气，利湿止泻，生津止渴之功。本方可作病后体弱及贫血、营养不良、慢性肠炎等患者之膳食。又因本方用药平和，尤宜老幼食用。

【制作工艺】

1. 将各种药物择去杂质备用。
2. 薏苡仁洗净下入锅内，注入适量清水，置火上煮至开裂时，再将糯米、大枣洗净后同时下入锅中，煮至米烂。
3. 山药打成粉，待米烂时，边搅边撒入锅内，约隔 20 分钟后，再将荸荠粉搅入锅中，搅匀后即可停止加热。
4. 将粥装入碗内，每碗加入 25 克白糖即可。

高 粱 粥

处方来源：民间验方

【配方】（单份） 高粱米 100 克、桑螵蛸 20 克。

【效用】 本方用桑螵蛸补肾、固精、缩尿为主药，用高粱米健脾，止泻为主食。煮成粥食，补脾益肾，收敛固涩。用于小儿体虚遗尿、多尿、面色无华等症。成人肾虚阳痿、尿频、遗精亦可食用。

【制作工艺】

1. 先将桑螵蛸用清水煎熬三次，收滤液 500 毫升。
2. 高粱米洗净，放入锅内掺入桑螵蛸药汁，置火上煮成粥，至高粱米烂时即成。

苡 仁 粥

处方来源:《神巧万全方》

【配方】 薏苡仁 150 克、薄荷 15 克、荆芥 15 克、葱白 15 克、豆豉 50 克。

【效用】 本方直接用健脾,利湿,除痹之薏苡仁为主食,配以荆芥、薄荷、葱白、豆豉祛风、解表、除湿,使除湿疗痹之功更雄。用于风湿阻络或外邪袭表之一身尽痛、筋脉挛急、屈伸不利或兼见手热、心烦等症,确有一定疗效。

【制作工艺】

1. 将薄荷、荆芥、葱白、豆豉择洗干净后,放入干净的锅内,注入清水约 1500 毫升,烧开后用文火煎约 10 分钟,滤取原汁盛于碗内,倒去药渣,锅洗净。

2. 薏苡仁洗净后倒入锅内,注入药汁,置火上煮至薏苡仁开裂酥烂即可。

3. 食用时可略加食盐调味,宜空腹食。

荜 茇 粥

处方来源:《食医心鉴》

【配方】(单份) 荜茇、胡椒、桂心各 3 克,粳米 300 克。

【效用】 三味温里药与粳米煮粥,能温脾胃,通心阳,调气机,止疼痛。用于阴寒内盛之胸闷心痛、脘腹冷痛、食少腹胀、呕吐清水及寒凝痛经等症,确有较好疗效。

【制作工艺】

1. 将三味药筛选干净,打成细末。

2. 将粳米淘洗后,倒入干净锅内,注入清水约 2000 毫升,煮至米烂汤酽成粥。

3. 把药末撒进粥内,边撒边搅,待撒完搅匀后即可起锅。空腹服之,亦可略加盐调味。

甘 蔗 粥

处方来源:《寿亲养老集》

【配方】(大份) 甘蔗汁 1500 毫升、高粱米 400 克。

【效用】 甘蔗汁甘寒,能清邪热,生津液,通大便,化痰湿,补中气。与补脾、消食的高粱米煮粥,能清热生津。本方用药平和,粥食易化,用于老年邪热咳嗽,便秘,口干,唾液黏涎,消化不良等症有一定疗效。

【制作工艺】

1. 将鲜甘蔗刷洗干净,砍成 5~6 寸长的节,再对剖成两半,逐个压尽汁水,待汁足量为止。

2. 将鲜高粱米淘洗干净,下入甘蔗汁,在中火上煮成薄粥。

注:宜空腹食,每日一、二次。

竹 叶 粥

处方来源:《圣惠方》

【配方】（单份）　竹叶50片，石膏三两、砂糖一两、粳米二两。

【效用】　本方为《伤寒论》竹叶石膏汤之变方。用竹叶、石膏清热除烦，配砂糖、粳米益胃生津。用于暑热伤津之身热、口渴、心烦、尿赤、热病后期阴伤及余热未尽之低热、不眠等症确有疗效。风热目赤、流泪、发痒，用之亦效。

【制作工艺】

1. 将竹叶用清水洗净后，切成约3～5厘米长的节，石膏入锅内加水约2000毫升，先煎30分钟，再下竹叶同煎约20分钟后，滤出药汁，静置、放凉、澄清后再过滤取汁备用。

2. 将粳米淘洗后倒入锅内，加入上面的药汁，在中火上徐徐煮粥至熟。

3. 食用时再加入白砂糖搅匀即成。

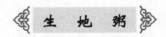

莲　实　粥

处方来源：《圣惠方》

【配方】（单份）　嫩莲实20克、粳米100克。

【效用】　莲实与粳米煮粥，具健脾止泻，益肾固涩，养心安神之功。用于脾虚食少、腹泻、乏力，肾虚带下、遗精、尿频，心虚失眠、健忘、心悸等症。可作为病后体弱及神经衰弱患者之膳食。

【制作工艺】

1. 将嫩莲实发胀后，在水中用刷擦去表层，抽出莲心，冲洗干净放入锅内，加入清水在火上煮熟烂，备用。

2. 将粳米淘洗干净，放入锅中，加清水煮成薄粥，粥熟后掺入莲实，搅匀，趁热服之。

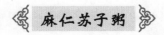

生　地　粥

处方来源：《饮膳正要》

【配方】（单份）　生地黄25克、米75克。

【效用】　本方具滋阴益胃、凉血生津之功。用于阴虚潮热、盗汗、久咳、咯血、食少、消瘦，热证心烦，口渴，以及睡起目赤且良久难消等症。本方可作糖尿病患者之膳食。

【制作工艺】

1. 生地黄（鲜品）细切后，用适量清水在火上熬沸后约半小时，滗出汁，再复熬一次。合并药液浓缩至约100毫升，备用。

2. 将米淘洗后煮成白粥，趁热时掺入生地汁搅匀，食时可加白糖少许调味。

麻仁苏子粥

处方来源：《本事方》

【配方】（大份）　紫苏子50克、火麻仁50克、粳米250克。

【效用】　本方火麻仁、紫苏子同用，能润肠通便，下气宽肠。与粳米煮粥，药性平和，食之易化，且能益胃气、养胃阴。用于老年津亏便秘或大便不爽，确有较好疗效。本方亦可供产后便秘、习惯性便秘患者食用。

【制作工艺】

1. 将紫苏子和火麻仁反复淘洗，除去泥沙，再烘干水分，打成极细的末，倒入约 200 毫升的温水，用力搅拌均匀，然后静置，待粗粒下沉时，滗出上层药汁待用。

2. 粳米淘洗干净后下入锅内，掺入药汁（如汁不够可再加清水），置中火上熬煮成粥。分两次服食。

食栗补肾方

处方来源：《对山医话》

【配方】（大份） 生栗子 250 克、猪肾 1 个、粳米 250 克、陈皮 6 克、花椒 10 粒、食盐 2 克。

【效用】 栗子性温，含蛋白质、脂肪、糖、维生素等多种营养成分，又能补肾气，强筋骨，健脾胃；猪肾粥亦能补肾、养胃、强身。板栗生吃，配以猪肾粥，共奏补肾健骨，补脾强身之功。用于肾虚腰痛、腿软、小便频数等症，有较好疗效。本方宜作老年肾虚体弱者之膳食。

【制作工艺】

1. 鲜栗子放在阴凉通风处阴干，待用。

2. 猪肾洗净后撕去筋膜，剖成两半，片去腰臊后，切成约 0.8 厘米见方的块。陈皮洗净待用。

3. 粳米淘洗干净，同猪肾、陈皮、花椒一起下入锅内，加入清水约 2500 毫升，置中火上徐徐煨熬成粥。煮成之后挑出陈皮，下入食盐调味。

4. 每次取生栗子十余枚，剥壳食肉，细嚼，连液吞咽，然后再食一碗猪肾粥。

注：以上配方用量制作一次可分两次食用。

柿 饼 饭

处方来源：《降夷撮要》

【配方】（大份） 柿饼 50 克、大米 250 克。

【效用】 本方柿饼与大米同用做饭，共奏健脾，益胃，降逆之功。用于胃气虚弱或胃虚有热之呃逆、呕吐，有较好疗效。本方可作病后体弱虚呃及胃神经官能症患者之膳食。

【制作工艺】

1. 柿饼用水冲洗后，切成约 0.5 厘米见方的颗粒待用。

2. 大米用清水淘洗干净，与柿饼粒和匀置饭盆内，掺入清水约 500 毫升，再放入蒸笼内圆汽后蒸约 40 分钟，取出即成。

第七节　新编药膳烹调方法及实例

随着时代的发展，药膳烹调方法愈加完善，本次书稿修订本归纳为 33 种烹调方法。

药膳的烹调方式，是由药膳的特点而决定的。前面章节讲过，药膳的形式主要是以汤为主，口味上保持食物和药物的原本鲜味。因此，药膳烹调方法修订后主要有：

一、炖

（一）炖法

药膳的炖制法，是把一定的食物原料与药物相结合，加入调料烹制而成的色、香、味、形俱佳，又能治疗疾病，保健强身的菜肴烹调方法。

药膳炖菜烹饪的具体方法：先将食物在沸水锅内汆去血污和腥味，然后放入炖锅内（炖锅选用砂锅、陶器锅为佳），加入姜、葱、料酒及适量清水炖成清汤，用武火烧沸，撇去浮沫，再改用文火炖至酥烂，加入调料即成，保持其原汁原味。

（二）实例

人参炖猪肘

【配方】　人参 10 克，猪肘 500 克，盐、姜各 5 克，胡椒粉 3 克，葱 10 克，料酒 10 毫升。

【制作】

1. 将人参润透，去芦头，洗净，顺切成薄片，姜拍破，葱切段。

2. 猪肘去毛，洗净，切成 4 厘米见方的块，将猪肘骨捶破，放入砂锅底部，然后放入猪肘肉，再放入人参、姜、葱、料酒，加适量水。

3. 砂锅置武火上烧沸，撇去浮沫，炖 50 分钟左右，加入盐、胡椒粉搅匀即成。

【食法】　每周 1～2 次。

【功效】　补元气，益气血。适用于体虚消瘦、面色萎黄、四肢厥冷、腰膝酸软等症。

川明参红枣炖猪蹄

【配方】　川明参 20 克，红枣 6 个，猪蹄 2 只，料酒 10 毫升，胡椒粉 3 克，盐、姜各 5 克，葱 10 克。

【制作】

1. 将川明参浸泡一夜，去皮，切成 4 厘米长的段。红枣洗净，去核。猪蹄去毛，洗净，先劈成两块，再剁成 3 厘米见方的块。姜拍松，葱切段。

2. 猪蹄放入炖锅内，加入川明参、红枣、料酒、姜、葱、适量清水。

3. 炖锅置武火上烧沸，再用文火炖煮 55 分钟，加入盐、胡椒粉搅匀即成。

【食法】 每周 1～2 次。

【功效】 补气血，润肌肤，美容颜。适用于气血两亏、肌肤不润、面色萎黄等症。

白术黄芪炖猪瘦肉

【配方】 白术、肉苁蓉、当归、酸枣仁各 8 克，黄芪 16 克，当归 8 克，怀牛膝 12 克，猪瘦肉 400 克，料酒 8 毫升，盐 4 克，胡椒粉 3 克，姜 4 克，葱 10 克。

【制作】

1. 将白术润透，切片，用麦麸炒黄；黄芪润透，切片；肉苁蓉去鳞，润透，切片；当归润透，切片；怀牛膝润透，切成 4 厘米长的段；酸枣仁炒香。

2. 猪瘦肉去毛，刮洗干净，切成 3 厘米见方的块；姜拍松，葱切段。

3. 白术、黄芪、肉苁蓉、当归、怀牛膝、酸枣仁、猪瘦肉、姜、葱、料酒同放炖锅内，加适量水。

4. 炖锅置武火上烧沸，撇去浮沫，再用文火炖 55 分钟，加入盐、胡椒粉，搅匀即成。

【食法】 每周 1～2 次。

【功效】 补气血，壮元阳。适用于气虚、血虚、阳痿不举、早泄、遗精等症。

二、焖

（一）焖法

药膳焖制法，是将药物和食物经油炝锅或煎、煸加工后，改用文火，添汤汁，焖至酥烂的烹饪方法。药膳焖菜的具体操作方法：先将原料冲洗干净，切成小块，锅内放油烧至六成热，下入姜、葱炝锅，再加入食物炒至变色，放入药物、调料、汤汁，盖上锅盖，用文火焖熟即成。药膳菜肴以酥烂、汁浓、味厚为佳。

（二）实例

葱姜焖腊肉

【配方】 腊肉 200 克，葱 50 克，红椒 1 只，姜 10 克，盐 5 克，香油、酱油各 5 毫升，花生油 30 毫升，湿淀粉、清汤各适量。

【制作】

1. 将腊肉洗净，切厚片；葱洗净，切段；红椒、姜洗净，切片。

2. 锅内放花生油烧热，放入姜、腊肉煸香，加入清汤、盐、酱油、红椒、葱段用文火焖熟入味，用湿淀粉勾芡，淋入香油即成。

【**食法**】 每周 2～3 次。

【**功效**】 具有发表、通阳、解毒之功效。适用于风寒感冒、头痛鼻塞、阴寒腹痛、虫积、二便不通、痢疾等症。

❧ 冬菇焖火腿 ❧

【**配方**】 冬菇 200 克，火腿 50 克，姜、葱、盐各 10 克，酱油 10 毫升，白糖 5 克，牡蛎油、香油各 5 毫升，花生油 50 毫升，湿淀粉、清汤各适量。

【**制作**】

1. 将冬菇泡洗干净；火腿切厚片；姜切片；葱切段。

2. 冬菇用鸡油煨透，捞起待用。

3. 锅内放入花生油，烧热后放入姜、冬菇、火腿煸炒，加入清汤、盐、白糖、葱段、酱油、牡蛎油，用文火焖熟入味，用湿淀粉勾芡，淋入香油即成。

【**食法**】 每周 2～3 次。

【**功效**】 具有开胃，理气，化痰，解毒，透疹之功效。适用于食欲不振、痰热不化、麻疹等症。

❧ 砂仁焖牛肚 ❧

【**配方**】 牛肚 250 克，砂仁 3 克，红椒 1 只，姜、葱、盐各 10 克，酱油 10 毫升，湿淀粉 20 克，白糖 3 克，花生油 30 毫升，清汤适量。

【**制作**】

1. 将牛肚洗净，切片；砂仁洗净；姜、红椒切片；葱切段。

2. 锅内放入花生油烧热，投入姜片、牛肚、砂仁炒香，加入清汤、盐、白糖、酱油、红椒片、葱段用文火焖至汁浓，用湿淀粉勾芡即可。

【**食法**】 每周 2～3 次。

【**功效**】 具有消食开胃，行气化湿，温脾止泻，温胃止呕之功。适用于脘腹胀痛、食欲不振、恶心呕吐等症。

三、蒸

（一）蒸法

药膳的蒸制法，是利用水蒸气加热烹制药膳的方法，其特点是温度高（可以超过100℃），加热及时，汤汁醇厚，利于保持形状的整齐。本法不仅用于烹调，而且还可用于初步加工（如热水发蹄筋）和菜的保湿消毒等。具体做法是将原料置于容器中，加好调味品、汤汁或清水（不加汤汁或清水的称为旱蒸），上笼蒸熟，火候视原料的性质而定，一般蒸熟不烂的菜，可用旺火蒸制；断生出笼，具有一定形状要求的，则用中火徐徐蒸制，这样才能保持药膳的形状和色泽美观。

药膳蒸制法的种类主要有粉蒸、包蒸、封蒸、扣蒸、清蒸 5 种。

（1）粉蒸：将药食拌好调料后，再拌米粉，上笼蒸制。如荷叶粉蒸鸡的制作。

（2）包蒸：将药食拌好调料后，用菜叶或荷叶包牢，上笼蒸制。如荷叶凤脯的制法。

（3）封蒸：将药食拌好调料后，装在容器中，加盖用湿绵纸封口，上笼蒸制。如虫草鸭子的制法。

（4）扣蒸：将药食拌好调料后，整齐地排放在合适的特定容器内，上笼蒸制，然后反扣在碗中上席。如红枣蒸肘子，参蒸鳝段的制法。

（5）清蒸：又称清炖，与隔水炖法相似。将药食放在盒或碗中，加入调料、少许白汤，上笼蒸制。如芪蒸鹌鹑的制法。

（二）实例

红枣蒸肘子

【配方】 红枣8枚，猪肘子500克，芽菜50克，料酒、酱油各15毫升，白糖、葱各15克，姜、盐各5克。

【制作】

（1）将猪肘子拔毛，刮洗干净，放入沸水锅内煮沸，捞起沥干水分，皮向下切3厘米见方的块（注意皮不要切断）。

（2）姜、葱洗干净，姜切片，葱切段，放入碗内，加入酱油、白糖、料酒、盐及500克水，搅匀成汁液；砂锅置武火上烧热，下入汁液烧沸，将切好的肘子肉，皮朝锅底放入，煮至发红亮时捞起，沥干。

（3）蒸碗洗干净，红枣洗净放入碗底，然后将肘子肉放入碗内，芽菜放在上面。

（4）蒸笼上大气后，将盛有肘子的碗放入蒸笼内，盖上蒸笼盖，用武火蒸55分钟后关火，取出笼，用盘扣住蒸碗，翻转扣入盘内即成。

【功效】 补脾和胃，益气生津，滋补气血。适用于气血两亏、胃虚津液不足、营卫不和、妇女脏躁等。

山药蒸排骨

【配方】 山药20克，猪排骨400克，料酒12毫升，葱12克，盐、姜各4克，酱油10毫升，白糖8克。

【制作】

（1）将山药放入温水内浸泡一夜，捞起，切成3厘米长、2厘米宽的薄片，姜切片，葱切段。

（2）排骨洗干净，剁成长3厘米的块，放入盆内，加入姜、葱、盐、白糖、酱油抓匀，腌制1小时。

（3）山药放在蒸碗底部，然后将排骨放入碗中，除去葱、姜不用。

（4）蒸笼用武火烧至上大气，蒸碗放入笼中，盖上盖，蒸50分钟后关火，用盘子扣住蒸碗，翻转过来扣入盘内即成。

【食法】 每周 1～2 次。

【功效】 健脾补肺，固肾益精。适用于脾虚泄泻、久痢、虚劳咳嗽、消渴、遗精、带下、小便频数等症。

茯苓粉蒸排骨

【配方】 茯苓 15 克，猪排骨 350 克，料酒、酱油各 10 毫升，葱 10 克，姜、盐、花椒各 4 克，白糖、八角各 7 克，大米 70 克。

【制作】

1. 将茯苓烘干，碾成粗粉；大米、八角、花椒炒香，碾成粗粉；姜、葱洗净，姜切粒，葱切段。

2. 排骨洗净，剁成 3 厘米的长段，备用。

3. 排骨放入蒸盆内，加入大米、八角、花椒、茯苓粉、料酒、酱油、盐、白糖、姜粒、葱花抓匀。

4. 蒸盆置武火上大气蒸笼内，蒸 45 分钟即成。

【食法】 每周 1～2 次。

【功效】 补气血，健脾胃，渗湿利水。适用于气血两亏、脾胃虚弱、水肿、小便不畅等。

四、煮

（一）煮法

药膳的煮法是将药物和食物一起放在多量的汤汁或清水中，加入调料，先用武火烧沸，再用文火煮熟制成的方法。具体操作方法：将药物和食物洗净，初加工后，放于锅中，加入调料，倒入适量的清水或汤汁，用武火烧沸，再用文火煮熟。适宜体小、质软一类的原料。特点是口味清爽，煮的时间比炖要短。

（二）实例

红枣煮豌豆

【配方】 红枣 6 颗，豌豆 300 克，酱油 10 毫升，葱 10 克，八角 2 粒，桂皮 6 克，花椒 5 粒，山柰 4 粒，盐 4 克，姜 5 克。

【制作】

1. 将红枣洗净，去核；豌豆浸泡一夜，淘洗干净，去泥沙；姜拍松，葱切段。

2. 红枣、豌豆、八角、山柰、桂皮、花椒、盐、姜、葱、酱油同放锅内，加水 800 毫升，置武火上烧沸，再用文火煮 35 分钟即成。

【食法】 每周 1～2 次。

【功效】 补气血，美容颜，润肌肤。适用于气血两亏、面色无华等。

五香陈皮煮蚕豆

【配方】 陈皮 15 克,蚕豆 450 克,八角 3 粒,山柰 4 粒,花椒 7 粒,桂皮 9 克,酱油 15 毫升,葱 15 克,姜、盐各 6 克。

【制作】

1. 将陈皮去白,洗净,切成 4 厘米见方的块;蚕豆浸泡一夜,淘洗干净;姜拍松,葱切段。

2. 陈皮、蚕豆、姜、葱、酱油、八角、山柰、花椒、桂皮、盐同放锅内,加清水 800 毫升,置武火上烧沸,再用文火煮 35 分钟即成。

【食法】 每周 1~2 次。

【功效】 行气健脾,化痰美容。适用于面色无华、脾胃虚弱、多痰等。

黄精煮刀豆

【配方】 黄精 30 克,刀豆 400 克,姜 5 克,葱 10 克,盐 4 克,香油 5 毫升,植物油 50 毫升。

【制作】

1. 将黄精润透,切薄片,洗净;刀豆去头尾,去杂质;姜切片,葱切段。

2. 炒锅置武火上烧热,加入植物油,烧至六成熟,加入姜、葱爆香,随即下入刀豆、黄精,加清水 800 毫升,加入香油,用文火煮 45 分钟,加入盐即成。

【食法】 每周 1~2 次。

【功效】 补中益气,滋阴美容。适用于阴虚、面色无华等。

五、熬

(一)熬法

药膳熬法是将药物和食物下入锅中,倒入清水或汤汁,置武火上熬熟,一般时间较长。具体操作方法:首先将食物、药物洗净,切碎,放入砂锅内,加入清水或汤汁,用武火烧沸,再用文火熬制,加入调料,使汤汁浓稠、质软,汤料浓郁。

(二)实例

熬补益汤

【配方】 猪肉 500 克,猪肚、墨鱼各 50 克,党参、炙黄芪、茯苓各 10 克,肉桂 3 克,盐 5 克,熟地、当归各 15 克,姜 30 克,猪大骨、葱、花椒、料酒各适量。

【制作】

1. 将党参、炙黄芪、肉桂、熟地、当归、茯苓装入纱布袋内,扎紧袋口。

2. 猪肉、墨鱼、猪肚洗净；姜、猪大骨洗净，拍破。

3. 猪肉、墨鱼、猪肚、猪大骨、药料袋放入锅内，加清水适量，放姜、料酒、盐、花椒，用武火烧沸，再用文火熬制，待墨鱼、猪肉熟烂时，捞出，切成条，再放入汤内熬制即成。

4. 药料袋捞出不用。

【食法】　每周1～2次。

【功效】　双补气血。适用于气血两虚或久病体虚、面色萎黄、精神倦怠、腰膝乏力等。

熬熟地鸡汤

【配方】　猪肉、猪杂骨各750克，熟地7.5克，母鸡1只（重约2500克），葱、姜、料酒、盐等各适量。

【制作】

1. 将熟地装入纱布袋内，扎紧口，备用。

2. 鸡宰杀后去毛、内脏，洗净；猪肉洗净，猪杂骨捶破；姜拍破，葱切节，待用。

3. 猪肉、鸡肉、药料袋、猪杂骨放入锅内，用武火烧沸，撇去浮沫，加姜、葱、料酒，转用文火熬至肉熟烂。

4. 将汤中药料袋捞出不用，捞出鸡肉、猪肉分别切成小块，再放入锅内熬熟，加少许盐搅匀即成。

【食法】　每周1～2次。

【功效】　调补气血。适用于气血两虚、面色萎黄、食欲不振、四肢乏力等。

熬附片当归羊肉汤

【配方】　羊肉300克，附片30克，当归、胡椒粉各6克，葱、姜各50克。

【制作】

1. 将附片、当归装入纱布袋内，扎紧袋口；羊肉用清水洗净，放入沸水锅内，加葱、姜各25克，烧至羊肉断红色，捞出剔去骨，将肉切成2.4厘米见方的块，然后放入清水中漂去血水；羊骨头拍破，葱捆成团，待用。

2. 砂锅内放入余下的葱、姜、清水、胡椒粉、羊肉、药料袋，用武火煮沸30分钟，转用文火熬至羊肉酥烂即成。

【食法】　每周1～2次。

【功效】　温肾壮阳，补中益气。适用于气血两亏、四肢厥冷、体弱面黄等。

六、炒

（一）炒法

药膳的炒法，一般先将药物提取成一定比例的药液，然后再加入食物、调料、植物油一起炒制。也可把质地轻软的药材（如红花等），与食物同炒。用手勺或锅铲翻炒，动作要敏捷，断生即成。芳香性药物大多采用在临起锅时勾汁加入，以保持其气味芬芳。药膳炒菜的烹饪方法分为生炒、熟炒、滑炒、干炒四种。

（1）生炒：生炒的原料不上浆，先将食物和药物投入热油锅中炒至五六成熟时，再加入配料一起炒至八成熟，加入调味品，迅速颠翻几下，断生即成。如生煸枸杞的制法。

（2）熟炒：先把食物加工成半生不熟或全熟后，再切成片、块，放入热油中煸炒，依次加入药物、辅料、调味品和汤汁，翻炒几下即成。如解暑酱包兔的制法。

（3）滑炒：将食物和药物加工成丝、丁、片、条，用食盐、淀粉、鸡蛋清调匀上浆后，放入热油锅里迅速划散翻炒，兑汁投料，用武火炒熟即成。如杜仲腰花的制法。

（4）干炒：将食物和药物切制后，再调味腌制（不用上浆），放入八成热的油锅中翻炒，待水分炒干时，加入调料同炒，汁尽起锅即成。如枸杞肉丝的制法。

（二）实例

黄精炒肉丝

【配方】 黄精20克，猪瘦肉250克，黑豆适量，莴苣50克，豆粉30克，鸡蛋清1份，料酒15毫升，盐5克，姜3克，葱10克，植物油30毫升。

【制作】

1. 将黄精同黑豆煮熟，切成丝；猪瘦肉洗净，切成丝；莴苣去皮，洗净，切成丝；姜切丝，葱切花。

2. 肉丝放入碗内，再放入豆粉、酱油、鸡蛋清、盐、味精抓匀。

3. 炒锅置武火上烧热，下入植物油，烧至六成热，下入姜、葱爆香，随即下入肉丝、黄精、黑豆、莴苣丝、料酒、盐炒熟即成。

【食法】 每周1～2次。

【功效】 补中益气，滋阴润肺，强健筋骨。适用于体虚乏力、心悸气短、肺燥、干咳、糖尿病等。

白木耳炒肉片

【配方】 白木耳（银耳）20克，猪瘦肉200克，胡萝卜50克，香菇、豆粉各30克，鸡蛋清1份，料酒15毫升，盐、姜各5克，葱10克，酱油10毫升，植物油50毫升。

【制作】

1. 将白木耳（银耳）用温水浸泡4小时，除去蒂和杂质，撕成片；胡萝卜去皮，切片。

2. 猪瘦肉切成片，加入豆粉、酱油、鸡蛋清、盐抓匀。

3. 姜切片，葱切段。

4. 炒锅置武火上烧热，下入植物油，烧至六成热，下入姜、葱爆香，再下入肉片、白木耳片、胡萝卜片、料酒、盐、味精炒熟即成。

【食法】　每周 2～3 次。

【功效】　滋阴润肺，双补气血。适用于肺热咳喘、气血两虚等。

枣仁炒猪舌

【配方】　酸枣仁 15 克，猪舌 1 只，嫩竹笋 50 克，料酒 15 毫升，盐、姜各 5 克，葱 10 克，植物油 50 毫升。

【制作】

1. 将酸枣仁放入锅内炒香，加 100 毫升清水煎煮 10 分钟，滤取汁液。

2. 猪舌用沸水煮至六成熟时捞起，刮去舌苔，切成薄片；竹笋洗净，切成薄片；姜切片，葱切段。

3. 炒锅置武火上烧热，放入植物油，烧至六成热，下入姜、葱爆香，随即下入猪舌片、药液、竹笋片、料酒、盐炒熟即成。

【食法】　每周 1～2 次。

【功效】　养肝，宁心，安神，敛汗。适用于虚烦不眠、惊悸怔忡、烦渴虚汗等。

七、卤

（一）卤法

药膳卤法是将经过初加工的食物，先与药物相结合，使药效进入食物内，再放入卤汁中用中火逐步加热的烹制方法，使卤汁香味进入食物，熟透即成。其制作工艺和要求有以下五个方面。

1. 卤汁配方　大茴香 50 克，小茴香 30 克，草果皮 30 克，桂皮 50 克，甘草 50 克，料酒 250 克，花椒 25 克，丁香 10 克，沸水 10 千克，酱油 2.5 千克，生抽 500 克，葱 100 克，冰糖 500 克，盐 250 克，鸡精 50 克，姜 50 克。

2. 卤汁制作

（1）将以上的香料、药物配齐后，装入纱布袋内，扎紧口。

（2）将水注入锅内烧沸，加入酱油、料酒、生抽、盐、鸡精、冰糖、姜、葱，用中火煮 40 分钟至卤汁成酱红色时，卤汁就制作好了。

3. 卤汁菜肴　将食物洗净，与药物同煮 10 分钟，待药效进入食物后，把食物捞起，放入卤汁中卤熟（卤至用筷子能轻轻插入食物为度）即成。如陈皮鸡、丁香鸭的制作。

4. 卤汁保管　每次卤完菜后，用漏勺将骨渣及杂质捞出（香料包仍放在卤汁中），再烧沸，放置在阴凉通风处保存，避免腐败变质。家庭制作的卤汁使用后可放入冰箱内冷冻保存。

5. 卤汁再用　再用卤汁时可不加香料（香料一般可以使用 20～30 天），只加盐、鸡精、冰糖、料酒和姜、葱适量，烧沸，待有香味，则可再制作卤菜。

此外，还有将香料、调料与食物一起放入锅内卤制的方法。以上方法读者可根据实际情况自行选择。

（二）实例

党参卤猪蹄

【配方】 党参 15 克，猪蹄 1 只，酱油 30 毫升，米酒 30 毫升，蒜、姜各 10 克，青葱 2 颗，植物油 30 毫升，八角、可乐各适量。

【制作】

1. 将猪蹄去毛，洗净切段，用开水汆烫备用；党参洗净，备用；蒜洗净后拍碎，青葱切段，姜切片。

2. 锅内加入植物油烧热，放入姜、蒜、青葱爆香，加入酱油、米酒、可乐于卤锅中。

3. 放入爆香的蒜、青葱及党参、八角于锅内煮沸，把猪蹄放入卤锅内，用文火卤制 30～50 分钟即可起锅。

【食法】 每周 1～2 次。

【功效】 补中益气，养血补肺。适用于气短、心悸、体倦乏力、食少便溏等。

五香卤牛肉

【配方】 牛肉 500 克，五香粉 5 克，八角 3 粒，花椒 2 克，姜 3 片，五香卤包 1 包，辣豆瓣酱 1 匙，酱油 25 毫升，料酒 10 毫升，辣椒 10 克，冰糖 20 克，蒜 5 瓣，植物油 10 毫升。

【制作】

1. 将牛肉切块洗净，用开水汆烫，备用；蒜拍碎，辣椒切段，姜切片，待用。

2. 锅内加入植物油烧热，放入蒜、姜片、花椒、八角爆香，再加入辣豆瓣酱翻炒数次，加入料酒熬煮。

3. 加入清水、酱油、冰糖、五香卤包及五香粉，把牛肉放入卤锅内煮沸，用文火卤约 2 小时即可。

【食法】 每周 1～2 次。

【功效】 祛寒止痛，行气健脾，强身健体。适于胃寒胀痛、小腹冷痛、痛经、疝痛、睾丸肿痛等症。

白术五花肉

【配方】 五花肉 500 克，白术 9 克，料酒 10 毫升，酱油 15 毫升，冰糖 15 克，八角 1 粒，姜 5 克，香葱 20 克，蒜 3 瓣，盐适量。

【制作】

1. 将白术、蒜、香葱洗净，备用。

2. 五花肉切块，蒜拍破，香葱切段，待用。

3. 炒锅加热，把冰糖放入锅内干炒至焦状，再把五花肉块放入锅内炒至呈金黄色。

4. 加入料酒、酱油、盐、姜、八角、蒜及香葱于卤锅内煮沸，再用文火卤 30～50 分钟即可。

【食法】 每周 1～2 次。

【功效】 健脾益胃。

八、炸

（一）炸法

药膳炸法，是将药物制成液体或研成粉末，调成糊状，再裹在食物上，或用药液浸透食物，再入六成热油锅内炸制，将食物炸成金黄色即成。原料下锅时有爆炸声，要掌握好火候，防止食物炸焦，若食物块较大，不易炸透，可冷却后再炸一次，炸好的菜肴要求香酥清脆，美味可口。药膳炸菜分为清炸、干炸、软炸、酥炸及纸包炸等方法。

1. 清炸 清炸一般是将食物生料或半熟料，加入酱油、料酒、盐、鸡精、姜、葱等调料和药液，将食物腌制 30 分钟后，再放入油锅内炸制。要求清炸的药膳原料不挂糊，成品外脆里嫩。如山楂肉干的制作方法。

2. 干炸 干炸是将药物和食物加入调料腌制后，再挂以药粉、淀粉等进行炸制，要求成品酥脆可口。如解暑酱包兔的制作方法。

3. 软炸 软炸是将无骨食物切成形状较小的块、片、条等形状，用调料、药粉、淀粉、鸡蛋清调成浆状，令食物挂上浆，放入油锅内炸制，要求油温适宜，以防粘连，成品要求香脆鲜嫩，美味可口。如软炸怀药兔的制作方法。

4. 酥炸 酥炸是将原料加工后，用调料腌制后，再挂上药粉、淀粉、鸡蛋清，放入油锅内炸至呈金黄色的烹制方法。如怀药肉麻元的制作方法。

5. 纸包炸 食物、药物用调料腌制后，放入能食用的糯米纸中，包扎好，再放入油锅内炸熟。如龙眼纸包鸡的制法。

（二）实例

山药炸猪排

【配方】 猪排骨 200 克，鲜山药、土豆各 100 克，卤水 700 毫升，花生油 500 毫升。

【制作】

1. 将猪排骨洗净，剁成块；土豆去皮切细条，用清水冲洗，去净淀粉，控水；山药洗净，切成细条，用水浸泡 10 分钟，控水。

2. 猪排用卤水卤熟，锅内加入花生油，烧至六成热，放入卤排骨，炸至呈金黄色时捞出，沥油。

3. 锅内余油烧热，放入土豆条、山药条，炸至呈金黄色时捞起，摆入排骨中间即成。

【食法】 每周 1～2 次。

【功效】 健脾除湿，益肺固肾，益精补气。适用于脾虚泄泻、久痢、虚劳咳嗽、消渴、遗精、带下、小便频数等。

香炸五花肉

【配方】 五花肉 200 克，花生米 100 克，花生油 500 毫升，鸡蛋 2 个，盐 5 春，淀粉适量。

【制作】

1. 将五花肉洗净，切厚片；花生米去皮，剁碎。

2. 鸡蛋打散，加入盐、淀粉调成糊，下入五花肉挂糊，粘上花生米。

3. 锅内加入花生油烧热，下入粘有花生米的五花肉，炸至呈金黄色，捞起装盘即成。

【食法】 每周 1～2 次。

【功效】 滋阴润燥。适用于热病伤津、消渴羸瘦、燥咳、便秘等。

五彩炸里脊

【配方】 猪里脊 200 克，鸡蛋 1 个，胡萝卜 10 克，青椒 1 个，盐 5 克，花生油 500 毫升，淀粉适量。

【制作】

1. 将猪里脊洗净，切厚片，用刀背拍松两面，加入盐腌制 10 分钟。胡萝卜、青椒洗净，切碎。

2. 鸡蛋打散，加入胡萝卜粒、青椒粒、淀粉调成糊，放入里脊片挂上糊。

3. 锅内加入花生油烧热，下入挂糊的里脊片，炸至呈金黄色，出锅即可。

【食法】 每周 1～2 次。

【功效】 滋阴润燥。适用于热病伤津、消渴羸瘦、燥咳、便秘等。

九、烤

（一）烤法

药膳烤法，是将药物制成粉状或药液与调料拌匀，涂在食物上，再放入火上或烤箱内烤熟。烤法分为明火烤和烤箱烤两种。

1. 明火烤 将食物洗净，用药液、调料腌制，直接把食物置明火上烤制。如丁香烤鸭的制法。

2. 烤箱烤 将食物洗净，切块，用药液、调料腌制，直接把食物置烤箱内烤制。如陈皮烤鸡的制法。

现代药膳的烤制常用烤箱。

（二）实例

人参烤牛肉脯

【配方】　人参 10 克，牛肉 500 克，胡椒粉、荜茇各 4 克，陈皮、白果、良姜各 6 克，砂仁 3 克，姜 10 克，葱 15 克，盐 5 克。

【制作】

1. 将牛肉剔去筋膜，洗净后入沸水锅内汆去血水，捞出晾干后切成大片。

2. 将人参、胡椒粉、荜茇、陈皮、白果、砂仁、良姜研成细粉，加入盐，再把姜、葱绞汁后加入，调成糊状。

3. 将切好的牛肉片用调好的药糊拌匀后，再入烤箱中烤熟即成。

【食法】　每周 1～2 次。

【功效】　大补元气，消积化食。适用于气虚欲脱、脘腹胀满、食少等。

白芍药烤乳鸽

【配方】　白芍药 8 克，乳鸽 200 克，料酒 4 毫升，姜 4 克，盐 2 克，葱 8 克，白糖 6 克，酱油 6 毫升。

【制作】

1. 将白芍药洗净，润透，切片，烘干，研粉备用。

2. 鸽子宰杀，去爪及内脏，洗净血水，沥干备用；姜切片，葱切段。

3. 芍药粉、料酒、盐、酱油、姜、葱、白糖同放盆内搅匀，抹在乳鸽上，腌制 1 小时，捞起，沥干水分，置烤箱烤熟即成。

【食法】　每周 1～2 次。

【功效】　养血敛阴，平抑肝阳。适用于行经腹痛、肝阳上亢、头痛眩晕等。

玉竹烤牛肉

【配方】　玉竹、葱各 20 克，牛肉 500 克，料酒 10 毫升，姜 10 克，酱油 15 毫升，白糖 15 克，盐 5 克。

【制作】

1. 将玉竹洗净，切碎，烘干，研粉备用。

2. 牛肉洗净，用沸水汆去血水，沥干水备用；姜切片，葱切段。

3. 玉竹粉、料酒、酱油、姜、葱、盐、白糖拌匀，抹在牛肉上，腌制 1 小时，捞出牛肉，沥干水分，置烤箱烤熟即成。

【食法】　每周 1～2 次。

【功效】　养阴润燥，生津止渴。适用于咳嗽、烦渴、小便频数等。

十、烧

（一）烧法

药膳烧法一般是将药物切成块条或研成粗粉，食物洗净后切块、条。然后将锅置武火上烧热，加入植物油，烧至六成热，下入姜、葱、糖、味精、老抽，炒成枣红色，再将药物、食物下锅，加入清水或汤汁，用武火烧沸，再用中火烧焖，待食物熟透，菜品成枣红色，收浓汤汁即成。药膳烧法分生烧、熟烧两种。

1. 生烧　将药物、食物放入烧热油锅内煸煎，加入调料、清水成汤汁，烧熟成枣红色，汤调味美即成。如党参烧兔肉的制作。

2. 熟烧　将药物和食物先经过煮熟或煎、炸后，再加入调料、清水或汤汁，烧熟成枣红色，汤浓味鲜即成。如枸杞子烧酥肉的制作。

（二）实例

丁香烧猪手

【配方】　鲜猪蹄（即猪手）300克，丁香3克，姜、葱、盐各10克，酱油10毫升，白糖5克，料酒150毫升，花生油20毫升，香油5毫升，鸡汤适量。

【制作】

1. 将鲜猪手烧净毛，洗干净切成块，入沸水内汆去血水，用清水洗净；丁香、姜洗净，切片；蒜去皮，洗净。

2. 锅内放花生油烧热，加入姜、蒜、丁香、猪手、料酒煸炒片刻，掺入鸡汤，用小火烧至酥烂时，再加入盐、白糖、酱油烧至汁浓，淋入香油即成。

【食法】　每周1～2次。

【功效】　温中止呕，暖肾助阳。适用于脾胃虚寒、呕吐、腹泻、冷痛、肾虚阳痿、遗精等。

百合烧茄子

【配方】　猪肉泥12克，茄子500克，百合、葱、姜、盐各16克，老抽16毫升，鸡汤100毫升，白糖5克，香油8毫升，花生油100毫升（实耗50毫升）。

【制作】

1. 将茄子去皮，切成大粗条；百合洗净，润透；葱洗净切段，姜洗净切粒。

2. 锅内放花生油烧热。下入茄条，炸至呈金黄色捞出。

3. 锅内留余油，下入姜末、葱、肉泥、百合、茄子、鸡汤、盐、白糖、老抽，用文火烧至汁浓，淋入香油即成。

【食法】　每周1～2次。

【功效】　润肺止咳，清心安神。适用于阴虚久咳、咳中带血、虚烦惊悸等。

橘皮烧排骨

【配方】 猪排骨 250 克，橘皮 15 克，姜、葱、盐各 10 克，酱油 10 毫升，红椒 1 个，白糖 3 克，牡蛎油 5 毫升，花生油 30 毫升，香油 5 毫升，清汤适量。

【制作】

1. 将排骨洗净斩成段，入沸水锅内余去血水；橘皮洗净，去瓤；姜、红椒切成片，葱切段。

2. 锅内放花生油烧热，放入姜片、红椒、葱、排骨、橘皮煸香，加入清汤、盐、白糖、酱油、牡蛎油，用文火慢烧至熟透，淋入香油即成。

【食法】 每周 1～2 次。

【功效】 理气，调中，燥湿，化痰。适用于脘腹胀满、不思饮食、呕吐秽逆、咳嗽痰多等。

十一、冒

（一）冒法

药膳冒菜做法是将姜、葱、盐、味精、花椒、胡椒、香料等调料经植物油炒制后，加入汤汁煮香作底汤，然后将药物、食物洗干净，切成片、块、丁、条，放入底汤内烫熟即成。要求菜品味鲜可口。

药膳冒菜分为生冒、熟冒两种。

1. 生冒 首先将生的食材、药材洗净，切成片、块、丁、条，放入底汤烫熟即成。如枸杞子冒生菜的烹饪方法。

2. 熟冒 将食物、药物先煮熟，然后放入底汤内烫煮即成。如熟冒山药炸里脊的烹饪方法。

底汤配方：姜 20 克，葱 50 克，陈皮 20 克，八角 20 克，山奈 10 克，花椒 10 克，冰糖 50 克，盐 30 克，料酒 50 克，生抽 100 克，植物油 150 克，清汤 5000 克。

底汤制作：将炒锅洗净，加植物油，置武火上烧至六成热，下入姜、葱爆香，加入以上调味料炒香，注入清汤煮沸即成。

（二）实例

童子参冒丝瓜

【配方】 童子参 10 克，丝瓜 300 克，盐 5 克，酱油 15 毫升，香菜、姜各 10 克，葱 20 克，冒菜液 1000 毫升。

【制作】

1. 将童子参洗净，拍破；丝瓜去皮，切 4 厘米长的条；姜切片，葱切段；香菜洗净，切段。

2. 冒菜液放入锅内，置武火上烧沸，把童子参、丝瓜同放竹制漏勺内，放入冒菜汤里，煮 20 分钟，然后将童子参、丝瓜捞出，倒入盆内，加入盐、酱油、香菜、葱、姜以及少量冒菜液，拌匀即成。

【食法】 每周 1～2 次。

【功效】 补肺、健脾。适用于肺虚咳嗽、脾虚食少、心悸自汗等。

山药冒南瓜

【配方】 鲜山药 35 克，南瓜 200 克，盐 4 克，酱油 10 毫升，香菜、姜各 7 克，葱 15 克，冒菜液 700 毫升。

【制作】

1. 鲜山药、南瓜洗净，去皮，切成 4 厘米长的条块；姜切片，葱切段；香菜洗净，切段。

2. 将冒菜液放入锅内，置武火上烧沸，把山药、南瓜同放长柄竹制漏勺内，放入冒菜汤里，煮 20 分钟，然后将山药、南瓜捞出，倒入盆中，加入盐、酱油、香菜、姜、葱及少量冒菜液，拌匀即成。

【食法】 每周 1～2 次。

【功效】 健脾固肾，益精补气。适用于脾虚泄泻、久痢、虚劳咳嗽、消渴、遗精、带下等。

天冬冒黄瓜

【配方】 天冬 5 克，黄瓜 150 克，盐 2 克，酱油 7 毫升，香菜、姜各 5 克，葱 10 克，冒菜液 500 毫升。

【制作】

1. 将天冬洗净，浸泡一夜，切薄片；黄瓜去皮，切 4 厘米长的条块；姜切片，葱切段；香菜洗净，切段。

2. 将冒菜液放入锅内，置武火上烧沸，把天冬、黄瓜同放长柄竹制漏勺内，放入冒菜汤里，煮 15 分钟，然后将天冬、黄瓜捞出，倒入盆中，加入盐、酱油、香菜、姜、葱及少量冒菜液，拌匀即成。

【食法】 每周 1～2 次。

【功效】 滋阴，清热，润燥。适用于阴虚咳嗽、吐血等。

十二、煲

（一）煲法

药膳煲法是将药物、食物同放煲内，加入调料、汤汁或清水，先用武火烧沸，撇去浮沫，再用文火将食物、药物煲熟的烹饪方法。

药膳煲菜，首先要吊好汤，然后药食结合煲熟，调味即成。

1. 吊汤配方 猪胫骨 1000 克，猪皮、鸡肉各 500 克，鸭肉 150 克，料酒 30 克，姜 20 克，葱 50 克，水 6000 克。

2. 吊汤制作 （1）猪胫骨捶破，洗净；猪皮去毛，洗净；鸡肉、鸭肉去毛，用沸水余去血水；姜拍松；葱捆成把。（2）将猪胫骨、鸡、鸭、猪皮、姜、葱、料酒同放锅内，加入清水或清汤，用武火烧沸，撇去浮沫，用文火炖1小时即成。

3. 调味 将煲熟的菜肴内加入盐、鸡精、胡椒粉即成。

4. 食法 可以先喝汤，吃肉，再烫食生菜。

（二）实例

山楂瘦肉仔鸡煲

【配方】 山楂100克，猪瘦肉250克，棒子骨汤2500毫升，仔鸡肉500克，鸡精、盐适量。

【制作】

1. 将猪瘦肉剔去皮筋，洗净，切4厘米见方的块；鸡肉洗净，余去血水；山楂去杂质，同放高压锅内，将其煲熟，晾凉，倒入煲中，加入棒子骨汤。

2. 将煲置武火上烧沸，加入鸡精、盐即成。

【食法】 每周1～2次。

【功效】 滋阴润燥，化食消积。适用于脾虚积滞、高血压、高脂血症等。

玉竹薏米仔鸭煲

【配方】 玉竹、沙参、薏米各50克，仔鸭1只，葱、姜、盐、鸡精各适量，棒子骨汤2500毫升。

【制作】

1. 将仔鸭宰杀后，去毛和内脏，洗净，放入高压锅内，放入玉竹、沙参，加棒子骨汤适量，置武火上蒸熟，加入调料，倒入煲内。

2. 将煲置武火上烧沸，即可上桌。

【食法】 每周1～2次。

【功效】 补肺，滋阴。适用于肺阴虚咳、糖尿病、慢性胃炎、大便秘结等。

黄精猪肘煲

【配方】 黄精9克，党参6克，红枣10克，猪肘肉750克，姜15克，盐、鸡精各适量，棒子骨汤2500毫升。

【制作】

1. 将猪肘肉去毛，刮洗干净；黄精切薄片，先用温水浸泡4小时；党参切成4厘米长的节；红枣选色红、圆润、无虫蛀者，洗净；姜洗净，拍破。

2. 将以上药物和食物同放高压锅内，加入棒子骨汤，置武火上烧沸，30分钟后关火，晾凉。倒入煲内，加入调料，置武火上烧沸，即可上桌。

【食法】 每周 1～2 次。

【功效】 补脾润肺。适用于脾胃虚弱、饮食不振、肺虚咳嗽、病后体虚等。

十三、熏

（一）熏法

药膳熏法是药膳烹饪的一种方法。药膳熏菜制作方法是在传统熏菜制作方法基础上经过改进，使药物的药效进入食物内，烹饪出色、香、味、型兼具的药膳菜品，达到"食借药力，药助食威"的效果。其具体制作方法是：将药材研粉，和调料一同加进食材内，腌制入味，用香料熏熟即可。

（二）实例

苁蓉熏羊肉

【配方】 肉苁蓉 10 克，羊肉 300 克，盐 3 克，姜 6 克，葱 10 克，料酒 6 毫升，香油 10 毫升，花椒油 10 毫升。

【制作】

1. 肉苁蓉加适量水，置中火上，反复熬两次，两次药汁结合，待用；羊肉洗净；姜、葱洗净，姜切片，葱切段。

2. 将羊肉与姜、葱及料酒腌制 30 分钟，捞出，放入盐及药汁拌匀。

3. 将树枝点燃后，再盖 1 层树枝，羊肉桂在上空，用烟慢慢熏制，一边熏，一边刷上香油及花椒油，熏至熟透，取出，切片，装盘，装饰即可。

【食法】 每周 1～2 次。

【功效】 补肾益阳，润肠。适用于肾虚阳痿，便秘肠燥等。

杜仲熏牛腰

【配方】 杜仲 10 克，牛腰 300 克，盐 3 克，姜 6 克，葱 10 克，料酒 6 毫升，香油 10 毫升，花椒油 10 毫升。

【制作】

1. 杜仲加适量水，置中火上，反复熬两次，两次药汁结合，待用；牛腰去白色臊腺，洗净；姜、葱洗净，姜切片，葱切段。

2. 将牛腰与姜、葱及料酒腌制 30 分钟，捞出，放入盐及药汁拌匀。

3. 将树枝点燃后，再盖 1 层树枝，牛腰挂在上空，用烟慢慢熏制，一边熏，一边刷上香油及花椒油，熏至熟透，取出，切片，装盘，装饰即可。

【食法】 每周 1～2 次。

【功效】 补肝肾，强筋骨，安胎。适用于肝肾亏损、下肢无力、胎动不安等。

❀ 菊花熏牛心 ❀

【配方】 菊花 10 克，牛心 300 克，盐 3 克，姜 6 克，葱 10 克，料酒 6 毫升，香油 10 毫升，花椒油 10 毫升。

【制作】

1. 将菊花加适量水，置中火上，反复熬两次，两次药汁结合，待用；牛心洗净；姜、葱洗净，姜切片，葱切段。

2. 将牛心与姜、葱及料酒腌制 30 分钟，捞出，放入盐及药汁拌匀。

3. 将树枝点燃后，再盖 1 层树枝，牛心挂在上空，用烟慢慢熏制，一边熏，一边刷上香油及花椒油，熏至熟透，取出，切片，装盘，装饰即可。

【食法】 每周 1～2 次。

【功效】 疏风，清热，解毒，明目。适用于头痛、眩晕、目赤、疔疮等。

十四、煎

（一）煎法

药膳煎法是药膳烹饪的一种方法。药膳煎菜的制作方法是在传统煎菜制作方法基础上，经过改进，使药物的药效进入食物内，烹饪出色、香、味、型兼具的药膳菜品，达到"食借药力，药助食威"的效果。其具体制作方法是：将药材、食材和调料拌匀，油放入锅内，烧至七成热，下入原材料煎熟即成。

（二）实例

❀ 杜仲煎猪肉 ❀

【配方】 杜仲 10 克，猪肉 300 克，姜 6 克，葱 10 克，料酒 5 毫升，盐、胡椒粉、酱油各 2 克，色拉油适量。

【制作】

1. 将杜仲用盐水炒焦后，熬成药汁；猪肉洗净，切片；姜、葱洗净，姜切片，葱切段。

2. 猪肉与姜、葱、料酒腌制 30 分钟。取出，沥干水分，加入药汁、盐、酱油和胡椒粉拌匀。

3. 锅内加入适量油，置武火上烧热，下入猪肉，慢火煎熟，装盘，装饰即成。

【食法】 每周 1～2 次。

【功效】 补肝肾，强筋骨，安胎。适用于肝气亏虚、筋骨无力、胎动不安等。

❀ 山楂煎牛腰 ❀

【配方】 山楂 10 克，牛腰 300 克，姜 6 克，葱 10 克，料酒 5 毫升，盐、胡椒粉、酱油各 2 克，色拉油适量。

【制作】

1. 将山楂洗净；牛腰洗净，切片，漂尽血水；姜、葱洗净，姜切片，葱切段。

2. 将牛腰、姜、葱、料酒腌制 30 分钟。取出，沥干水分，加入山楂、盐、酱油和胡椒粉搅匀。

3. 锅内加入适量油，置中火上烧热，下入牛腰，慢火煎熟，装盘，装饰即可。

【食法】 每周 1～2 次。

【功效】 破瘀血，消食积，驱绦虫。适用于跌打损伤、食积、肉积等。

菊花煎猪心

【配方】 菊花 10 克，猪心 300 克，姜 6 克，葱 10 克，料酒 5 毫升，盐、胡椒粉、酱油各 2 克，色拉油适量。

【制作】

1. 将菊花洗净 猪心洗净，切片，漂尽血水；姜、葱洗净，姜切片，葱切段。

2. 将猪心、姜、葱、料酒腌制 30 分钟。取出，沥干水分，加入山楂、盐、酱油和胡椒粉搅匀。

3. 锅内加入适量油，置中火上烧热，下入猪心，慢火煎熟，装盘，装饰即可。

【食法】 每周 1～2 次。

【功效】 疏风，清热，明目，解毒。适用于视力下降、暑热、风热等。

十五、贴

（一）贴法

药膳贴法是药膳烹饪的一种方法。药膳贴菜制作方法是在传统贴菜的制作方法基础上，经过改进，使药物的药效进入食物内，烹饪出色、香、味、型兼具的药膳菜品，达到"食借药力，药助食威"的效果。其具体制作方法是：将药材烘干打粉，食材剁成茸，加入调料拌匀，放入油锅内贴熟。

（二）实例

灵芝贴猪肉

【配方】 灵芝 10 克，猪瘦肉 300 克，盐、胡椒粉各 2 克，姜 10 克，葱 12 克，香油、酱油各 2 毫升，料酒 3 毫升，色拉油适量。

【制作】

1. 将灵芝烘干打粉；猪瘦肉洗净，剁成细茸；姜、葱洗净，姜去皮，剁成茸，葱切段。

2. 将灵芝、肉茸、盐、姜、葱、香油、酱油、料酒及胡椒粉调匀，待用。

3. 锅内加入油，置中火上烧热，下入肉馅，改用文火慢慢贴熟，起锅，装盘，装饰即可。

【食法】　每周 1～2 次。

【功效】　补肝肾，固精髓，利关节，止咳。适用于肝肾虚弱，精髓不固，腰膝酸痛等。

山楂贴羊肝

【配方】　山楂 10 克，羊肝 300 克，盐、胡椒粉各 2 克，姜 10 克，葱 12 克，香油、酱油各 2 毫升，料酒 3 毫升，色拉油适量。

【制作】

1. 将山楂洗净，切碎；羊肝洗净，剁成细茸；姜、葱洗净，姜去皮，剁成茸，葱切碎。

2. 将山楂、羊肝茸、盐、姜、葱、香油、酱油、料酒及胡椒粉调匀，待用。

3. 将锅内加入油，置中火上烧热，下入肉馅，改用文火慢慢贴熟，起锅，装盘，装饰即可。

【食法】　每周 1～2 次。

【功效】　消食积，散瘀血，驱绦虫。适用于肉积、小儿乳食停滞等。

沙参贴猪心

【配方】　沙参 10 克，猪心 300 克，盐、胡椒粉各 2 克，姜 10 克，葱 12 克，香油、酱油各 2 毫升，料酒 3 毫升，色拉油适量。

【制作】

1. 将沙参润透，切碎；猪心洗净，剁成细茸；姜、葱洗净，姜去皮，剁成茸，葱切碎。

2. 将沙参、猪心茸、盐、姜、葱、香油、酱油、料酒及胡椒粉调匀，待用。

3. 锅内加入油，置中火上烧热，下入肉馅，改用文火慢慢贴熟，起锅，装盘，装饰即可。

【食法】　每周 1～2 次。

【功效】　清热养阴，祛痰止咳。适用于肺热咳嗽，低热不退等。

十六、烹

（一）烹法

药膳烹法是药膳烹饪的一种方法。药膳烹菜制作方法是在传统烹菜的制作基础方法上，经过改进，使药物的药效进入食物内，烹饪出色、香、味、型兼具的药膳菜品，达到"食借药力，药助食威"的效果。其具体制作方法是：将药材研粉，食物切碎，加入药粉和淀粉拌匀，入锅内炸熟，锅内另加入植物油，置武火上烧沸，下入辅料和食材，炒匀，加入上汤、盐、味精和胡椒粉，烹熟即成。

（二）实例

❧ 荜茇烹牛肉 ❧

【配方】 荜茇 10 克，牛肉 300 克，青笋 200 克，盐、胡椒粉各 2 克，料酒 2 毫升，姜 6 克，葱 10 克，植物油、上汤、湿淀粉适量。

【制作】

1. 将荜茇加水，置中火上反复煎熬两次，倒出两次药汁合并到一起；牛肉洗净，切片；青笋洗净，切片；姜、葱洗净，姜切片，葱切段。

2. 将牛肉加入料酒、姜、葱腌制 30 分钟，取出，用毛巾吸干水分，放入淀粉内，拌匀，待用。

3. 锅内加入油，置中火上，烧至八成热时，下入牛肉，炸至八成熟，滤去油。

4. 将锅内另加油，烧热，下青笋，稍炒，再下入牛肉、上汤及药汁烹熟，加入盐及胡椒粉即可。

【食法】 每周 1～2 次。

【功效】 温中止痛。适用于反胃呕吐，胸腹寒痛，牙痛等。

❧ 侧柏烹兔肉 ❧

【配方】 侧柏叶 10 克，兔肉 300 克，青笋 200 克，盐、胡椒粉各 2 克，料酒 2 毫升，姜 6 克，葱 10 克，植物油、上汤、湿淀粉适量。

【制作】

1. 侧柏叶加水，置中火上反复煎熬两次，倒出两次药汁合并到一起；兔肉洗净，切片；青笋洗净，切片；姜、葱洗净，姜切片，葱切段。

2. 将兔肉加入料酒、姜、葱腌制 30 分钟，取出，用毛巾吸干水分，放入淀粉内，拌匀，待用。

3. 锅内加入油，置中火上，烧至八成热时，下入兔肉，炸至八成熟，滤去油。

4. 将锅内另加油，烧热，下青笋，稍炒，再下入兔肉、上汤及药汁烹熟，加入盐及胡椒粉即可。

【食法】 每周 1～2 次。

【功效】 凉血，止血。适用于鼻衄、便血、崩漏等。

❧ 肉桂烹驴肉 ❧

【配方】 肉桂 10 克，驴肉 300 克，黄瓜 200 克，盐、胡椒粉各 2 克，料酒 2 毫升，姜 6 克，葱 10 克，植物油、上汤、湿淀粉适量。

【制作】

1. 将肉桂加水，置中火上反复煎熬两次，倒出两次药汁合并到一起；驴肉洗净，切片；黄瓜洗净，切片；姜、葱洗净，姜切片，葱切段。

2. 驴肉加入料酒、姜、葱腌制 30 分钟，取出，用毛巾吸干水分，放入淀粉内，拌匀，待用。

3. 锅内加入油，置中火上，烧至八成热时，下入驴肉，炸至八成熟，滤去油。

4. 将锅内另加油，烧热，下黄瓜，稍炒，再下入驴肉、上汤及药汁烹熟，加入盐及胡椒粉即可。

【食法】 每周 1～2 次。

【功效】 补元阳，暖脾胃，除积冷，通血脉。适用于肢冷脉微、腰膝冷痛、亡阳虚脱等。

十七、熘

（一）熘法

药膳熘法是药膳烹饪的一种方法。药膳熘菜制作方法是在传统熘菜制作方法基础上，经过改进，使药物的药效进入食物内，烹饪出色、香、味、型兼具的药膳菜品，达到"食借药力，药助食威"的效果。其具体制作方法是：首先将药材、食物和调料备齐，洗净，切碎。将锅内加入适量的水，下入食材和药材，煮至八成熟；另将盐、味精及胡椒粉等调成汁，锅内加入油，烧热，倒入调料汁，下入药材及食材熘至熟透，下入湿淀粉即成。

（二）实例

人参熘猪肉

【配方】 人参 10 克，猪肉 300 克，青笋 100 克，胡萝卜 50 克，盐、胡椒粉各 2 克，料酒 3 毫升，姜 5 克，葱 10 克，湿淀粉及高汤适量。

【制作】

1. 将人参润透切片；猪肉洗净，切片；青笋及胡萝卜去皮，洗净切片；姜、葱洗净，姜切片，葱切段。

2. 锅内加入适量水，下入姜、葱及料酒，烧沸，加入人参、猪肉、青笋及胡萝卜煮至八成熟，捞出；盐、味精及胡椒粉用高汤调成汁，待用。

3. 锅内加入适量色拉油，置中火上，烧至七成热，下入调料汁、人参、猪肉、青笋和胡萝卜调匀，熘熟，勾入湿淀粉，起锅，装盘即可。

【食法】 每周 1～2 次。

【功效】 大补元气，补脾益肺，生津止渴，安神益智。适用于元气大伤、气虚欲脱、脾气虚弱等。

黄精熘羊肉

【配方】 黄精 10 克，羊肉 300 克，青笋 100 克，盐、胡椒粉各 2 克，料酒 3 毫升，姜 5 克，葱 10 克，湿淀粉及高汤适量。

【制作】

1. 将黄精洗净，熬成汁；羊肉洗净切片；青笋去皮，洗净切片；姜、葱洗净，姜切片，葱切段。

2. 锅内加入适量水，下入姜、葱及料酒，烧沸，加入羊肉及青笋煮至八成熟，捞出；盐及胡椒粉用高汤调成汁，待用。

3. 锅内加入适量色拉油，置中火上，烧至七成热，下入调料汁、药汁、羊肉及青笋调匀，熘熟，勾入湿淀粉，起锅，装盘即可。

【食法】 每周1～2次。

【功效】 润肺养阴，补脾益气。适用于头晕、脾胃虚弱、肺痨咯血等。

洋参熘兔肉

【配方】 西洋参10克，兔肉300克，黄瓜100克，盐、胡椒粉各2克，料酒3毫升，姜5克，葱10克，湿淀粉及高汤适量。

【制作】

1. 将西洋参润透切片；兔肉洗净，切片；黄瓜洗净，切片；姜、葱洗净，姜切片，葱切段。

2. 锅内加入适量水，下入姜、葱及料酒，烧沸，加入西洋参、兔肉及黄瓜煮至八成熟，捞出；盐及胡椒粉用高汤调成汁，待用。

3. 锅内加入适量色拉油，置中火上，烧至七成热，下入调料汁、西洋参、兔肉及黄瓜调匀，熘熟，勾入湿淀粉，起锅，装盘即可。

【食法】 每周1～2次。

【功效】 益气生津，润肺清热。适用于气阴虚，口干口渴等。

十八、爆

（一）爆法

药膳爆法是药膳烹饪的一种方法。药膳爆菜制作方法是在传统爆菜的制作方法基础上，经过改进，使药物的药效进入食物内，烹饪出色、香、味、型兼具的药膳菜品，达到"食借药力，药助食威"的效果。其具体制作方法是：先将药材、食物和调料备齐，洗净，切碎。锅内加入少量油，置武火上，下入姜、葱爆香，加入食材和药材快速爆熟，放入盐、味精、料酒等爆匀，起锅装盘即成。

（二）实例

灵芝爆兔肉

【配方】 灵芝10克，兔肉400克，西芹50克，姜5克，葱10克，盐2克，料酒2

毫升，胡椒粉 1 克，色拉油适量。

【制作】

1. 将灵芝润透切片；兔肉洗净，切片，入沸水汆去血水；西芹去皮洗净，切片；姜、葱洗净，姜切片，葱切段。

2. 锅内加入适量色拉油，置中火上，下入姜、葱爆香，加入灵芝、兔肉和西芹，快速爆熟，下入盐、料酒和胡椒粉爆匀，起锅装盘即可。

【食法】　每周 1～2 次。

【功效】　益精气，止咳嗽，利关节，安神。适用于心律失常、急性传染病、癌症等。

干姜爆狗肉

【配方】　干姜 10 克，狗肉 400 克，胡萝卜 50 克，姜 5 克，葱 10 克，盐 2 克，料酒 2 毫升，胡椒粉 1 克，色拉油适量。

【制作】

1. 将干姜润透切片；狗肉洗净，切片，入沸水汆去血水；胡萝卜去皮，洗净切片；姜、葱洗净，姜切片，葱切段。

2. 锅内加入适量色拉油，置中火上，下入姜、葱爆香，加入干姜、狗肉和胡萝卜，快速爆熟，下入盐、料酒和胡椒粉爆匀，起锅装盘即可。

【食法】　每周 1～2 次。

【功效】　温中止痛，解郁止呕，燥湿。适用于胃寒呕吐，吞酸，虫积腹痛等。

十九、扒

（一）扒法

药膳扒法是药膳烹饪的一种方法。药膳扒菜制作方法是在传统扒菜制作方法基础上，经过改进，使药物的药效进入食物内，烹饪出色、香、味、型兼具的药膳菜品，达到"食借药力，药助食威"的效果。其具体制作方法是：首先将药材、食物和调料备齐，洗净，切碎。食材、药材加入姜、葱及料酒，入锅内，煮熟，取出，置垫盘内，锅内加入鸡肉、猪肉等，架上支架，放上垫盘，置火上烧沸，使食物扒至熟透，取出食材装入盘；锅另加入上汤、盐、味精及胡椒粉调匀，烧沸，勾芡，淋入盘内，装饰即可。

（二）实例

白术扒猪肚

【配方】　白术 10 克，猪肚 300 克，鸡肉 100 克，火腿 50 克，姜 6 克，葱 10 克，盐、胡椒粉各 2 克，料酒 5 毫升，上汤、湿淀粉适量。

【制作】

1. 将白术打成细粉；猪肚洗净；鸡肉洗净，和火腿一起切片；姜、葱洗净，姜切片，葱切段。

2. 锅内加入适量水，下入姜、葱及料酒，置中火上烧沸，放入猪肚，煮熟，捞出，将白术均匀地抹在猪肚上，放入垫盘内。

3. 锅内重新加清水，下入鸡肉和火腿，架上支架，将垫盘置上，置中火上烧沸，改用文火，扒至猪肚熟透，取出，猪肚切片，装入盘中。

4. 锅内另加上汤，置中火上烧沸，下入盐及胡椒粉调匀，加入湿淀粉勾芡，淋在猪肚上，装饰即可。

【食法】 每周 1～2 次。

【功效】 健脾益气，化湿利水，止汗，安胎。适用于脾虚泄泻、消化不良、胎动不安等。

党参扒肉片

【配方】 党参 10 克，猪肉 300 克，鸡肉 100 克，火腿 50 克，姜 6 克，葱 10 克，盐、胡椒粉各 2 克，料酒 5 毫升，上汤、湿淀粉适量。

【制作】

1. 将党参泡软，切成 2 厘米长的段；猪肉洗净；鸡肉洗净，和火腿一起切片；姜、葱洗净，姜切片，葱切段。

2. 锅内加入适量水，下入姜、葱及料酒，置中火上烧沸，放入党参和猪肉，煮熟，捞出，放入垫盘内。

3. 将锅内重新加清水，下入鸡肉和火腿，架上支架，将垫盘置上，置中火上烧沸，改用文火，扒至猪肉熟透，取出，猪肉切片，装入盘中。

4. 锅内另加上汤，置中火上烧沸，下入盐及胡椒粉调匀，加入湿淀粉勾芡，淋在猪肉上，装饰即可。

【食法】 每周 1～2 次。

【功效】 补中益气，生津养血。适用于中气不足，气血亏虚等。

二十、烩

（一）烩法

药膳烩法是药膳烹饪的一种方法。药膳烩菜制作方法是在传统烩菜制作方法基础上，经过改进，使药物的药效进入食物内，烹饪出色、香、味、型兼具的药膳菜品，达到"食助药力，药助食威"的效果。其具体制作方法是：首先将药材、食物和调料备齐，洗净，切碎。锅内加适量水，置于中火上，下入药材、食材、姜、葱及料酒，煮熟，捞出。锅内另加上汤、盐、味精、胡椒粉调匀，烧沸，再下入药材、食材烩至熟透，起锅装盘即可。

（二）实例

山茱萸烩猪舌

【配方】 山茱萸 10 克，猪舌 400 克，青笋 100 克，胡萝卜 50 克，盐、胡椒粉各 2 克，料酒 4 毫升，姜 5 克，葱 10 克，上汤适量。

【制作】

1. 将山茱萸洗净，捞出；猪舌洗净切片；青笋、胡萝卜去皮切片；姜、葱洗净，姜切片，葱切段。

2. 锅内加入适量的水，置中火上，下入姜、葱和料酒，烧沸，放入山茱萸和猪舌，煮熟，捞出；青笋和胡萝卜余熟。

3. 锅内另加上汤，烧沸，下入盐和胡椒粉调匀，加入山茱萸、猪舌、青笋和胡萝卜，烩至熟透，起锅装盘、装饰即可。

【食法】 每周 1～2 次。

【功效】 补肝肾，涩精缩尿。适用于肝肾亏虚，头昏眼花，耳鸣，阳痿遗精等。

杜仲烩羊鞭

【配方】 杜仲 10 克，羊鞭 400 克，青笋 100 克，火腿 50 克，盐、胡椒粉各 2 克，料酒 4 毫升，姜 5 克，葱 10 克，上汤适量。

【制作】

1. 将杜仲用盐水炒焦；羊鞭去筋膜，洗净，切以花刀；青笋去皮洗净，与火腿切成大小相近的片；姜、葱洗净，姜切片，葱切段。

2. 高压锅内加入适量的水，置中火上，下入姜、葱和料酒，烧沸，放入杜仲和羊鞭，盖上锅盖，上气后压 15 分钟，捞出；青笋余熟。

3. 锅内另加上汤，烧沸，下入盐和胡椒粉调匀，加入杜仲、羊鞭、青笋和火腿，烩至熟透，起锅装盘、装饰即可。

【食法】 每周 1～2 次。

【功效】 补肝肾，强筋骨，安胎。适用于肝肾不足，肾虚腰痛，腰膝无力，胎动不安等。

二十一、汆

（一）汆法

药膳汆法是药膳烹饪的一种方法。药膳汆菜制作方法是在传统汆菜制作方法基础上，经过改进，使药物的药效进入食物内，烹饪出色、香、味、型兼具的药膳菜品，达到"食借药力，药助食威"的效果。其具体制作方法是：首先将药材、食物和调料备齐，洗净，切碎。放入锅内，加入上汤适量，下入盐、味精、料酒、胡椒粉调匀，烧沸，倒入盛有食材、药材的容器内即可。

（二）实例

◈ 人参余里脊 ◈

【配方】 人参 10 克，里脊肉 400 克，青笋 100 克，盐、胡椒粉各 2 克，料酒 4 毫升，姜 5 克，葱 10 克，上汤适量。

【制作】

1. 将人参润透切片；里脊肉洗净切片；青笋洗净，去皮切片；姜、葱洗净，姜切片，葱切段。

2. 锅内加入适量水，置中火上，下入姜、葱及料酒，烧沸，加入人参、里脊肉及青笋，煮熟，捞出，放进容器内。

3. 锅内另加上汤、盐及胡椒粉，烧沸，搅匀，倒入盛有食材、药材的容器内。

【食法】 每周 1～2 次。

【功效】 大补元气，补脾益肺，生津止渴，安神益智。适用于脾气不足，精神疲惫，口干等。

◈ 党参余猪肺 ◈

【配方】 党参 10 克，猪肺 400 克，黄瓜 100 克，盐、胡椒粉各 2 克，料酒 4 毫升，姜 5 克，葱 10 克，上汤适量。

【制作】

1. 将党参泡软，切成 2 厘米长的段；猪肺洗净切片；黄瓜洗净，切片；姜、葱洗净，姜切片，葱切段。

2. 锅内加入适量水，置中火上，下入姜、葱及料酒，烧沸，加入党参、猪肺及黄瓜，煮熟，捞出，放进容器内。

3. 锅内另加上汤、盐及胡椒粉，烧沸，搅匀，倒入盛有食材、药材的容器内。

【食法】 每周 1～2 次。

【功效】 补中益气，益胃生津。适用于中气不足，咽干，胃虚弱等。

二十二、涮

（一）涮法

药膳涮法是药膳烹饪的一种方法。药膳涮菜制作方法是在传统涮菜制作方法基础上，经过改进，使药物的药效进入食物内，烹饪出色、香、味、形兼具的药膳菜品，达到"食借药力，药助食威"的效果。其具体制作方法是：首先将药材、食物和调料备齐，洗净，切碎。锅内加入适量上汤，放入盐、味精、胡椒粉、药材及料酒等调匀，烧沸，用筷子夹住食物，慢慢涮食。

（二）实例

洋参涮里脊

【配方】 西洋参 10 克，里脊肉 400 克，盐、胡椒粉各 2 克，料酒 4 毫升，姜 5 克，葱 10 克，上汤适量。

【制作】

1. 将西洋参润透切片；里脊肉洗净切片；姜、葱洗净，姜切片，葱切段。

2. 锅内加入上汤，置中火上，下入姜、葱及料酒，烧沸，加入西洋参、盐及胡椒粉调匀，再次烧沸。

3. 将肉片用筷子夹住，下入锅内慢慢涮熟即可。

【食法】 每周 1～2 次。

【功效】 益气生津，润肺止咳。适用于心火过盛，口干舌燥等。

党参涮猪脑

【配方】 党参 10 克，猪脑 400 克，盐、胡椒粉各 2 克，料酒 4 毫升，姜 5 克，葱 10 克，上汤适量。

【制作】

1. 将党参泡软，切成 2 厘米长的段；猪脑洗净切块；姜、葱洗净，姜切片，葱切段。

2. 锅内加入上汤，置中火上，下入姜、葱及料酒，烧沸，加入党参、盐及胡椒粉调匀，再次烧沸。

3. 将猪脑用筷子夹住，下入锅内慢慢涮熟即可。

【食法】 每周 1～2 次。

【功效】 补中益气，益胃生津。适用于中气不足，咽干，胃虚弱等。

二十三、拔

（一）拔法

药膳拔法是药膳烹饪的一种方法。药膳拔菜制作方法，是在传统拔菜制作方法基础上，经过改进，使药物的药效进入食物内，烹饪出色、香、味、型兼具的药膳菜品，达到"食借药力，药助食威"的效果。其具体制作方法是：首先将原料炸成金黄色，捞出锅，沥干油分，锅内留少量油，烧热，下入白糖，熬成有丝状，再下入炸好的原料，令糖汁挂在原料上，并有丝状即成。

（二）实例

杜仲拔里脊

【配方】 杜仲 15 克，里脊肉 500 克，白糖 50 克，植物油 500 毫升（实耗 50 毫升），湿淀粉适量。

【制作】

1. 将杜仲用盐水炒焦，研成细粉；里脊肉洗净切成 3 厘米见方的块，用湿淀粉、杜仲粉挂浆。

2. 将锅置火上，烧热，加入植物油，烧六成热时，下入挂了浆的里脊肉，炸成金黄色，捞出沥干油分。锅内油倒出，留少量植物油，烧热，加入白糖熬成有丝状，再下入炸好的里脊肉，令糖汁挂在里脊肉上，并有丝状即成。装盘、装饰上桌。

【食法】 每周 1～2 次。

【功效】 补肝肾，强筋骨，安胎。适用于肝肾不足，肾虚腰痛，腰膝无力，胎动不安等。

参芪拔羊腰

【配方】 党参 15 克，黄芪 20 克，羊腰 500 克，白糖 50 克，盐少许，植物油 500 毫升（实耗 50 毫升），湿淀粉适量。

【制作】

1. 将党参、黄芪洗净，切碎，用少量水，煎煮 2 次，留取药液；羊腰切成 3 厘米见方的块，用药液调和湿淀粉，加入盐挂浆。

2. 将锅置火上，烧热，加入植物油，烧六成热时，下入挂了浆的羊腰，炸成金黄色，捞出沥干油分。锅内油倒出，留少量植物油，烧热，加入白糖熬成有丝状，再下入炸好的羊腰，令糖汁挂在羊腰上并有丝状即成。装盘、装饰上桌。

【食法】 每周 1～2 次。

【功效】 补气血，益腰肾。适用于气血不足，肾虚腰痛，腰膝无力等。

二十四、腌

（一）腌法

药膳腌法是药膳烹饪的一种方法。药膳腌菜制作方法是在传统腌菜制作方法基础上，经过改进，使药物的药效进入食物内，烹饪出色、香、味、型兼具的药膳菜品，达到"食借药力，药助食威"的效果。其具体制作方法是：先将药物、食物挑选、洗净，沥干水分，放入盆内，加入调料，进行腌制。肉类则先煮熟，沥干水分，放入容器内，再加入调料腌制。

（二）实例

杜仲腌牛腰

【配方】 杜仲 15 克，牛腰 500 克，姜、盐各 5 克，葱 10 克，白糖 25 克，料酒 10 毫升，生抽 10 毫升，酱油 10 毫升，香油 20 毫升。

【制作】

1. 将杜仲用盐水炒焦，研成细粉；牛腰用刀片成两块，除去白色臊腺，用沸水汆熟，捞出，沥干水分；姜切片，葱切段。

2. 将牛腰放入盆内，加入杜仲粉、料酒、盐、姜、葱、生抽、酱油、白糖，腌制 2 小时即成。

3. 将牛腰切薄片，装盘，淋上香油，装饰上桌。

【食法】　每周 1～2 次。

【功效】　补肝肾，强筋骨，安胎。适用于肝肾不足、肾虚腰痛、腰膝无力、胎动不安等。

❖❖ 锁阳腌羊肉 ❖❖

【配方】　锁阳 15 克，羊肉 500 克，姜、盐各 5 克，葱 10 克，白糖 25 克，料酒 10 毫升，生抽 10 毫升，酱油 10 毫升，香油 20 毫升。

【制作】

1. 将锁阳研成细粉；羊肉洗净，用沸水煮熟，捞出，沥干水分。姜切片，葱切段。

2. 将羊肉放入盆内，加入锁阳粉、料酒、盐、姜、葱、生抽、酱油、白糖，腌制 2 小时即成。

3. 将羊肉切薄片，装盘，淋上香油，装饰上桌。

【食法】　每周 1～2 次。

【功效】　补肾阳，滑肠。适用于阳痿遗精、不孕、腰膝无力、便秘等。

二十五、泡

（一）泡法

药膳泡法是用泡菜液将食物泡熟，使食物鲜脆可口。药膳泡菜首先必须制好泡菜液，然后根据个人喜好，再泡制菜品。

1. 药膳蔬菜泡菜液的制作

（1）配方：泡菜盐 400 克，花椒 20 克，红干辣椒 20 克，红糖 10 克，白酒 15 克，清水 2.5 千克。

（2）制作

1）购买专用泡菜坛，检查有无漏水情况，若漏水则不能使用。检查坛子是否密闭，首先在坛子边沿内加满清水，用柴火点燃半张纸放入坛内，盖严盖，如坛子边沿水被吸干，证明此坛密闭，则可以使用，否则不能使用。

2）新买的泡菜坛必须"退火"，即将泡菜坛洗净，加满自来水，浸泡 3～5 天，然后洗净，才能使用，此乃"退火"之法。若不"退火"，泡菜容易软，容易坏。

3）将坛洗净，加入清水 2.5 千克，再放泡菜盐、花椒、干辣椒、红糖、酒搅匀，即可泡菜。

4）能泡的菜有新鲜青（红）辣椒、蒜、白萝卜、卷心菜、白菜、苦瓜、胡萝卜、洋葱、洋姜、嫩姜、芹菜杆、豇豆、刀豆、小白菜等。将以上蔬菜洗净，加入坛内，浸泡3～5天即可食用。

5）每次加入新鲜蔬菜时，都必须根据菜的多少适当地加入泡菜盐，以保持泡菜水不会发酸，每隔一周，要将坛底的菜翻在坛面上，这样泡出来的泡菜才能保持鲜味。

6）泡菜坛应放置在阴凉、干燥、通风处，经常保持坛边水量充足，这样才能保持坛内泡菜不变质，美味可口。

7）泡菜坛内严禁有油，在泡菜前与捞泡菜时，必须先洗手，以防油进入坛内使菜坏。

8）易破坏泡菜液的蔬菜不能使用，如黄瓜、莴笋只能放入盆内，单独泡，用后将泡菜水倒掉，不能倒回泡菜坛内。

9）泡菜坛内"生花"，可适量加入红糖、白酒、饴糖、花椒等以制止其"生花"。

2. 药膳肉质类泡菜液的制作方法

（1）配方：盐200克，花椒10克，鲜朝天椒、野山椒各100克，大青椒50克，紫苏叶30克，柠檬1个，白糖20克，冰糖20克，洋葱2个，凉开水1000克。

（2）制作

1）购买大口有盖的玻璃瓶、陶器坛等，洗净晾干。

2）将凉开水放入容器内，加入盐、花椒、紫苏叶、柠檬片、白糖、冰糖、洋葱搅匀，即可泡肉质类菜。

（3）保管

1）肉质类菜泡好后，放入冰箱内冷藏，以防变质。

2）每次使用肉质类泡菜液，应适当添加盐、花椒等调味品，以保持泡菜液的鲜味。

3）忌加生水，必须加凉开水。

（二）实例

枸杞子泡豇豆

【配方】 枸杞子20克，鲜豇豆500克，药膳蔬菜泡菜液2500毫升，鸡精5克。

【制作】

1. 将豇豆洗净，沥干水分。

2. 手洗净，将豇豆2～3根捆成卷，放入泡菜坛内，夏天时泡3日，冬天时泡5日捞出，切成4厘米长的段装入碗中。

3. 在豇豆上面撒上枸杞子、鸡精拌匀即成。

【食法】 每周1～2次。

【功效】 滋肾，润肺，补肝，明目。适用于肝肾阴亏、腰膝酸软、头晕、目眩、目昏多泪、虚劳喘急、消渴等。

北沙参泡豇豆

【配方】　北沙参 20 克，鲜豇豆 500 克，药膳蔬菜泡菜液 2500 毫升，鸡精 3 克。

【制作】

1. 将北沙参洗净，煮熟，切碎，沥干水分。

2. 手洗净，将豇豆 2～3 根捆成卷，放入泡菜坛内，夏天时泡 3 日，冬天时泡 5 日捞出，切成 4 厘米长的段装入碗中。

3. 在豇豆上面撒上北沙参、鸡精拌匀即成。

【食法】　每周 1～2 次。

【功效】　润肺养阴，祛痰止咳。适用于肺热燥咳、阴伤咽干、口渴等。

二十六、拌

（一）拌法

药膳拌菜是将药物与食物加入调味料拌制而成的菜肴，成品色鲜、爽口、清脆，具有防病，治病，强身之功效。药膳拌菜有两种方法。

1. 生拌　药物与食物洗净，切成片、丝、丁、条，加入调味料拌匀即成。如枸杞子拌生菜的制作方法。

2. 熟拌　药物与食物洗净，煮熟，切成片、丝、丁、条，加入调味料拌匀即成。如黄精拌鸡块的制作方法。

（二）实例

金银花拌鸭丝

【配方】　鸭肉 300 克，金银花 6 克，盐、葱花各 2 克，葱油、香油各 2 毫升。

【制作】

1. 将金银花用清水洗净；鸭肉用沸水煮熟，切成 4 厘米长的细丝，待用。

2. 金银花用沸水焯熟，捞出，沥干水分。

3. 盐、葱油、香油、葱花同置一盆内搅匀，加入金银花、鸭肉丝拌匀即可。

【食法】　每周 1～2 次。

【功效】　清热解毒，利水消肿。适用于暑热头昏、水肿等。

菊花拌西芹

【配方】　西芹 300 克，菊花 6 克，盐、葱花各 2 克，葱油、香油各 2 毫升。

【制作】

1. 将菊花用清水洗净；西芹用沸水煮熟，切成 4 厘米长的细丝，待用。

2. 菊花用沸水焯熟，捞出，沥干水分。

3. 盐、葱油、香油、葱花同置一盆内搅匀，加入菊花、西芹丝拌匀即可。

【食法】 每周 1～2 次。

【功效】 清热，明目，降血压。适用于头昏、肝火上炎、视物不清、高血压、高脂血症等。

二十七、酱

（一）酱法

药膳酱法是药膳烹饪的一种方法。药膳酱菜制作方法是在传统酱菜制作方法基础上，经过改进，使药物的药效进入食物内，烹饪出色、香、味、型兼具的药膳菜品，达到"食借药力，药助食威"的效果。其具体制作方法是：先将药物、食物洗净，食材入油锅内炸熟，锅内另加油，下入酱料炒香，加入上汤、盐及味精烧沸，放入食材和药材酱熟即可。

（二）实例

杜仲酱狗肉

【配方】 杜仲 10 克，狗肉 300 克，姜 6 克，葱 10 克，面酱 30 克，盐 2 克，色拉油、上汤适量。

【制作】

1. 将杜仲洗净，加入适量的水，反复煎熬 2 次，倒出药汁合并，待用；狗肉洗净；姜、葱洗净，姜切片，葱切段。

2. 将狗肉入沸水余去血水，再切成 1 厘米见方的丁。

3. 将色拉油倒入锅内，置中火上烧热，下入狗肉炸至八成熟，滤去油，锅内另加少量油，下入姜、葱爆香，再下入面酱炒散，倒入上汤及药汁，烧沸，放入肉丁，慢火酱至熟透，下入盐及酱油调味，起锅，装盘，装饰即可。

【食法】 每周 1～2 次。

【功效】 补肝肾，强筋骨，安胎。适用于肝肾虚亏、筋弱无力、胎动不安等。

巴戟酱羊肝

【配方】 巴戟 10 克，羊肝 300 克，姜 6 克，葱 10 克，面酱 30 克，盐 2 克，色拉油、上汤适量。

【制作】

1. 将巴戟洗净，加入适量的水，反复煎熬 2 次，倒出药汁合并，待用；羊肝洗净；姜、葱洗净，姜切片，葱切段。

2. 将羊肝放入沸水中汆去血水，再切成片。

3. 将色拉油倒入锅内，置中火上烧热，下入羊肝炸至八成熟，滤去油，锅内另加少量油，下入姜、葱爆香，再下入面酱炒散，倒入上汤及药汁，烧沸，放入羊肝，慢火酱至熟透，下入盐及酱油调味，起锅，装盘，装饰即可。

【食法】 每周1～2次。

【功效】 补肾益阳，祛风除湿。适用于肾亏阳痿、腰膝冷痛等。

二十八、汤

（一）制汤法

制作药膳汤，是食药结合，使食物、药物的有效成分通过烹调溶于汤中，被人体充分吸收，起到滋补、强身、防治疾病的作用。

药膳汤，取药之性、食之味，"药借食力，食助药威，相辅相成，相得益彰"。现代医学证明，药膳汤具有增强机体生理功能，改善细胞的营养和代谢，提高机体免疫力，改善内脏功能的作用。而且，这些食物和药物均含有人体必需的营养成分，能有效地补充人体能量，经常食用药膳汤，能促进人体健康，防病延年。

（二）实例

杞鞭壮阳汤

【配方】 枸杞子15克，肉苁蓉50克，黄牛鞭1000克，肥母鸡肉500克，花椒6克，大油30克，料酒20毫升，盐10克，姜20克。

【制作】

1. 将牛鞭用热水发胀，然后顺尿道对剖成两块，刮洗干净，用冷水漂洗30分钟。

2. 枸杞子拣出杂质，肉苁蓉先刷洗干净，再用适量的酒润透，蒸2小时，取出漂洗干净，切片。

3. 砂锅内加入清水，放入牛鞭烧开，撇去浮沫，放入姜、花椒、料酒、母鸡肉，用旺火烧开，移至小火上炖制，每隔1小时翻动1次，以免粘锅，炖至六成熟，用干净纱布滤去汤中的姜、花椒，再置武火上烧开，加入用纱布袋装好的枸杞子、肉苁蓉，移至文火上炖制，直到牛鞭八成熟时，取出牛鞭，切成3厘米长的指条形，仍放入锅内，直到炖烂为止。

4. 鸡肉取出作别用，药料包取出不用，再加盐、大油等调味即成。

【食法】 每周1～2次。

【功效】 滋补肝肾，益精润燥。适用于肝肾虚损、精血不足、腰膝酸软、头昏、耳鸣、阳痿、遗精等。

鹿鞭壮阳汤

【配方】 枸杞子 15 克，菟丝子 30 克，巴戟天 9 克，鹿鞭 2 条，狗肾 100 克，猪肘、肥母鸡肉各 800 克，料酒 50 毫升，胡椒粉、花椒、盐、姜、葱白各适量。

【制作】

1. 将鹿鞭用温水发透，剖开，刮去里面的粗皮杂质，洗净，切成 3 厘米长的段；狗肾用油砂炒泡，温水浸泡后，刷洗干净；肥母鸡肉切成长 3 厘米、宽 1.2 厘米的条块；猪肘刮洗干净；山药润软，切成 2 厘米长的瓜子片；枸杞子拣净杂质，与巴戟天、菟丝子一起用纱布包好。

2. 锅内加清水适量，放入姜、葱白、料酒和鹿鞭段，在武火上煮 15 分钟，捞出鹿鞭原汤不用。用此法再煮 2 次。

3. 在砂锅内加清水适量，放入猪肘肉、鸡块、鹿鞭、狗肾，在武火上烧开，撇去浮沫，加入料酒、葱白、花椒，用文火炖 1.5 小时，除去姜、葱白和花椒。将猪肘肉取出，另作他用。再将枸杞子、菟丝子、巴戟天、盐、胡椒粉放入砂锅中，改用旺火炖至肉熟即成。

4. 用汤碗一个，先捞出药料包不用，再盛鸡肉块，摆上鹿鞭，枸杞子撒于周围，随后倒入原汤即成。汤不宜多，以平鹿鞭为宜。

【食法】 每周 1～2 次。

【功效】 温肾壮阳，健脾补肺。适用于肾虚腰痛、阳痿、早泄等。

二十九、饭　粥

（一）制饭粥法

制作药膳饭粥，是将药物与食物淘洗干净，放入锅内，加入汤或清水适量，先用武火烧沸，再用文火煮至浓稠或干爽的烹调方法。其中，尤以药粥疗效最佳。

药粥历史悠久，唐代孙思邈说："清晨一碗粥，晚饭莫教足。"早晨吃粥易消化吸收。古人也说："粥平和五脏，补益胃气，其功莫逮。"由此可见，经常食粥，不但益胃而且对五脏有滋润作用。明代李时珍在《本草纲目》中，载粥方 60 余首。粥对人体健康有重要作用。

药粥烹饪方法有两种，一种是药物加入粳米；另一种是粥里加入蔬菜同煮。食用时可加糖、盐调味，具体根据个人喜好而定。

（二）实例

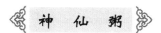
神　仙　粥

【配方】 粳米 60 克，山药 20 克，白糖 15 克，清水适量。

【制作】

1. 山药去杂质，研成细粉；粳米淘净。

2. 粳米放入锅内，加水适量，用武火烧沸，文火煮 35 分钟，加入山药粉、白糖即成。

【食法】　每日 1 次。

【功效】　健脾除湿，益精补气。适用于脾虚、泄泻、久痢、虚劳咳嗽、消渴、遗精、带下、小便频数等。

薏米薄荷粥

【配方】　薏米 60 克，薄荷、荆芥、葱白、白糖各 15 克，清水适量。

【制作】

1. 将薄荷、荆芥、葱白择洗干净，放入锅内，注入清水 1500 克。用武火烧沸，文火煮 10 分钟，滗出原汁，盛于碗内。

2. 薏米淘洗，放入锅内，加入药汁、水适量，置中火上煮至薏米"开花"熟透，加入白糖即成。

【食法】　每日 1 次。

【功效】　健脾，利湿，除痹。适用于风湿阻络、筋脉挛急、不可屈伸、风湿等。

三十、面　食

（一）制面食法

即制药膳点心，通常是先将药物和食物研成细粉，加入甜味、咸味、香味料，经过烙、烤、蒸制而成。具有防病，治病，强身健体的功效。

1. 烙制法　先将药物与食物研成细粉，加入调味料，打入鸡蛋，加入葱花和适量水搅匀，放入油锅内摊平烙制而成。如茯苓饼的制法。

2. 烤制法　先将药物与食物研成细粉，加入调味料，打入鸡蛋，加入适量水搅匀，揉成面团，制成生饼坯子，置烤箱内烤熟即成。如怀山烤饼的制作方法。

3. 蒸制法　先将药物与食物研成细粉，加入调味料，加适量水，揉成面团，制成糕状生坯，置武火大汽蒸笼内蒸熟即成。如八仙糕的制作方法。

（二）实例

玫瑰枣糕

【配方】　玫瑰花 6 克，红枣、番薯各 15 克，荸荠 60 克，核桃仁 30 克，鸡蛋 2 个，植物油 120 毫升，白糖 100 克。

【制作】

1. 将红枣放在铁丝网上，置火上把枣皮烧焦，边烧边晃动，烧至皮起黑壳后，入冷水中泡 5 分钟，捞起，除去黑壳、核，留枣肉。

2. 核桃仁用沸水泡后，去皮，入油锅炸香，捞出，沥干油分，番薯煮熟，待用。

3. 枣肉捣成泥；番薯压成泥；核桃仁、荸荠去皮，切成细丁。

4. 将鸡蛋打入盆内搅匀，再把枣泥、植物油、番薯泥装入盆内搅匀，然后放入核桃仁、荸荠、白糖、玫瑰花等拌匀。

5. 盆内枣泥等材料平铺在蒸盆内，上武火大汽蒸笼内蒸 40 分钟，出笼翻扣盘内，用刀切成 40 厘米见方的糕状，撒上白糖即成。

【食法】 每周 1～2 次。

【功效】 补脾和胃，益气生津。适用于肾虚咳喘、痰血、脾胃不适、肠燥便秘等。

桂圆怀药糕

【配方】 怀山药 500 克，桂圆肉、青梅、熟莲子、李子、京糕、瓜子仁、老蛋糕、淀粉各 25 克，樱桃 20 克，蜂蜜 60 毫升，熟面粉 100 克，白糖 200 克，植物油 60 毫升。

【制作】

1. 将怀山药研成细粉；青梅切成柳叶片；老蛋糕切成菱形片；樱桃、李子、瓜子仁洗净；京糕切成 4 厘米长的丝。

2. 怀山药粉加水适量，揉成面团，放入平盘内，摊平按成圆饼，李子摆成圆饼周围的第一圈，樱桃摆成圆饼周围的第二圈，桂圆肉摆成周围第三圈，老蛋糕摆成圆饼周围第四圈，瓜子仁摆成圆饼周围第五圈，青梅片在饼中摆成花叶形，将余下的老蛋糕切成小丁。

3. 用一张大绵纸摆在圆饼上面，上笼用武火蒸 15 分钟，取出，揭开绵纸，把蛋糕丝摆在圆饼中间，呈菊花形，撒上老蛋糕丁，作花。

4. 炒勺内放清水，加白糖、蜂蜜、植物油，用武火熬化，撇去浮沫，加入淀粉勾芡，浇在怀山药糕上即成。

【食法】 每周 1～2 次。

【功效】 补脾胃，安心神，益智慧。适用于脾胃虚弱、心悸、失眠、智力低下等。

三十一、糖　果

（一）制糖果法

制作药膳糖果，是先将药物研粉与白糖同放锅内，加少量水，用中火将糖和药粉熬成稠状液体，然后将糖液倒入有熟植物油的钢盆内摊平，再用刀尖划开糖块成小块，待凝固成块即成。药膳糖果具有防病、治病、轻身健体的功效。药膳糖果分为固态糖和液态糖（膏）两种。

1. 固态糖制作方法　药膳固体糖是先将药物研细粉后与白糖混匀，加入清水少许，置锅内用中火熬成糖液，然后倒入涂有熟植物油的锅内摊平，用刀尖划成块，冷却后即成，如芝麻糖的制作方法。

2. 液态糖（膏）制作方法   药膳液态糖（膏）是先将药物研粉后与白糖、蜂蜜拌匀，入锅煎熬成膏状即成。

（二）实例

山 药 糖

【配方】 党参粉 20 克，山药 20 克，白糖 50 克，熟植物油适量。

【制作】

1. 将山药研粉，过筛；白糖放入锅内，加水适量，置武火上熬至浓稠，加入党参粉、山药粉，搅匀，关火。

2. 糖汁倒入涂有熟植物油的搪瓷盘中摊平，晾凉，用刀划成小块，包装即成。

【食法】 每日 1～2 次。每次食用 1～2 个。

【功效】 健脾除湿，益肺固肾。适用于脾虚泄泻、久痢、虚劳咳嗽、遗精、带下、小便频数等。

戒 烟 糖

【配方】 白人参 30 克，远志、地龙各 90 克，鱼腥草 100 克，白糖 200 克，熟植物油适量。

【制作】

1. 将白人参、远志、地龙、鱼腥草淘洗干净，装入布袋内，扎紧口，放入铝锅或药罐内，加水适量，置武火上烧沸，用文火熬 20 分钟，取药液。然后再加入水，继续熬 20 分钟，取药液。再如前法取一次药液，合并三次药液，用文火浓缩，待药液浓稠时，加白糖搅匀，继续熬至稠液起丝状时，离火。

2. 糖汁倒入涂有熟植物油的搪瓷盘中摊平，晾凉，用刀划成小块，包装即成。

【食法】 每日 1～2 次。每次食用 1～2 个。

【功效】 提神醒脑，戒烟止咳。适用于吸烟引起的咳嗽、多痰等，对戒烟有一定效果。

三十二、药   酒

（一）制药酒法

药膳酒，是指药物用白酒浸泡制成的澄清液体制剂。其主要是使药物之药性借酒的力量遍布到身体的各个部位，多用于治疗风湿痹病以及血瘀之证。具体操作方法是：先将药物洗净、炮制、切片，装袋或粉碎后，加入白酒坛内，用浸泡法、渗漉法或其他适宜方法制备成酒剂，再经静置、澄清、过滤、分装而成，有的在澄清后还要加入冰糖或蜂蜜调味。目前药膳餐厅大都采用浸泡法制取，工业生产上一般采用渗漉法制取。如人参枸杞子酒、三蛇酒的制法。

（二）实例

※ 佛　手　酒 ※

【配方】 佛手 3000 克，白酒 1000 毫升。

【制作】

1. 将佛手洗净，用清水润透回软，切成片，再切成约 1 厘米见方的小块，待风吹略干后，下入酒坛内装好，加入白酒，封坛浸泡。

2. 每隔 5 天开坛搅拌 1 次，浸泡 10 天后，即可开坛，滤去渣，药酒即成。

【食法】 每日 1~2 次。少量饮用。

【功效】 疏肝理气，养肝，和脾，温胃。

※ 美　容　酒 ※

【配方】 人参、白术、熟地黄各 15 克，当归身、天冬、枸杞各 9 克，柏子仁、远志各 7 克，白酒 2500 毫升。

【制作】

1. 将以上药物放入纱布袋内，扎紧口，盛入酒坛内，倒入白酒，盖严盖。

2. 每日搅拌 1 次，浸泡 10 天即可饮用。

【食法】 每日 1~2 次。少量饮用。

【功效】 健脾胃，养气血，美容颜，安神志。适用于食欲不振、皮肤干燥、面色无华、头昏、心悸、睡眠不安等。

三十三、饮　　料

（一）制饮料法

药膳饮料，是以药物、水、糖等原料制成的含有药物有效成分和具有某种效用的液态饮品。它具有一定的保健治疗作用，同时又有生津止渴、清心润燥的功效。具体制作方法：一般选用质地轻软的花类药材，如金银花、菊花等，经澄清过滤，再加入冰糖或蜜糖调味分装制成。如：蜂蜜胖大海饮、罗汉果茶等。

（二）实例

具体参考第四章第六节"十四、饮料"相应内容。

第五章　药物与食物

　　在传统的"食疗"、"食补"方剂中，广泛存在着药物与食物合用的先例。在这些方剂中，药物和食物有机结合，融为一体，共同发挥着治病、强身、抗衰老的作用。

　　药膳是由药物、食物和调料三部分组成的。其基本原料是药物和食物，再辅以少量的调料，经加工制作后，使药膳既具有药物的疗效，又有食物的色、香、味、形的特色。

　　本章简介药膳使用的主要药物、食物和调料的来源品质、成分药理、性味归经、效用及药膳方选。以加深对药膳食品、菜肴的理解。

第一节　药　物

　　药膳使用的药物是历代"食疗"方中常用的中药，多属于强身延年的范畴，也有不少是治疗、调理性的药物。根据药物的性能，分类于下。

一、补　气　药

人　参

　　【来源品质】　本品为五加科草本植物人参的干燥根。主产吉林、辽宁、黑龙江等地。商品药材有生晒参、红参、糖参三种，均以根体肥大，质硬而脆，表皮完整者为佳。

　　【成分药理】　含人参皂苷、人参酸、挥发油、糖类、胆碱、烟酸、维生素 B_1、维生素 B_2 等。能加强大脑皮层的兴奋和抑制过程，提高脑力劳动的工作效率。能增强机体对有害刺激的抵抗力，提高抗疲劳能力，有强心及促进造血功能作用。对性腺功能也有促进作用。

　　【性味归经】　甘、微苦，温。归脾、肺、心经。

　　【效用】　大补元气，补脾益肺，宁神益智，生津止渴。用于虚脱、心衰、气短、喘促、自汗肢冷、心悸怔忡、久病体弱、神经衰弱等。

　　【药膳方选】

　　1. 人参酒　用人参 10～20 克，白酒 500 毫升浸泡 7 天后服，每次 5～10 毫升，每日 2 次。用于补虚、健身、抗衰老。

　　2. 人参粥　人参 1～2 克，大米 30～60 克煮粥，一次性食用，治病后体弱。

　　3. 人参大枣汤　人参 6 克，大枣 10 枚，水煎服，治大出血后引起的虚脱和身体虚弱。此外，人参也是多种药膳佳肴的原料。

【用量】　3～10 克。救脱用 15～30 克。

【使用注意】　本品服量过大，则有兴奋、眩晕、皮肤瘙痒等副作用。服人参应忌食萝卜、茶叶，本品反藜芦，恶莱菔子，畏五灵脂。

西 洋 参

【来源品质】　本品为五加科草本植物西洋参的根。主产于美国、加拿大。以根条均匀、质硬、体轻、表面横纹紧密、气清香、味浓者为佳。

【成分药理】　含人参皂苷、树脂、挥发油等。有强壮作用和镇静作用。

【性味归经】　甘、苦，凉。归肺、胃经。

【效用】　益气生津，润肺清热。用于阴虚所致少气、口干、口渴、乏力等。

【药膳方选】

1. 西洋参茶　西洋参 1～2 克，切薄片，泡开水代茶饮。治暑热烦渴。

2. 西洋参汤　本品适量切薄片，做菜汤时加入共煮。菜、汤、药同食。可养阴益气，健身补虚。

3. 西洋参粥　西洋参 3 克，麦冬 10 克，淡竹叶 6 克，大米 30 克。麦冬、淡竹叶煎取汁煮粥，待将熟时加入西洋参共煮。治气阴不足之烦渴、口干、气短、乏力。

【用量】　2～4 克。

党 参

【来源品质】　本品为桔梗科草本植物党参的干燥根。主产于山西、陕西、甘肃、四川等地。以根条粗大，横纹多，质柔润，味甜，嚼之化渣者为佳。

【成分药理】　含皂苷、蛋白质、维生素 B_1、维生素 B_2、蔗糖、菊糖、生物碱等。对神经系统有兴奋作用，能增强网状内皮系统的吞噬功能，提高机体抗病能力，能增加红细胞及血红蛋白而起补血作用，有降压及升高血糖作用。对化疗和放疗引起的白细胞下降，有使其升高的作用。

【性味归经】　甘，平。归脾、肺经。

【效用】　补中益气，养血补肺。用于气短、心悸、体倦乏力、食少便溏等。

【药膳方选】

1. 参芪芡实炖猪肾　党参 20 克，黄芪 30 克，芡实 30 克，猪肾 1 个。剖猪肾洗净去尿味，共炖，饮汤食肉。治肾炎、蛋白尿。

2. 党参炖肉　每次 30～60 克，或与黄芪、大枣、当归同炖肉，吃肉喝汤。补虚，治体虚、气血不足。

3. 党参粥　党参 30 克，先煎取汁，大米 100 克共煮成稠粥。1～2 次食完。用于病后体弱，食少，乏力。

【用量】　10～15 克。

太 子 参

【来源品质】 为石竹科植物异叶假繁缕的块根。主产于江苏、山东、安徽等地。以体肥润、色黄白、无须根者为佳。

【成分药理】 根含果糖、淀粉、皂苷。

【性味归经】 甘、苦，微温。归心、脾、肺经。

【效用】 补肺、健脾、补气、生津。用于体虚乏力，食少肺虚咳嗽，自汗，心悸，口渴等。

【药膳方选】

1. **太子鸡** 太子参 15 克，与鸡、鸭或瘦猪肉共炖，饮汤食肉。治体虚气血不足。

2. **太子乌梅饮** 太子参、乌梅各 15 克，甘草 6 克，共煎水，加适量冰糖或白砂糖代茶饮，治夏季伤暑口渴、多汗、乏力。

3. **太子益胃煎** 太子参 24 克，玉竹 15 克，石斛 12 克，山药 15 克，乌梅 3 枚，大枣 3 枚，水煎，加冰糖适量服，每日 1 剂。治胃阴不足之食欲不振，口干。

【用量】 9～30 克。

五 味 子

【来源品质】 本品为木兰科木质藤本植物北五味子和南五味子的成熟果实。北五味子主产于东三省、内蒙古、河北、山西等地，南五味子产于长江流域及西南地区。均以果皮紫红、粒大、肉厚、有油润光泽者为佳。

【成分药理】 含五味子素、苹果酸、柠檬酸、酒石酸、维生素 C、挥发油、脂肪油、糖类、树脂、鞣质等。能调节中枢神经系统的兴奋过程与抑制过程，使之趋于平衡，故能提高工作效能，减轻疲劳。有强心、降压、兴奋呼吸及兴奋子宫作用。能降低血清转氨酶，对肝脏有一定保护作用。对绿脓杆菌、痢疾杆菌、伤寒杆菌、金黄色葡萄球菌、人型结核杆菌等有抑制作用。

【性味归经】 酸、甘，温。入肺、肾、心经。

【效用】 益气生津，补肾养心，收敛固涩。用于肺虚喘嗽、津亏口渴、自汗、慢性腹泻、神经衰弱等。

【药膳方选】

1. **五味子糖粉** 五味子粉 3 克，白糖 3 克，冲服，每日 3 次，治黄疸型肝炎。30 天为一个疗程。

2. **五味子蜜糖** 五味子 3 克，蜜糖 25 克，加水少量，放炖盅内隔水炖约 1 小时，再以开水稀释后服。治久咳、肺结核咳嗽。

3. **五味子酒** 五味子 30 克，白酒 500 毫升，泡 7 天后服，每次 10～20 毫升。每日 1～2 次。治体虚乏力，心悸失眠。

4. **五味子红枣炖冰糖** 五味子 10 克，红枣 10 枚，冰糖适量，加水共炖，去渣饮水。每日 1 剂，分 2 次服。治因肝炎而致转氨酶升高。

【用量】　3～9 克。
【使用注意】　本品宜清蒸或酒蒸后用。北五味子比南五味子质优良。

黄　芪

【来源品质】　为豆科植物黄芪或内蒙古黄芪等的干燥根。主产于内蒙古、东三省、山西、甘肃、四川等地。以肉黄白、质坚而不易折断、粉多、味甜、无黑心及空心者为佳。
【成分药理】　含蔗糖、葡萄糖醛酸、黏液质、氨基酸、苦味素、胆碱、甜菜碱、叶酸等。有提高机体的抵抗力及强心、降压、利尿、保肝、抑菌等作用。
【性味归经】　甘，微温。入肺、脾经。
【效用】　补气升阳，益卫固表，托毒生肌，利水退肿。用于自汗、盗汗、血痹、浮肿、痈疽不溃、内伤劳倦、脾虚泄泻、脱肛及一切气衰血虚之症。
【药膳方选】
1. 黄芪汤　糯米 300 克、黄芪 30 克、川芎 5 克，水煎，分 3 次服。治气虚胎动，腹痛下水。
2. 黄芪猪肉汤　黄芪 50 克，大枣 10 枚。或加当归、枸杞各 9 克，用瘦肉适量，加盐等调味熬汤。食肉喝汤，可补益气血，治体虚，产后或病后体弱。
3. 黄芪山药煎　炙黄芪 24 克，怀山药 50 克，山萸肉 9 克，水煎服，每日 1 剂。用于脾肾虚弱而有蛋白尿的慢性肾炎患者。
【用量】　9～50 克。
【禁忌】　高热、大渴、便秘等实热症患者忌用。阳虚有热者宜慎用。

白　术

【来源品质】　本品为菊科植物白术的根茎。主产于浙江、安徽、湖南等地。以个大、表面色灰黄、断面色白黄，有云头（指下部两侧膨大似如意头），质坚实，无空心者为佳。
【成分药理】　含挥发油、维生素 A。有利尿、降血糖、抗凝血及强壮作用。
【性味归经】　甘、苦，温。入脾、胃经。
【效用】　健脾益胃，燥湿利水，益气止汗。用于脾胃虚弱，不思饮食，倦怠，少气，水肿，泄泻，自汗，胎动不安，小便不利等。
【药膳方选】
1. 白术饼　生白术 250 克，研细末，焙熟。大枣 250 克，煮熟去核，面粉 500 克，混合做饼，当点心食用。治脾虚食少，久泻不止。
2. 白术糖水　生白术 9 克，捣碎，加适量糖水入锅内蒸汁，每日服 3 次。治小儿流涎。
3. 白术膏　白术 60 克，水煮 3 次，合并浓缩成膏，密闭贮藏，每服 2～3 匙，蜜糖调服。治久泻久痢，并滋补强身。
【用量】　3～12 克。
【禁忌】　阴虚燥渴及气滞胀满者忌用。

山　药

【来源品质】　本品为薯蓣科植物薯蓣的块茎。各地多有栽培，河南产者最好。以身干坚实，粉性足，色洁白，味微酸者为佳。

【成分药理】　含皂苷、黏液质、胆碱、淀粉、糖、蛋白质、自由氨基酸、多酚氧化酶、维生素 C 等。有营养作用，并能助消化、降低血糖。

【性味归经】　甘，平。入肝、脾、肾经。

【效用】　健脾除湿，益肺固肾，益精补气。用于脾虚泄泻，久痢，虚劳咳嗽，消渴，遗精带下，小便频数等。

【药膳方选】

1. 山药粥　生山药 15 克，研为细末，大米 50 克，共煮粥食用，每日 1~2 次，治脾虚食少、腹泻、消瘦。

2. 山药炖猪胰　山药 60 克，猪胰 1 条，共炖熟，食盐调味，饮汤食猪胰、山药。治糖尿病。

3. 山药参枣炖肉　人参 6 克，山药 30 克，大枣 10 枚，瘦猪肉适量，同煮熟食。治再生障碍性贫血。

【用量】　9~30 克。

白　扁　豆

【来源品质】　本品为豆科植物扁豆的种子。分为白色、黑色、红褐色。入药用白色。我国南北各地多产。以饱满者为佳。

【成分药理】　含蛋白质 22.7%、脂肪、碳水化合物、钙、磷、铁、锌、泛酸、氰苷、酪氨酸酶等。煎剂在体外对痢疾杆菌有抑制作用。

【性味归经】　甘、平。入脾、胃经。

【效用】　健脾和中，消暑化湿。用于脾胃虚弱，暑湿泄泻、白带等。

【药膳方选】

1. 扁豆红糖煎　白扁豆（用米泔水浸后去皮），用红糖、怀山药同煮，至豆熟为度，饮汤食扁豆、山药。每日服 2 次，连续服用，治脾虚白带增多。

2. 扁豆红枣汤　扁豆 16 克，红枣 10 枚，水煎，饮汤食扁豆、红枣，连服 3~5 日，治小儿百日咳。

3. 扁豆清暑汤　扁豆 15 克，香薷 6 克，鲜荷叶半张，同煮至扁豆熟，取汁加白糖适量饮服。可作家庭夏季饮料，能清暑热并治伤暑头痛吐泻。

4. 扁豆益胃饮　炒扁豆、党参、玉竹、山楂、乌梅各等份，水煎至豆熟透时，取汁，加适量白糖饮服。治胃酸缺乏症。

【用量】　9~18 克。

【使用注意】　扁豆作汤剂一定要煮至豆熟，作丸散剂一定要炒熟后研粉。

大　枣

【来源品质】　本品为鼠李科植物大枣的成熟果实。主产于河北、河南、山东、四川等地。以个大、色红、肉厚、油润、味甜者为佳。

【成分药理】　含蛋白质 2.8%、糖类 62.8%、有机酸、黏液质、维生素（A_1、B_1、B_2、C），微量的钙、磷、铁等。具有保护肝脏，增强肌力和增强体力作用。

【性味归经】　甘、平。入脾、胃经。

【效用】　补脾胃，调营卫，生津液。用于脾胃虚弱，食少腹泻，心悸怔忡等。

【药膳方选】

1. 大枣粥　大枣 10 枚（去核）、糯米 50 克，煮粥，放适量白糖食用。治体虚心悸、乏力、胃隐痛及胃溃疡。

2. 大枣羊骨粥　羊颈骨 1~2 根（捣破）、大枣 20 枚（去核）、糯米 50~100 克，共煮稀粥，食盐调味，分次食用，治再生障碍性贫血、血小板减少性紫癜。

3. 大枣人参汤　大枣 10 枚，人参 3 克，煎汤服，参、枣亦可食。治大出血后身体虚弱。

4. 大枣茵陈汤　大枣 250 克，茵陈 60 克，共煎，吃枣饮汤，早晚分服。治黄疸型肝炎。

5. 大枣葶苈汤　红枣 10 枚，葶苈子 15 克，煎汤，分两次服，每日一剂。治胸腔积液。

6. 红枣汤　红枣 10~15 枚，煮熟后连枣带汤服，每日三次。治过敏性紫癜。

【用量】　6~15 克。

甘　草

【来源品质】　本品为豆科植物甘草的根及根状茎。主产于内蒙古、新疆等地。以质坚实而重，皮细而紧有"抽沟"，断面黄白色，粉多，味甜，嚼之纤维少者为佳。

【成分药理】　含甘草酸、甘草素、异甘草素、甘草苷、异甘草苷等。动物实验证明甘草素具有肾上腺皮质激素样作用和抗炎、抗变态反应作用。此外，尚具有镇咳、镇痛、抗惊厥作用。甘草所含的甘草次酸对大白鼠移植的骨髓瘤有抑制作用。

【性味归经】　甘、平。入脾、胃、肺经。

【效用】　补脾和中，缓急止痛，润肺止咳，解毒，调和诸药。用于脾胃虚弱，脘腹疼痛，咳嗽，心悸，疮疡肿毒，中毒等。

【药膳方选】

1. 甘麦大枣汤　甘草 90 克，小麦 150 克，大枣 10 枚，上三味以水煎取汁，分三次温服。治妇人脏躁、喜悲伤欲哭。亦治脾虚食少乏力。

2. 甘草绿豆汤　生甘草 15 克，绿豆 90 克，水煎。能解多种药物中毒。

【用量】　1.5~9 克。

【禁忌】

1. 湿邪内停所致的脘腹胀满，恶心呕吐，苔厚腻等忌用。

2. 甘草反大戟、芫花、甘遂、海藻。

二、补血药

当归

【来源品质】　本品为伞形科植物当归的根。主产于甘肃、云南、四川等地。以主根肥大、身长、支根少、断面白色、气味浓厚者为佳。

【成分药理】　含挥发油、蔗糖、维生素 B_{12}、维生素 A 类物质、棕榈酸、硬脂酸、不饱和油酸、亚油酸、β-谷甾醇等。具有调节子宫收缩、保肝、镇静、抗维生素 E 缺乏症及抗菌等作用。

【性味归经】　甘、辛，温。入心、肝、脾经。

【效用】　补血和血，调经止痛，润燥滑肠。用于月经不调，经闭腹痛，癥瘕结聚，崩漏，血虚头痛、眩晕，肠燥便秘等。

【药膳方选】

1. 当归生地煲羊肉　当归 30 克，生地 30 克，羊肉 150～200 克，羊肉切成小块，加适量水煲汤，食盐调味，饮汤食肉。具有益气补血、和血、止血之功。用于治疗妇女月经过多，功能性子宫出血等。

2. 当归羊肉羹　羊肉 500 克，洗净，切小块，当归、黄芪、党参各 25 克，包在纱布里，加水共煨熟，至羊肉将烂时，放入生姜片 25 克，食盐少许，待肉熟烂即可食。经常食用，可补气养血，强壮身体。适用于病后、产后气血虚弱，营养不良、贫血等。

3. 当归米酒饮　全当归 60 克，切片，浸于 1 千克米酒中，七日后饮用。治手臂久痛，痛位固定。

4. 当归黄花肉汤　当归身 15 克，黄花菜根 15 克，瘦猪肉适量，同煮汤，熟后，食肉喝汤。治疗血虚经闭，身体瘦弱，奶汁不足。

【用量】　9～15 克。

【宜忌】　脾虚湿盛之食欲不振，脘腹胀满，腹泻，舌苔厚腻者忌用；阴虚火旺者慎用。

鸡血藤

【来源品质】　本品为豆科植物密花豆的干燥藤茎。主产于广西等地。以条中等粗细、切断面深红如鸡血者为佳。

【成分药理】　含鸡血藤醇。煎剂对实验性贫血家兔有补血作用。

【性味归经】　甘、涩，平。入肝、肾经。

【效用】　行血补血，通经活络，强筋骨，升红细胞、白细胞。用于腰膝酸痛，麻木瘫痪，月经不调等。

【药膳方选】

1. 鸡血藤蛋　鸡血藤 30 克，鸡蛋 2 个，加水适量共煮，蛋熟后去壳再煎至水约一碗，去药饮汤食蛋。用于体虚贫血，月经不调。

2. 鸡血藤酒　鸡血藤 60 克，冰糖 60 克，白酒 500 克，泡 7 天后服，每次一小杯，每日二次。治瘀阻经闭、跌打损伤。

3. 鸡血藤炖猪蹄　鸡血藤 30 克，猪蹄 1 只，共炖，饮汤食肉。治乳汁不通。

4. 鸡血藤煎　鸡血藤 30 克，煎水，糖调味，每日一剂。长期服用，治疗放射性白细胞减少症。

【用量】　9～15 克。

熟　地

【来源品质】　本品为玄参科植物地黄或怀庆地黄的根茎，用辅料加工、蒸晒而成。各地均可生产。以体大、质重、切断面油润乌黑、味甜者为佳。

【成分药理】　含甾醇、地黄素、糖类、维生素 A、甘露醇、氨基酸。有强心、利尿、降血压作用。

【性味归经】　甘，微温。入心、肝、肾经。

【效用】　滋阴补血。用于血虚及肺肾阴虚，腰膝痿弱、劳嗽骨蒸、遗精、月经不调、耳聋、目昏等。

【药膳方选】

1. 地黄酒　熟地 60 克，白酒 500 克，泡 7 天后服，每次服一小杯，每日二次。治虚弱、足软、须发早白。

2. 复方熟地酒　大熟地 250 克，沉香或檀香 3 克，枸杞 120 克，白酒 3 千克，浸泡 10 日以上，即可饮用，但不可过量。用于精血不足、腰痛、乏力、眩晕、性功能减退等。

【用量】　9～30 克。

【宜忌】　脾虚食少，气滞痰多及便溏者不宜用。

阿　胶

【来源品质】　本品为马科动物驴的皮，经刮去毛后熬制而成的胶块。主产于山东、北京、江苏等地。以色乌黑、光亮、断面紫红、质硬脆、无腥气者为佳。

【成分药理】　含胶原、钙、硫等，胶原水解后产生多种氨基酸，如赖氨酸、精氨酸、组氨酸。能促进红细胞和血红蛋白的形成，改善体内钙的平衡，促进钙的吸收，有助血清中钙的存留，有防治进行性肌营养不良的作用，能治疗创伤性休克。

【性味归经】　甘，平。归肺、肝、肾经。

【效用】　补血和血，滋阴润肺。用于贫血、心悸、燥咳、咯血、崩漏、先兆流产、产后血虚、腰痿无力等。

【药膳方选】

1. 阿胶鸡蛋汤　阿胶 10 克，鸡蛋 1 个。阿胶用一碗水烊化，鸡蛋调匀后加入阿胶水中煮成蛋花，食盐调味服。治阴血不足、胎动不安、烦躁不宁。

2. 阿胶葱白煮蜜糖　阿胶 6 克，葱白 3 根，蜂蜜 2 匙。用水一碗煮葱白，沸后捞去。

加入阿胶、蜂蜜炖化，食前温服。治老人阴血亏虚型便秘。

3. 阿胶炖肉　瘦猪肉 100 克，阿胶 6 克，加水适量。先炖猪肉，熟后入阿胶炖化，低盐调味，饮汤食肉。治出血性贫血。

【用量】　6～15 克（作汤剂）。

【使用注意】　本品不能直接入煎，须单独加水蒸化，加入汤液中服，称烊化服。患者不耐受，经蛤粉炒后也可入煎。作丸散：用蛤粉炒至体酥脆无溏心时研粉。本品性质滋腻，凡脾胃虚弱、消化不良者应忌用。

何　首　乌

【来源品质】　本品为蓼科草本植物何首乌的块根。主产于四川、河南等地。以个大质坚、显粉性者为佳。经炮制处理制成"制首乌"方可用于药膳中。

【成分药理】　含蒽醌类（主要为大黄酚、大黄素、大黄酸）、卵磷脂、淀粉、粗纤维等。能降低血清胆固醇，缓解动脉粥样硬化形成。卵磷脂有强壮神经作用，有缓泻作用，有肾上腺皮质激素样作用。对人型结核菌、福氏痢疾杆菌有抑制作用。

【性味归经】　甘、苦、涩，微温。归肝、心、肾经。

【效用】　制首乌补肝肾，益精血，乌须发。用于头晕耳鸣，头发早白，腰膝痿软，肢体麻木，高脂血症等。生首乌解毒、通便，用于便秘、痈疽、瘰疬等。

【药膳方选】

1. 首乌黑豆汤　制首乌 6 克，黑豆 30 克。首乌煎煮取汁 50 毫升，黑豆饱胀洗净煮 1 小时后加入首乌汁再煮 30 分钟，得一小碗，加食盐、猪油调味，一次性食完。每日一次，可用于健身延年，治肾虚腰腿酸痛乏力。

2. 首乌茶　制首乌 6 克，泡开水代茶饮，味淡为止。每日 1～2 次。治高脂血症、冠心病、老人体虚便秘。

3. 首乌红枣蛋　制首乌 20 克，大枣 10 枚（去核），鸡蛋 2 个，加水同煮，蛋熟后取出，去壳再煮，至水煮至一碗，饮汤食蛋，治体虚血虚、面色苍白或萎黄。

4. 首乌粥　制首乌 15 克，大米 30～60 克，用砂锅或铜锅先煮首乌至烂，去渣取汁煮粥食。治气血不足，面色萎黄，四肢疼痛，腿软无力，身体消瘦。

【用量】　10～30 克。

【注意和禁忌】　本品生用与制用时功能有别。忌用铁器煎药。

枸　杞　子

【来源品质】　本品为茄科灌木植物枸杞或宁夏枸杞的成熟果实。主产于宁夏、甘肃、河北等地。以色红、粒大、肉厚、味甜、种子少、质柔软，嚼之唾液染成红色者为佳。

【成分药理】　含胡萝卜素、维生素 C、维生素 B_1、维生素 B_2、β-谷甾醇、亚油酸等。有保肝，降低血糖，降低胆固醇作用。

【性味归经】　甘、平。归肝、肾经。

【效用】　滋阴补血，益精明目。用于目昏、眩晕、耳鸣、腰膝酸软、糖尿病等。

【药膳方选】

1. 枸杞酒　枸杞子30～60克，白酒500克泡7天后服。每次5～10毫升，每日2～3次。治眼目昏花、腰膝无力、阳痿，并能健身益寿。

2. 枸杞粥　枸杞子25克，大米100克煮成稠粥，每日食用1～2次，宜用于年老体弱，病后体虚，久服可益寿。

3. 枸杞五味子茶　枸杞子、五味子各6克，泡开水代茶饮，可加冰糖或白糖调味。能强身、延年，并治平素体弱（尤其是小儿）、夏季受暑之身热、心烦、口渴、自汗、胸闷、食少、脚软、消瘦。

4. 枸杞炖兔肉　枸杞子15克、兔肉250克，文火炖熟，食盐调味，饮汤食肉。治糖尿病。

【用量】　6～15克。

龙 眼 肉

【来源品质】　本品为无患子科植物龙眼的假种皮。主产于四川、福建等地。以片大、肉厚、质软、细嫩、色棕黄、半透明、味甜者为佳。

【成分药理】　果肉中可溶性物质有葡萄糖、蔗糖、蛋白质、脂肪酸和胆碱。对神经性心悸有一定疗效。煎剂在体外对痢疾杆菌有抑制作用。

【性味归经】　甘、温。归心、脾经。

【效用】　益心脾，补气血。用于心悸怔忡，健忘失眠，贫血，体虚乏力等。

【药膳方选】

1. 龙眼莲子粥　龙眼肉5克，莲子肉10克，大米100克，煮粥食。治贫血。

2. 龙眼花生　龙眼肉10克，连衣花生米15克，盐适量，煮食。治贫血。

3. 龙眼大枣　龙眼肉30克，大枣30克，煮食。治贫血及神经衰弱。

4. 龙眼酒　龙眼肉30克，白酒500克，浸1～3个月后服，每次一小杯，每日2～3次。能健脾胃，提精神。

5. 龙眼蒸白糖　龙眼肉30克，白糖3克，置碗中或瓷盅内，上罩一层纱布，于饭锅上蒸多次，每次以开水调服1～2匙。治衰瘦老弱，产后体虚。

【用量】　6～12克。

桑 椹

【来源品质】　本品为桑科植物桑的果穗。主产于四川、浙江、安徽、江苏、湖南等地。以个大、肉厚、色紫红、糖性大者为佳。

【成分】　本品含糖、鞣酸、苹果酸及维生素（B_1、B_2、C）和胡萝卜素、脂肪酸等。

【性味归经】　甘、寒。归肝、肾经。

【效用】　补肝，益肾，息风，滋液。用于肝肾阴亏，消渴，便秘，目暗，耳鸣，瘰疬，关节不利等。

【药膳方选】

1. 桑椹煎　鲜桑椹 30～60 克，水适量煎服。治心肾衰弱不寐，习惯性便秘。

2. 桑椹醪　鲜桑椹 1000 克洗净捣汁（或以干品 300 克煎汁去渣），将药汁与糯米 500 克共同酿成酒。每日适量佐餐食用。可补血益肾，聪耳明目。适用于肝肾阴亏，消渴、便秘、耳鸣、目暗等。

【用量】　9～15 克。

三、补 阴 药

北 沙 参

【来源品质】　本品为伞形科植物珊瑚菜的根。主产于山东、河北、辽宁、江苏等地。以根条细长、色白、质坚实者为佳。

【成分药理】　含淀粉、生物碱、挥发油、豆甾醇、三萜酸、β-谷甾醇。有祛痰、解热、镇痛作用。

【性味归经】　甘、微苦、微寒。归肺、胃经。

【效用】　润肺止咳，益胃生津。用于肺燥干咳，热病伤津，口渴等。

【药膳方选】

1. 益胃汤　北沙参 15 克，麦冬 15 克，生地 15 克，玉竹 5 克，冰糖 3 克。水煎分两次服或代茶饮。治热病伤阴、口渴。

2. 沙参百合冰糖煎　北沙参 30 克，百合 30 克，冰糖 50 克，共煎。分 2～3 次饮汤食药。治口燥咽干，干咳。

3. 沙参炖肉　北沙参、玉竹、百合、怀山药各 15 克，瘦猪肉 500～1000 克，共炖。饮汤食肉，食药。治气短乏力，口干思饮，出汗。

【用量】　5～9 克。

【宜忌】　虚寒作嗽及肺胃虚者忌用。反藜芦。

南 沙 参

【来源品质】　本品为桔梗科植物轮叶沙参、杏叶沙参、阔叶沙参等的根。主产于安徽、四川、江苏等地。以根粗大、饱满、无外皮、色黄白者为佳。

【成分药理】　含沙参皂苷、淀粉等。有祛痰，强心，抗真菌作用。

【性味归经】　甘、微寒，归肺、肾经。

【效用】　养阴清肺，祛痰止咳。用于肺热燥咳，虚劳久咳，阴伤咽干喉痛等。

【药膳方选】

1. 南沙参冰糖煎　南沙参 25 克，冰糖 15 克，水煎服。治肺热咳嗽。

2. 南沙参炖肉　南沙参 30 克，瘦猪肉 500 克，共炖。饮汤食肉。治产后无乳。

3. 南沙参煮蛋　南沙参 15～60 克，鸡蛋 2 个，共煮，饮汤食蛋。治虚火牙痛。

【用量】　10～15 克。

麦　冬

【来源品质】　本品为百合科植物麦冬须根上的小块根。主产于四川、浙江等地。以表面淡黄白色、肥大、质柔、气香、味甜、嚼之发黏者为佳。

【成分药理】　含各种甾体皂苷、黏液质、葡萄糖苷、β-谷甾醇、维生素 A 样物质。有镇咳祛痰，强心利尿作用。

【性味归经】　甘、微苦，微寒。入肺、胃、心经。

【效用】　养阴润肺，清心除烦，益胃生津。用于肺燥干咳、吐血、咯血、肺痿、肺痈、虚劳烦热、热病伤津、便秘等。

【药膳方选】

1. 麦冬煎　鲜麦冬 500 克，捣绒绞汁或榨汁，加白蜜隔水加热至成饴糖状，每次 2～3 匙，用温酒或开水化服。能强壮，健身，并治吐血、衄血、咯血、口渴。

2. 麦冬乌梅饮　麦冬 20 克，乌梅（炒）6 克，水煎取汁，加冰糖适量，分三次服。治消渴，喉干难忍，饮水不止，腹满急胀。

3. 麦冬茅根饮　麦冬 15 克，茅根 12 克，百合 15 克，水煎代茶饮，亦可加冰糖调服。治干咳、咯血。

4. 银麦甘桔饮　金银花 9 克，麦冬 9 克，生甘草 6 克，桔梗 6 克，用开水浸泡代茶饮，或放冰糖调味。治咽喉疼痛，干燥口渴。

【用量】　9～15 克。

天　冬

【来源品质】　本品为百合科植物天冬的块根。主产于贵州、四川、广西等地。以肥满、纹密、色黄白、半透明者为佳。

【成分药理】　含天门冬素、黏液质、β-谷甾醇、甾体皂苷、糠醛衍生物等。有镇咳、祛痰、抑菌等作用。

【性味归经】　甘、苦，寒。入肺、胃经。

【效用】　滋阴清热，润肺生津。用于阴虚发热，咳嗽、吐血、肺痛、消渴、便秘、咽喉肿痛等。

【药膳方选】

1. 天冬酒　天冬 30 克，水煎取汁，用酒曲适量、糯米 500 克酿酒。每次 2～5 汤匙。久服能强壮补虚。

2. 二冬五味膏　麦冬、天冬、五味子共熬膏，加入蜂蜜。每次一匙，开水调服，每日二次，治久咳痰少、消渴。

3. **天冬炖肉** 天冬 60 克，瘦猪肉 500 克，炖服。治乳汁不通。

4. **清蒸天冬** 鲜天冬 60 克，撕去皮，放碗中隔水蒸熟，用糖调味，分三次服。治乳房良性肿瘤。

【用量】 6～12 克。

❀ 百 合 ❀

【来源品质】 本品为百合科植物卷丹百合、细叶百合及其同属多种植物的鳞茎。主产于湖南、浙江、安徽、江苏等地。以瓣匀肉厚、色黄白、质坚、筋少者为佳。

【成分药理】 含多种生物碱、淀粉、蛋白质、脂肪等。煎剂对实验小鼠有止咳作用，并使肺灌流量增加。

【性味归经】 微苦，平。入心、肺经。

【效用】 润肺止咳，清心安神。用于阴虚久咳，痰中带血，虚烦惊悸等。

【药膳方选】

1. **百合粥** 百合 20 克，大米 30 克煮粥食。治干咳、咯血，心中烦热。

2. **百合鸡子黄汤** 百合 45 克，鸡蛋 1 枚。百合浸一宿，出白沫，去其水，用清水煮，加鸡蛋黄搅匀再煮，放白糖或冰糖调味。治大病后精神失常，妇女癔症及惊悸不宁，神经性呕吐。

3. **蜜蒸百合** 百合 30 克加蜂蜜蒸熟，缓嚼时吞津。治肺阴不足所致的久咳、口干、痰少及肺热胸中烦闷。

4. **百合党参猪肺汤** 百合 30 克，党参 15 克，猪肺 250 克。炖熟，少许食盐调味，饮汤食猪肺。治肺虚咳嗽反复难愈。

【用量】 9～30 克。

❀ 玉 竹 ❀

【来源品质】 本品为百合科植物玉竹的根茎。主产于河南、江苏、辽宁、湖南、浙江等地。以条长、肉肥、色黄白、光泽柔润者为佳。

【成分药理】 含铃兰苷、铃兰苦苷以及山柰酚、槲皮素和维生素 A、淀粉、黏液质。少量有强心作用，大量能抑制心脏并能降血糖。

【性味归经】 甘，平。入脾、胃经。

【效用】 养阴润燥，生津止渴。治热病伤阴，咳嗽，烦渴，虚劳发热，小便频数等。

【药膳方选】

1. **玉竹煎** 玉竹 15 克，煎水取汁，加白糖适量调味，每日一剂。治风心病、冠心病、肺心病引起的心力衰竭。

2. **玉竹炖肉** 玉竹 15～30 克，瘦猪肉适量同煮熟，食肉饮汤。治肺阴虚久咳痰少。

3. **玉竹薄荷饮** 玉竹 3 克，薄荷叶 2 片，生姜 1 片，白蜜少许，水煎。饭后临卧服。治眼见黑花、赤痛昏暗。

4. 玉竹乌梅饮　玉竹、北沙参、石斛、麦冬各9克，乌梅5枚，冰糖适量，水煎代茶饮。治热病伤阴，夏天多汗口渴。

【用量】　9～15克。

◈ 黄　精 ◈

【来源品质】　本品为百合科植物黄精、多花黄精或滇黄精以及同属若干种植物的干燥根茎，蒸熟晒干用。主产于贵州、湖南、浙江、广西等地。以块大、色黄白、明亮、质润、味甜者为佳。

【成分药理】　黄精含烟酸、黏液质、醌醌类成分，多花黄精含强心苷。有抗菌、抗真菌、降血压作用。

【性味归经】　甘、平。归脾、肺、肾经。

【效用】　补中益气，养阴润肺。用于体虚乏力，心悸气短，肺燥干咳，糖尿病等。

【药膳方选】

1. 黄精当归鸡蛋　黄精20克，当归12克，鸡蛋2个，加水适量同煮，蛋熟后剥去壳再煎至汤成一碗，饮汤食蛋。治血虚体弱，面色无华。

2. 黄精蜂蜜煎　黄精30克，蜂蜜30克，开水炖服。治小儿下肢痿软。

3. 黄精冰糖煎　黄精30克，冰糖30克，共煎1小时，饮汤食黄精，每日二次。治阴虚低热、干咳、咯血，妇女白带增多。常服能补虚强身。

4. 黄精炖肉　黄精30克，瘦猪肉500克，炖熟。饮汤食肉及黄精。治病后体虚。

5. 黄精炖河车　黄精30克，紫河车（洗净）一具，炖熟分数次食用。治肺结核体弱者。

【用量】　9～12克。

◈ 石　斛 ◈

【来源品质】　本品为兰科石斛属植物金钗石斛及同属多种植物的茎。主产于四川、云南、贵州、广西、广东等地。鲜石斛以色青绿、肥壮多汁、嚼之发黏者为佳。

【成分药理】　含黏液质、石斛碱、石斛次碱、石斛胺等。石斛碱有解热、镇痛作用，煎剂内服能促进胃液分泌而助消化。

【性味归经】　甘、淡，微寒。归肺、胃、肾经。

【效用】　益胃生津，养阴清热，益精明目。用于热病伤津，口干烦渴，病后虚热，阴伤目暗等。

【药膳方选】

1. 石斛冰糖水　鲜石斛15克，冰糖适量，泡开水代茶饮。治烦渴、口干、不思饮食。也可用干石斛6克，水煎后加冰糖服。

2. 石斛甘蔗饮　鲜石斛15克，玉竹12克，麦冬12克，北沙参15克，山药10克，甘蔗汁250克，前五味加水煎取汁，合甘蔗汁代茶饮。治口干思饮、恶心、食欲不振。

【用量】　6～15克。

女 贞 子

【来源品质】 本品为木犀科植物女贞的果实。我国各地均产。以颗粒大、饱满、色灰黑、质坚实者为佳。

【成分药理】 含齐墩果酸、甘露醇、葡萄糖、脂肪酸。有强心、抗肿瘤、利尿、保肝、抗菌作用，能改善化疗、放疗引起的白细胞下降。

【性味归经】 甘、苦，微寒。入肝、肾经。

【效用】 补肝肾，强腰膝，明目。用于阴虚内热，头晕眼花，耳鸣，腰膝酸软，须发早白等。

【药膳方选】

1. 女贞子酒 女贞子 60 克，黄酒 500 克，泡 7 天后服，每次一小杯，每日 1～2 次。治神经衰弱。

2. 女贞桑椹煎 女贞子 12 克，桑椹 15 克，制首乌 12 克，旱莲草 10 克，水煎服。治肝肾不足之眩晕，须发早白。

【用量】 5～9 克。

【宜忌】 脾胃虚寒泄泻及阳虚者忌服。

旱 莲 草

【来源品质】 本品为菊科植物鳢肠的全草。产于我国大部分地区，以色墨绿、叶多、无老梗及杂质者为佳。

【成分药理】 含皂苷、挥发油、鞣质、维生素 A、旱莲草素。有止血作用。

【性味归经】 甘、酸，凉。归肝、肾经。

【效用】 养阴补肾，凉血止血。用于肝肾阴虚之眩晕，须发早白，吐血，衄血，尿血，便血，血痢，带下，淋浊等。

【药膳方选】

1. 旱莲生姜膏 旱莲草 500 克，生姜 30 克，煎水取汁，加蜂蜜熬膏，每次服一匙，日服三次。治肝肾亏虚，腰膝酸痛，头晕眼花，须发早白。

2. 旱莲扁豆炖肉汤 旱莲草 50 克，扁豆 50 克，用鸡肉或猪肉炖服。治白带、赤带。

3. 旱莲茅根炖肉 旱莲草、白茅根各 30 克，加瘦肉少许，用三碗水煎至剩一半，分三次服用。治各种血热出血。

4. 旱莲红糖煎 旱莲草 20 克，红糖 30 克，水煎服。治赤痢。

【用量】 9～30 克。

龟 胶

【来源品质】 本品为龟科动物乌龟的甲壳，经熬煮、浓缩制成的固体胶块。主产于湖北、湖南、安徽、浙江、北京等地。以硬脆透明者为佳。

【性味归经】 甘、咸，平。归肝、肾经。

【效用】 滋阴、补血、止血。用于阴虚血亏，劳热骨蒸，吐血衄血，烦热惊悸，肾虚腰痛，脚膝痿弱，崩漏带下等。

【药膳方选】

1. 龟胶酒 龟胶 9 克，酒溶化，每日清晨调服。治妇人淋带赤白不止。

2. 龟胶桂术煎 龟胶 30 克，肉桂 15 克，白术（土炒）60 克。分作五剂煎服。治寒热久发，疟疾不止。

【用量】 3～9 克。

【宜忌】 胃有寒湿者忌服。

哈 蟆 油

【来源品质】 本品为蛙科动物中国林蛙或黑龙江林蛙的雌性干燥输卵管。主产于黑龙江、吉林、辽宁等地，以块大、肥厚、色黄白、有光泽、不带皮膜、无血筋及卵子者为佳。

【成分药理】 含蛋白质、脂肪等。有强壮作用。

【性味归经】 甘、咸，平。归肺、肾经。

【效用】 补肾益精，润肺养阴。用于病后及产后虚弱，肺痨咳嗽，吐血，盗汗等。

【药膳方选】

1. 冰糖哈蟆油 哈蟆油 9 克，用开水泡开，由暗黑色变纯白并增大，更换水加冰糖少许煎服。治病后体弱。

2. 哈蟆油银耳羹 哈蟆油 12 克，银耳 15 克，加冰糖熬羹服。治阴虚潮热，咯血。

3. 哈蟆油蒸土燕窝 哈蟆油 9 克，土燕窝 6 克，加冰糖蒸服。治神经衰弱。

【用量】 6～9 克。

【宜忌】 外感初起及大便溏者慎服。

四、补 阳 药

鹿 茸

【来源品质】本品为鹿科动物梅花鹿或马鹿尚未骨化带茸毛的幼角。主产于我国东北、西北及西南地区。以茸体饱满、粗大挺圆、毛细体轻、质嫩无棱、油润光亮者为佳。

【成分药理】 含极少量的卵泡激素，雌酮及骨质、胶质、蛋白质、钙、磷、镁等。有强壮作用，表现为提高机体的工作能力，改善睡眠和食欲，降低肌肉的疲劳。中剂量有强心作用。

【性味归经】 甘、咸，温。归肝、肾经。

【效用】 壮元阳，补气血，益精髓，强筋骨。用于肾阳虚之阳痿，滑精，腰膝酸冷，虚寒带下，精亏眩晕耳鸣等。

【药膳方选】

1. **鹿茸酒**　鹿茸 6 克，山药 30 克，白酒 500 克，泡 7 天后服，每次一小杯，每日二次。治肾虚阳痿，小便频数。

2. **鹿茸炖羊肾**　鹿茸 5 克，菟丝子 15 克，小茴香 9 克，用一对羊肾共炖，饮汤食肉。治肾虚腰痛、劳累则甚。

【用量】　1～2.5 克。

【宜忌】　阴虚阳亢者忌服。

鹿 角 胶

【来源品质】　本品为鹿科动物梅花鹿或马鹿的角煎熬而成的胶块。主产于东北三省、北京、上海、成都等地。以切面整齐、平滑、色棕黄、半透明，无腥臭者为佳。

【成分药理】　含胶质、磷酸钙、碳酸钙及氮化物。有强壮作用。

【性味归经】　甘、咸、温。归肝、肾经。

【效用】　补血、益精。用于腰膝无力，阳痿滑精，虚寒崩漏。

【药膳方选】

1. **鹿角胶粥**　鹿角胶 6 克，于热粥中加热烊化服。治肾虚阳痿，腰痛尿频。

2. **鹿胶牛奶**　牛奶 250 克煮沸，入鹿角胶 6 克烊化，加白蜜少许调匀服，每日 1～2 次。治肾虚腰膝酸痛，四肢倦怠，头晕眼花，面色无华。

【用量】　6～12 克。

【宜忌】　阴虚火旺、目赤、口舌干燥、五心烦躁、尿黄、便秘以及外感发热、舌质红、苔黄者忌用。

鹿 鞭

【来源品质】　本品为鹿科动物梅花鹿和马鹿的雄性外生殖器。主产于东北、西北、西南等地区。以粗壮、条长、无残肉者为佳。

【成分药理】　含雄性激素、蛋白质、脂肪等。有兴奋性机能作用。

【性味归经】　甘、咸，温。归肝、肾经。

【效用】　补肾壮阳，益精。用于肾阳虚所致的阳痿、腰膝酸痛、耳鸣、宫寒不孕等。

【药膳方选】

1. **鹿鞭粥**　鹿鞭 1 对（去膜切细），肉苁蓉 60 克（酒浸一夜，刮去皱皮，切细），粳米二合，用水煮米作粥，熟时下鹿鞭、肉苁蓉以及葱白、椒、盐调味食用。治五劳七伤，腰膝疼痛，四肢倦怠，阳气虚弱等。

2. **鹿鞭酒**　鹿鞭 1 具，白酒 500 克，泡 7 天后服，每次一小杯，一日二次。治肾阳虚阳痿。

3. **鹿鞭阿胶汤**　鹿鞭熬胶，与阿胶混合服。治妇女血虚，淋带，腰膝酸痛，不孕。

【用量】　9～15 克。

【宜忌】 阴虚火旺，出血、便秘、心烦及外感实热等忌用。

海 狗 肾

【来源品质】 本品为海狗科动物海狗或海豹科动物海豹的雄性外生殖器。药用为其阴茎及睾丸。主产于加拿大全域、夏威夷群岛及我国辽宁等。以形粗长、质油润、半透明、无腥臭者为佳。

【成分药理】 含雄性激素、蛋白质、脂肪等。有兴奋性机能作用。

【性味归经】 咸，热。入肝、肾经。

【效用】 补肾壮阳，益精补髓。用于虚损劳伤，肾精衰损所致的阳痿、滑精、精冷、腰膝冷痛或酸软等。

【药膳方选】

1. 海狗肾酒 海狗肾用酒浸后，捣烂，与糯米、酒曲酿酒，每次二汤匙，一日二次。补阳益精，祛寒强肾，治阳痿，腰膝冷痛。

2. 海狗肾人参酒 海狗肾1具、人参15克、怀山药30克。海狗肾用酒浸后切片，白酒1000克，浸泡七日后服，每次二汤匙，一日二次。治肾虚阳痿，体倦乏力，精神不振等。

【用量】 3～9克。

【宜忌】 目赤，咽干痛，咳嗽痰少，咯血，便秘，阳强易举等阴虚火旺证表现，以及外感发热者忌用。

黄 狗 肾

【来源品质】 本品为犬科动物狗（主要为黄狗）的阴茎和睾丸。主产于广东、广西、江苏等地。以色淡黄、带红筋、条粗壮、带睾丸、无残肉、无脂肪者佳。

【成分药理】 含雄性激素、蛋白质、脂肪等。有兴奋性机能作用。

【性味归经】 甘、咸，温。归肾经。

【效用】 补肾壮阳。用于肾阳虚阳痿、腰酸、尿频等。

【药膳方选】

1. 狗肾散 狗肾研末，每服3克，盐汤送下。治阳痿，精冷。

2. 狗肾汤 黄狗肾1具，羊肉500克，共炖，食盐调味，食肉喝汤。治肾虚阳痿，腰痛，手足不温。

【用量】 4～6克。

【宜忌】 阳强易举及阴虚火旺者忌用。

九 香 虫

【来源品质】 本品为蝽科昆虫九香虫的干燥全体。主产于云南、四川、贵州等地。以色棕褐、油性大、完整均匀、无虫蛀者为佳。

【成分药理】 虫体含脂肪、蛋白质及甲壳质，其臭味来源于醛、酮。体外试验对金黄色葡萄球菌、痢疾杆菌有抑制作用。

【性味归经】 咸、温。归肝、肾经。

【效用】 补肾壮阳，疏肝理气，补脾益胃。用于气滞脘痛，肾亏阳痿，腰膝酸痛等。

【药膳方选】

1. 油酥九香虫 九香虫适量，用菜油炒熟炙酥嚼食，每次 5～10 个，一日 2 次，空腹服。治肾虚阳痿、尿频。

2. 九香虫酒 九香虫 30 克，白酒 500 克，泡 7 天后服，每次 10～20 毫升，每日 2 次。治肾虚阳痿。

【用量】 3～9 克。

【宜忌】 阴虚阳亢者忌用。

海 马

【来源品质】 本品为海龙科动物线纹海马、刺海马、大海马、三斑海马、小海马等除去皮膜及内脏的干燥体。产于我国沿海。均以体大、色白、质坚实、完整者为佳。

【成分药理】 成分不详。有雄性激素样作用。

【性味归经】 甘、温。归肝、肾经。

【效用】 温肾壮阳，调气活血，散结消肿。用于阳痿，腹部肿块，淋巴结结核，跌打损伤等。

【药膳方选】

海马酒 海马 30 克，用白酒 500 克浸泡，7 日后服，每次一小杯，每日 2～3 次。治肾虚阳痿，跌打损伤。

【用量】 3～9 克。

【宜忌】 孕妇，阴虚火旺及外感发热者忌用。

山茱萸

【来源品质】 本品为山茱萸科小乔木植物山茱萸的成熟果肉。主产于浙江、安徽、河南等地。以色紫红、肉肥厚、油润、无核者为佳。

【成分药理】 含维生素 A、山茱萸苷、皂苷、鞣质、熊果酸、没食子酸、苹果酸、酒石酸等，有利尿及降压作用，对痢疾杆菌、金黄色葡萄球菌及某些皮肤真菌有抑制作用，对因化疗及放疗引起的白细胞下降有改善作用。

【性味归经】 甘、酸，微温。归肝、肾经。

【效用】 补益肝肾，敛汗涩精。用于耳鸣眩晕，腰膝酸软，自汗盗汗，小便频数，遗精，月经过多等。

【药膳方选】

1. 山茱萸酒 山茱萸 30～50 克，白酒 500 克，泡 7 天后服，每次 10～20 毫升，每日

1～2 次。用于肾虚腰痛，遗精，体虚多汗。

2. 山萸胡桃猪腰　山茱萸 10 克，胡桃肉 15 克，猪腰 2 个。剖猪腰，去白色肾盂部分，洗净，装药于肾中，扎紧，煮熟食。治肾虚腰痛，遗精。

【用量】　6～15 克。

补 骨 脂

【来源品质】　本品为豆科草本植物补骨脂的种子。主产于河南、四川等地。以色黑褐、粒大饱满、无杂质者为佳。

【成分药理】　含挥发油、树脂、香豆精衍生物、黄酮类化合物（补骨脂甲素、补骨脂乙素等）。补骨脂乙素能扩张冠状动脉，兴奋心脏，提高心脏功能；挥发油有抗癌作用，对葡萄球菌有一定抑制作用。香豆精衍生物可使局部皮肤色素新生。

【性味归经】　辛，温。归肾、脾经。

【效用】　补肾助阳，温脾止泻。用于肾虚腰膝冷痛，尿频，遗尿，泄泻。外治白癜风，鸡眼。

【药膳方选】

1. 补骨脂炖猪腰　补骨脂 10 克，猪腰一个洗净切碎，共炖，食盐调味，饮汤食肉。治肾虚久泻或腰痛、遗精、耳鸣耳聋。

2. 补骨脂小茴香煨猪肾　补骨脂（酒蒸）10 克，小茴香（盐炙）10 克，猪肾 1 个，文火共煨（炖），去药渣，加碎米 50 克，煨熟，食盐调味，饮汤食肉。治肾虚小便频数无度。

【用量】　3～10 克。

【宜忌】　阴虚火旺者忌服。

巴 戟 天

【来源品质】　本品为茜草科藤本植物巴戟天的根。主产于广东、广西、福建等地。以根条肥大、连珠状、肉厚、木心细、色紫者为佳。

【成分药理】　含维生素 C、糖类、树脂等。有皮质激素作用及降压作用。

【性味归经】　辛，甘，微温。归肝、肾经。

【效用】　补肾阳，强筋骨，祛风湿。用于腰膝无力，关节酸痛，小便不禁，阳痿，遗精，风寒湿痹等。

【药膳方选】

1. 巴戟酒　巴戟天、怀牛膝各 30 克，500 克酒泡 7 天后服，每次 10～20 毫升，每日二次。治肾虚阳痿、脚软。

2. 戒酒巴戟糖水　巴戟天 15 克，酒制大黄 30 克，巴戟切片用糯米拌炒至米焦，去米，上二味共研粉，用蜜糖适量调服，每次 3 克，每日 1 次。能戒酒。

【用量】　6～15 克。

淫 羊 藿

【来源品质】 本品为小檗科草本植物淫羊藿或箭叶淫羊藿、心叶淫羊藿的地上部分或根茎。主产于贵州、四川、湖北等地。以枝梗少、叶多、色黄绿、不破碎者为佳。

【成分药理】 含淫羊藿苷、植物甾醇、挥发油、鞣质、油脂、维生素 E 等。能兴奋性机能，有降压作用，对金黄色葡萄球菌、肺炎链球菌、结核杆菌有抑制作用。

【性味归经】 辛、甘，温。归肺、肾经。

【效用】 补肾阳，强筋骨，祛风湿。用于阳痿，腰膝痿弱，四肢麻痹，健忘等。

【药膳方选】

1. 淫羊藿酒　淫羊藿 30 克，白酒 500 克，泡 7 天后服，每次 20～30 毫升，每日 2～3 次。治肾虚阳痿，腰膝冷痛。

2. 夜盲羊藿羊肝　淫羊藿根、蚕蛹各 15 克，炙甘草、射干各 8 克，羊肝 1 枚，前四味研粉混匀，羊肝洗净剖开，掺药 6 克，用线扎紧，加黑豆 100 克，用米泔水一碗煮熟，食盐调味，分两次饮汤食肝。治小儿夜盲症。

3. 羊藿血藤酒　淫羊藿、巴戟天、鸡血藤各 30 克，白酒 1000 克，冰糖 60 克。泡 7 天后服。治风湿腰腿痛，肾虚腰痛。

【用量】 10～15 克。

仙 茅

【来源品质】 本品为石蒜科草本植物仙茅的根茎。主产于四川、云南、贵州等地。以条粗、质坚实、外表黑褐色者为佳。

【成分】 含树脂、鞣质、脂肪油、淀粉等。

【性味归经】 辛、热，有小毒。归肾、肝经。

【效用】 补肾阳，强筋骨，祛寒湿。用于阳痿，四肢麻痹，腰膝冷痛等。

【药膳方选】

1. 仙茅酒　仙茅 30 克，白酒 500 克，泡 7 天后服，每次 10～20 毫升，每日 2 次。治老年遗尿、尿频。

2. 仙茅炖肉　仙茅、金樱子各 15 克，洗净捣碎布包，与肉同炖 1～2 小时，吃肉喝汤。治肾虚阳痿、耳鸣。

【用量】 3～10 克。

【宜忌】 凡阴虚火旺者忌服。本品不宜与牛肉同炖，以免减效。用量也不可过大。

杜 仲

【来源品质】 本品为杜仲科乔本植物杜仲的树皮。主产于四川、贵州、云南、湖北等地。以皮厚、完整、去净粗皮、断面白丝多、内表面黑褐色或紫褐色者为佳。

【成分药理】 含杜仲胶、树脂、糖苷、有机酸等。有降压作用，炒杜仲比生杜仲强。

炒杜仲煎剂能减少胆固醇的吸收，有利尿作用和镇痛作用。

【性味归经】　甘、温。归肝、肾经。

【效用】　补肝肾，强筋骨，安胎，降血压。用于肾虚腰痛，腰膝无力，先兆流产，胎动不安，高血压等。

【药膳方选】

1. 杜仲酒　杜仲 30 克，白酒 500 克，泡 7 天后服，每次 10～20 毫升，每日 2～3 次。治高血压，劳损腰痛。

2. 杜仲羊肾汤　杜仲刮去粗皮，油炸至酥黄，取 30 克加水适量煎煮取汁，羊肾 2 个切薄片，用杜仲汁煮沸 3～5 次，加椒、盐调味，空腹时食肉喝汤。治肾虚腰痛。

3. 杜仲炖猪肚　杜仲 30 克，猪肚 250 克，共煮去药，饮汤食肉。治肾虚腰痛，阳痿，小便频数。

4. 杜仲猪蹄汤　杜仲 45 克，猪蹄 1 只，加水适量，文火熬 4 小时，炖汤每日分两次服，次日将药渣另加猪蹄 1 只再炖汁服用，隔日 1 次。同时配合肌肉按摩和功能锻炼。用于治疗小儿麻痹后遗症。

【用量】　10～15 克。

锁　阳

【来源品质】　本品为锁阳科肉质寄生植物锁阳的肉质茎。主产于内蒙古、甘肃、新疆等地。以体肥大、质重实、表面棕色、断面显油润者为佳。

【成分】　含花色苷、三萜皂苷、鞣质等。

【性味归经】　甘，温。归肝、肾经。

【效用】　补肾壮阳，润肠通便。用于腰膝酸软，阳痿，滑精，肠燥便秘等。

【药膳方选】

1. 锁阳酒　锁阳 30 克，白酒 500 克，泡 7 天后服，每次一小杯，每日二次。治肾虚阳痿。

2. 锁阳粥　锁阳 15 克，洗净切薄片，大米 50～60 克，共煮稠粥，一次性食用。治肾虚阳痿，遗精，腰痛，老年阴虚气弱便秘。

3. 锁阳桑椹蜜糖水　锁阳 15 克，桑椹 15 克，蜂蜜 30 克，锁阳、桑椹加水煎取汁，入蜂蜜搅匀，分两次服。治老年阴虚气弱便秘。并健身益寿。

【用量】　10～15 克。

肉苁蓉

【来源品质】　本品为列当科一年生寄生草本植物肉苁蓉带鳞片的肉质茎。主产于内蒙古、甘肃、新疆等地。分甜苁蓉、咸苁蓉两种。以体长肥大、肉质棕褐色、油性大、柔软者为佳。

【成分药理】　含微量生物碱及结晶性中性物质等，有降压、促进唾液分泌等作用。

【性味归经】　甘、咸，温。归肾、大肠经。

【效用】　补肾益精，强筋健骨，润肠通便。用于腰膝酸软，阳痿、不孕、肠燥便秘等。

【药膳方选】

1. 苁蓉酒　肉苁蓉 30 克，白酒 500 克，泡 7 天后服，每次一小杯，每日二次。治肾虚阳痿。

2. 苁蓉羊肉粥　肉苁蓉 15 克，洗净切薄片，精羊肉适量，大米 30～60 克，共煮稠粥，空腹食。治肾虚面黑，阳痿、遗精、腰痛。

3. 苁蓉羊肉羹　肉苁蓉 15 克，洗净，刮去鳞，再用酒洗净，去黑汁，切薄片与羊肉共煮成羹，食盐调味，食药、汤、肉。治肾虚阳痿、遗精、腰痛、尿频。

【用量】　10～18 克。

沙 苑 子

【来源品质】　本品为豆科一年生草本植物扁茎黄芪的成熟种子。主产于陕西、河北、山西、吉林、内蒙古等地。以颗粒饱满、表面绿褐色或灰褐色、无杂质者为佳。

【成分药理】　含脂肪油、鞣质、维生素 A 类物质等。有收缩子宫和抗利尿作用。

【性味归经】　甘，温。归肝、肾经。

【效用】　补肾固精，养肝明目。用于遗精，早泄，白带，目昏，头晕，腰膝酸软，尿频余沥不尽等。

【药膳方选】

1. 沙苑子炖猪腰　沙苑子 30 克，猪腰 1 个，炖熟饮汤食肉。治肾虚腰痛。

2. 沙苑子茶　沙苑子 10 克，洗净捣碎泡开水代茶饮，每日 1～2 次。可健身益寿。

3. 沙苑莲子汤　沙苑子、莲子肉各 12 克，煎服，莲子肉可食，治肾虚遗精。

【用量】　10～15 克。

菟 丝 子

【来源品质】　本品为旋花科寄生蔓草植物菟丝子的成熟种子。我国大部分地区均产。以颗粒饱满、色棕黄、无杂质者为佳。

【成分药理】　含树脂样苷类、维生素 A、大量淀粉等。能增强离体蟾蜍心脏的收缩力，对犬的离体子宫有收缩作用。

【性味归经】　辛、甘，平。归肝、肾经。

【效用】　补肾益精，养肝明目，安胎。用于目昏、耳鸣、阳痿、遗精、腰膝酸软、尿频余沥、先兆流产、胎动不安等。

【药膳方选】

1. 菟丝五味酒　菟丝子、五味子各 30 克，白酒 500 克，泡 7 天后服。每次 20～30 毫升，每日 2～3 次。能健身益寿，并治肝肾不足之腰痛、眩晕、遗精。

2. 菟丝子煎蛋　酒制菟丝子 10 克研粉，调一个鸡蛋煎食。治肝血不足，视物模糊。

3. 菟丝子茶　菟丝子 10 克，煎汁，冰糖调味代茶饮。治消渴。

【用量】　10～15 克。

续　　断

【来源品质】　本品为川续断科多年生草本植物续断或川续断的根。主产于湖北、四川、贵州等地。以条粗、质坚而脆、易折断、外皮黄褐色、断面黑绿色者为佳。

【成分药理】　含续断碱、挥发油、维生素 E 及有色物质等。对肺炎球菌有抑制作用。

【性味归经】　苦、辛、甘，微温。归肝、肾经。

【效用】　补肝肾，强筋骨，通血脉，安胎。用于腰膝酸软，关节酸疼，崩漏，先兆流产，跌打损伤等。

【药膳方选】

1. 续断炖猪腰　续断 15 克，猪腰 1 个，炖服。治水肿、腰痛。

2. 续断然铜酒　续断 30 克，煅自然铜 60 克，白酒 500 克，泡 7 天后服，治筋骨折伤。

【用量】　10～15 克。

狗　　脊

【来源品质】　本品为蚌壳蕨科多年生草本植物金毛狗脊的根茎。主产于四川、浙江、福建等地。以体肥大、色金黄、质坚实、无空心者为佳。

【成分】　含鞣质、淀粉等。

【性味归经】　苦、甘，温。归肝、肾经。

【效用】　补肝肾，强筋骨，祛风湿。用于腰脊酸痛，下肢无力，肌肉、关节疼痛等。

【药膳方选】

1. 狗脊炖狗肉　狗脊、金樱子、枸杞各 15 克，瘦狗肉 500 克，同炖，食肉喝汤。治肾虚尿频，遗精，脚软及老人多尿。

2. 狗脊酒　狗脊片 20 克，香通草、马鞭草各 12 克，杜仲、续断各 15 克，威灵仙 10 克，红牛膝 6 克，白酒 1 千克，泡 7 天后服。每天 2 次，每次 20～30 毫升。治风湿骨痛，腰膝无力。

【用量】　3～15 克。

骨　碎　补

【来源品质】　本品为槲蕨科草本植物槲蕨和中华槲蕨的根茎。主产于广东、浙江、四川、湖北等地，以体肥大、质轻脆、扁平、色棕者为佳。

【成分药理】　含葡萄糖、淀粉、柚皮苷等。在试管内能抑制葡萄球菌的生长。煎剂与硫酸链霉素同用，能明显减轻硫酸链霉素的毒性反应。

【性味归经】　苦，温。归肝、肾经。

【效用】 补肾，接骨，活血，生发。用于跌打损伤及肾虚牙齿松动，耳鸣。外治斑秃。

【药膳方选】

1. 骨碎补酒 骨碎补 60 克，白酒 500 克，泡 7 天后服，每次一小杯，每日二次。治跌打疼痛，筋伤骨折，外搽治斑秃。

2. 碎补腰子 骨碎补 10 克，去毛切碎，用蜂蜜拌蒸 2 小时，晒干，研粉，入猪肾蒸熟食。治腰痛、耳鸣。

【用量】 10～15 克。

冬 虫 夏 草

【来源品质】 本品为麦角菌科真菌冬虫夏草寄生在蝙蝠蛾科昆虫即虫草蝙蝠蛾幼虫上的子座及幼虫的尸体。主产于四川、青海、西藏等地。以虫体色黄发亮、丰满肥壮、断面黄白色、菌座短小者为佳。

【成分药理】 含蛋白质、脂肪、碳水化合物、维生素 B_{12}、虫草酸、虫草素等。能扩张支气管，有镇静、催眠作用，对结核杆菌、肺炎球菌、链球菌、葡萄球菌等有抑制作用。

【性味归经】 甘，温。归肺、肾经。

【效用】 补肺益肾，止咳平喘。用于腰膝酸软，喘咳气短，神疲少食，阳痿遗精，自汗，劳嗽痰血等。

【药膳方选】

1. 虫草酒 虫草 15～30 克，白酒 500 克，泡 7 天后服，每次 10～20 毫升，每日 2～3 次。治病后体弱，食少乏力，失眠。

2. 虫草炖肉 可与鸭、鸡、瘦猪肉等蒸食或炖食，每次用虫草 10～15 克，肉、药、汤俱服。治肾虚阳痿、遗精，腰膝酸软、咳嗽气喘。

【用量】 3～10 克。

蛤 蚧

【来源品质】 本品为守宫科动物蛤蚧除去内脏的干燥体。主产于广西、广东。以体大、肥壮、尾全不破碎者为佳。

【成分药理】 含蛋白质、脂肪等。有雄性激素样作用。

【药膳方选】

1. 蛤蚧酒 蛤蚧一对，去头、足、鳞，黄酒 500 克，浸泡七日后服。每次 1～2 汤匙，每日二次。治肾虚阳痿、尿频。

2. 蛤蚧人参粥 蛤蚧粉 2 克，人参粉 3 克，糯米 50～100 克，先煮稀粥，待粥熟时加入蛤蚧、人参粉搅匀，热服。治肺肾两虚咳嗽，气喘，面浮肢肿。

3. 蛤蚧羊肺汤 蛤蚧 6 克，羊肺 100 克。羊肺炖汤，熟后加入蛤蚧粉搅匀，食盐调味，饮汤食肉。治身体虚弱，咳嗽。

【用量】 3～6 克。

【宜忌】　外感风寒咳喘者忌服。

紫　河　车

【来源品质】　本品为健康人的干燥胎盘。以完整、色黄、洁净无残血者为佳。

【成分药理】　含蛋白质、糖、钙、维生素、免疫因子、雌性激素、黄体酮、类固醇激素、促肾上腺皮质激素、促性腺激素等。能增强机体抵抗力，有激素样作用。

【性味归经】　甘、咸，温。归肝、肺、肾经。

【效用】　补气、养血，益精。用于体质虚弱，久病体虚，虚喘，盗汗，遗精等。

【药膳方选】

1. 炖紫河车　用鲜紫河车一个，挑去血络，漂洗干净，或加瘦肉 250 克，放姜、盐适量，炖熟食用。治体虚。

2. 紫河车炖大枣　鲜紫河车 1 个，大枣 60 克，炖食。治体虚贫血。

3. 紫河车炖猪蹄　猪蹄 1 只，紫河车 1 个，姜、盐适量炖食。治产后乳少。

4. 紫河车炖白及百部　紫河车 1 个，白及 15 克，百部 15 克，同炖，食盐调味服。治肺结核体弱、咳嗽、痰中带血、潮热、盗汗。

【使用注意】　药典已不收录紫河车，现使用较少，以上仅作介绍用。

雪　莲　花

【来源品质】　本品为菊科草本植物多种雪莲花的带花全草。主产于四川、西藏、云南等地。以花未开放、毛色白、个大、株形完整、不刺手者为佳。

【性味归经】　甘、苦，温。归肝、脾、肾经。

【效用】　补肾壮阳，调经，止血。用于阳痿，腰膝软弱，风湿性关节炎，妇女月经不调等。

【药膳方选】

1. 雪莲花酒　雪莲花 30 克，白酒 500 克，泡 7 天后服，每次 10 毫升，每日二次。治阳痿，风湿痹痛。

2. 雪莲炖鸡　雪莲花 30 克，或与适量当归、黄芪、党参同炖，吃肉喝汤。治气血不足之不孕，崩漏，月经不调。

【用量】　3～9 克。

五、祛痰止咳药

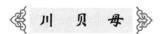

【来源品质】　本品为百合科多年生草本植物乌花贝母、卷叶贝母等的鳞茎。主产于四

川、青海等地。以圆锥形、大小均匀、粉性足、色洁白者为佳。

【成分药理】　含贝母碱等多种生物碱。能降血压；对动物离体肠、子宫均有明显的松弛作用；大剂量能抑制呼吸中枢。

【性味归经】　苦、甘、微寒。归肺、心经。

【效用】　化痰止咳、润肺散结。用于阴虚燥咳，咯痰带血。

【药膳方选】

1. 川贝蒸雪梨　取大雪梨去皮、挖去核，将 2 克川贝粉放入梨内，加冰糖 20 克。蒸上汽 10 分钟，服食，每次一个，每日二次。治肺虚久咳。

2. 川贝冰糖柑　用广柑 1 个去皮，在碗内压绒去核，加川贝母粉 2 克，冰糖 20 克，蒸上汽 10 分钟，服食，每次一个，每日二次。治肺虚久咳。

3. 川贝炖冰糖　川贝粉 3 克，冰糖适量，加开水适量炖服。治肺燥及阴虚咳嗽。

【用量】　3～9 克。

【宜忌】　脾胃虚寒及湿痰者不宜用。

瓜　蒌

【来源品质】　本品为葫芦科植物栝楼或双边栝楼的成熟果实。主产于山东、河南、安徽等地。以个大、皮厚、色橙黄、糖性足者为佳。

【成分药理】　果实含三萜皂苷、有机酸、树脂、糖类和色素。具有抗菌、抗癌作用，并能增加冠状动脉流量和降低血脂。

【性味归经】　甘、苦，寒。归肺、胃、大肠经。

【效用】　宽胸散结，清化热痰，润肺滑肠。用于肺热咳嗽，肺痿咯血，胸痹胸痛，消渴，黄疸，便秘，乳痈等。

【药膳方选】

1. 瓜蒌饼　瓜蒌（去籽）250 克、白糖 100 克。在锅内加水适量，以文火煨熬，拌匀压成馅备用。另取面粉 800 克，制成发酵面团，用馅包制成面饼，烙熟或蒸熟食。治肺热咳嗽，少痰，胸痛，便秘。

2. 瓜蒌薤白酒　瓜蒌 12 克，薤白 9 克，白酒适量，慢火煎服。具有通阳散结，行气祛痰功效。治心胸闷痛彻背，喘咳气短。

3. 瓜蒌赤豆散　瓜蒌（烧成灰）、赤小豆各 25 克，研末，食前酒调服 2 克。用于肠风下血。

【用量】　9～15 克。

半　夏

【来源品质】　本品为天南星科多年生草本植物半夏的块茎。主产于四川、湖北等地。以个大、皮净、色白、质坚实、粉性足者为佳。

【成分药理】　含挥发油、氨基酸、β-谷甾醇、胆碱、生物碱、葡萄糖苷和醛类等。具有镇咳、祛痰及止吐等作用，所含的葡萄糖醛酸的衍生物有显著的解毒作用。

【性味归经】　辛、温，有毒。入脾、胃经。

【效用】　燥湿化痰，降逆止呕，消痞散结。治湿痰咳嗽，呕吐，反胃，胸膈胀满，痰厥头痛，眩晕不眠等。

【药膳方选】

半夏香油丸：半夏不拘多少，香油炒为末，粥丸梧子大，每服 30～50 丸，姜汤下。治痰湿喘急、心痛。

【用量】　3～9 克。

【宜忌】　一切血症及阴虚燥咳、津伤口渴者忌服。

苦杏仁

【来源品质】　本品为蔷薇科多年生木本植物杏或山杏的成熟种子。产于我国大部分地区。以颗粒均匀、饱满肥厚、味苦、未泛油者为佳。

【成分药理】　含苦杏仁苷、脂肪油、蛋白质和各种游离氨基酸。苦杏仁苷经苦杏仁酶水解，产生氢氰酸和苯甲酸。氢氰酸是剧毒物质，苯甲酸抑制胃蛋白酶的消化功能。所以苦杏仁直接内服易中毒，煎熟后毒性大减。微量的氢氰酸不引起中毒，可镇静呼吸中枢而镇咳平喘。

【性味归经】　苦，温，有小毒。入肺、大肠经。

【效用】　祛痰止咳平喘，润肠。治外感咳嗽，喘满，肠燥便秘等。

【药膳方选】

1. 杏仁粥　杏仁 30 克，去皮尖、炒研后，和米煮粥至极熟，空腹食。治气喘、足浮肿、小便淋沥。

2. 双仁蜜饯　炒杏仁 250 克，放锅内，加水适量，煎煮一小时，再加核桃仁 250 克，待汁将干锅时，加蜂蜜 500 克，拌匀至沸即可。本品补肾益肺，止咳平喘润燥。常食治肺肾两虚之久咳。

3. 杏仁糖　取带皮苦杏仁与等量冰糖研碎混合，制成杏仁糖，早晚各服 9 克，十天为一个疗程，治慢性气管炎。

【用量】　3～9 克。

【宜忌】　阴虚咳嗽及大便溏泻者忌服。

昆布

【来源品质】　本品为海带科植物海带或翅藻科植物昆布的干燥叶状体。主产于辽宁、山东、福建、浙江等地。以整齐体厚、色黑褐、无杂质者为佳。

【成分药理】　含碘、藻胶酸、昆布素、甘露醇、胡萝卜素、维生素 B_1、维生素 C、蛋白质、氨基酸等。本品所含的碘及碘化物可纠正缺碘而引起的甲状腺机能不足，能暂时抑制甲状腺机能亢进而致的新陈代谢率快，而减轻其症状。海带氨酸有降压作用，粗提物有平喘、止咳作用；昆布素有降血脂作用。

【性味归经】 咸、寒。归肝、胃、肾经。

【效用】 消痰软坚，行水。用于瘰疬，甲状腺肿，噎膈，水肿，睾丸肿痛，带下等。

【药膳方选】

1. 昆布炖羊靥 昆布 30 克，海藻 30 克，通草 3 克，海蛤壳 30 克，马尾藻 30 克，羊靥 2 具，共炖，调五味服食。治气瘿，胸膈满塞，咽喉项颈渐粗。忌生菜、热面、蒜、笋。

2. 昆布羹 昆布 500 克，米泔汁浸一宿，去咸味洗净，用水煮半熟。切小块，加葱白数根，再煮至昆布极烂，下盐、醋、豉调和，做羹分食。治小腹胀痛，小便不利。

3. 昆布草决明煎 昆布一尺，草决明 30 克，水煎，吃昆布饮汤。或用昆布晒干研末，每日 3 次，每次 3 克，连服 1～3 日。用于高血压。

【用量】 4.5～10 克。

【宜忌】 脾胃虚寒便溏者忌服。

六、芳香化湿药

藿　香

【来源品质】 本品为唇形科多年生草本植物广藿香和藿香的茎叶。广藿香主产于广东，藿香于我国大部分地区均产。以整齐、茎粗壮、叶多、色青绿、香气浓郁者为佳。

【成分药理】 含挥发油等。能抑制胃肠道的过激蠕动，促进胃液分泌而帮助消化，对常见皮肤真菌有抑制作用，广藿香对多种细菌有抑制作用。

【性味归经】 辛，微温。归脾、胃、肺经。

【效用】 化湿和中，祛暑解表。用于暑湿感冒，胸闷食少，恶心呕吐，腹胀腹泻等。

【药膳方选】

1. 藿香黄鳝 选适量鲜嫩藿香叶，切碎，加入做好的黄鳝菜肴中，调匀食用。可增加香味，避免腹胀。

2. 藿香炒嫩豆 鲜嫩藿香叶适量切碎，待嫩胡豆炒好后加入拌匀。可增加香气，避免腹胀。

3. 藿香姜糖水 藿香 10 克，生姜 5 克，红糖适量，水煎取汁，加红糖饮服。治外感风寒头痛，鼻塞，胸满，恶心呕吐。

【用量】 3～10 克。

佩　兰

【来源品质】 本品为菊科多年生草本植物兰草的茎叶。主产于河北、江苏、山东、四川等地。叶多、色绿、茎少、未开花、香气浓者为佳。

【成分药理】 含挥发油等。有抑制流感病毒作用。

【性味归经】　辛，平。归脾、胃经。

【效用】　化湿和中，解表祛暑。用于伤暑头重，胸脘胀闷，食欲不振，口中甜腻，口臭等。

【药膳方选】

1. 七叶芦根饮　藿香叶、佩兰叶、冬桑叶各 5 克，大青叶 9 克、薄荷叶 3 克、鲜竹叶 30 片。先用青箬叶 30 克、鲜芦根 60 克煎汤代水，再煎熬前药，白糖适量调味，每天分三次服用。治秋后伏暑因新感复发。

2. 五叶芦根饮　藿香叶、薄荷叶、佩兰叶、荷叶各 3 克，先用枇杷叶、鲜芦根各 30 克、冬瓜 60 克共煎汤代水，再煎熬前药，白糖适量调味，每天分三次服用。治暑温初起，身大热，背微恶寒，口大渴，汗大出，心烦懊恢等。

【用量】　3～10 克。

白　豆　蔻

【来源品质】　本品为姜科多年生草本植物白豆蔻的成熟果实。主产于越南、泰国等国家及我国云南、广东、广西等地。以个大、体重、颗粒完整、果皮薄脆、种仁饱满、质坚实、味辛凉、香气浓者为佳。

【成分药理】　含挥发油等。能促进胃液分泌，增强肠管蠕动，制止肠内异常发酵，祛除胃肠积气，故有祛风健胃，并有止呕作用。

【性味归经】　辛，温。归脾、胃经。

【效用】　消食行气，温胃止呕。用于脘腹胀痛、恶心呕吐、食欲不振。

【药膳方选】

1. 白蔻姜糖水　白豆蔻 3 克，竹茹 10 克，大枣 3 枚、生姜 3 克、煎汁一碗，红糖调服。治妊娠呕吐。

2. 白蔻散　白豆蔻末 3 克，黄酒送服。治胃寒疼痛、呕吐。

【用量】　3～10 克。

砂　仁

【来源品质】　本品为姜科多年生草本植物阳春砂和缩砂的成熟果实或种仁。阳春砂产于广东、广西、云南等地，缩砂系进口，主产于越南、泰国、缅甸、印度尼西亚等国。以颗粒大、质坚、饱满、香气浓者为佳。

【成分药理】　含挥发油，油中主要为樟脑、乙酸龙脑酯、龙脑、右旋樟脑、芳樟醇、橙花叔醇等。0.25%～0.75%阳春砂水煎液对人体肠管呈兴奋作用，而阳春砂 1%～1.25%水煎液和挥发油的饱和水溶液对人体肠管均呈抑制作用。缩砂仁的 0.25%～0.75%水煎液对人体肠管也呈兴奋作用。

【性味归经】　辛，温。归脾、胃、肾经。

【效用】　消食开胃，行气化湿，温脾止泻，温胃止呕，安胎。用于脘腹胀痛，食欲不振，恶心呕吐，胎动不安等。

【药膳方选】

1. 砂仁黄芪猪肚　砂仁 6 克，黄芪 20 克，猪肚 1 个。猪肚洗净，砂仁、黄芪装入肚内，加水炖熟，去药，食盐调味，饮汤食肉，治脾胃虚弱之胃痛、胃下垂。

2. 砂仁猪腰　砂仁末适量，猪腰一个切成厚块，剖开搽砂仁末在内，煮熟，食盐调味食。治小儿脱肛。

3. 砂仁酒　砂仁 30 克，捣碎，干净纱布包，以白酒 500 克，泡 7 天，饭后酌饮。能消食和中，下气止痛。治消化不良，脘腹胀痛。

4. 砂仁萝卜饮　砂仁（捣碎）6 克，萝卜 500 克切小片，煎汤，饭后半小时分三次热服。治痰气膈胀。

【用量】　1.5～6 克。

草 豆 蔻

【来源品质】　本品为姜科多年生草本植物草豆蔻的成熟种子团。主产于广东、广西等地。以个大、饱满、香气浓者为佳。

【成分药理】　含挥发油等。草豆蔻 0.25%～0.75% 水煎液对离体肠管呈兴奋作用，草豆蔻 1%～1.25% 水煎液和挥发油的饱和水溶液对离体肠管则呈抑制作用。

【性味归经】　辛，温。归脾、胃经。

【效用】　燥湿健脾，温胃止呕。用于脘腹胀满冷痛，嗳气，吐泻，呃逆等。

【药膳方选】

草蔻羊肉刀削面：草豆蔻仁 2 枚，高良姜 1.5 克，煎取汁，再加生姜汁一小杯合面粉适量，用羊肉煮取浓汁，做成刀削面，食盐调味食。治胃弱，呕逆不思饮食。

【用量】　3～6 克。

草 果

【来源品质】　本品为姜科多年生草本植物草果的成熟果实。用时取草果仁姜汁制，皮作香料。主产于广东、广西、云南等地。以色棕、颗粒饱满、质坚硬、香气浓、无皮壳、无隔膜者为佳。

【成分药理】　含挥发油等。药理不详。

【性味归经】　辛、温。归脾、胃经。

【效用】　温中燥湿，除痰截疟，化积消食。用于脘腹胀满冷痛、反胃、呕吐、食积、痰饮、疟疾等。烹饪时用作香料能增香调味。

【药膳方选】

1. 草果酒　草果仁 10 克，白酒 250 克，泡 7 天后服。治脘腹胀痛，消化不良，亦可加入陈皮、山楂共泡。

2. 草果猪肾粥　猪肾 1 个，草果 3 克，大米 50～100 克。猪肾、草果煮取汁与米煮粥。

治肾虚腰膝疼痛乏力。

3. 草果羊骨汤　带肉羊骨 1000 克，草果 5 克，生姜 30 克，盐少许，羊骨捶破与草果、生姜慢火熬汁去渣，加盐食。治虚劳腰膝无力。

【用量】　3～6 克。

【宜忌】　无寒湿实邪者忌服。

七、消 食 药

鸡 内 金

【来源品质】　本品为雉科动物家鸡的干燥砂囊内膜。全国各地均产。以干燥、完整、个大、色黄者为佳。

【成分药理】　含胃激素、角蛋白、维生素（B_1、B_2、C）等。鸡内金粉口服，能使胃液分泌量及酸度增加，胃的运动功能增强，胃排空加速。

【性味归经】　甘、平。归脾、胃经。

【效用】　消积滞，健脾胃。治食积胀满，呕吐反胃，泻痢，疳积，小儿遗尿，石淋等。

【药膳方选】

1. 内金散　鸡内金研末，和乳服之。治食积腹满。

2. 灰内金　鸡内金烧灰，酒服。治反胃食即吐出，上气。

3. 内金车前散　鸡内金 20 个，车前子（炒）120 克，共研末，用醪糟调食。治小儿疳疾。忌食油腻、面食、煎炒品。

【用量】　3～9 克。

建 曲

【来源品质】　本品为多种药物与麦麸、面粉的发酵制品。我国各地均可加工生产。以色土黄、块紧、遇水不散、气芳香者为佳。

【成分药理】　含维生素 B、酶类、麦角甾醇、蛋白质、脂肪等。有助消化作用。

【性味归经】　辛、甘，温。归脾、胃经。

【效用】　消食健胃。用于饮食积滞，消化不良。

【药膳方选】

健脾止泻汤：建曲、芡实、茯苓、山楂肉、扁豆、泽泻、谷芽、甘草加水煎服。用于脾胃虚弱泄泻。

【用量】　10～15 克。

谷 芽

【来源品质】　本品为禾本科一年生草本植物稻的成熟果实经加工的发芽制品。我国各地均可生产。以粒饱满、均匀、色黄、无杂质者为佳。

【成分药理】　含淀粉、蛋白质、脂肪、淀粉酶及维生素 B 等。有助消化作用。

【性味归经】　甘，温。入脾、胃经。

【效用】　健脾开胃，和中消食。治宿食不化，胀满，泄泻，不思饮食等。

【药膳方选】

1. 谷芽露　谷芽蒸露，用以代茶饮。具有消食、健脾、开胃、和中、生津液、益元气之功。治脾虚食少，消化不良。

2. 谷芽饼　谷芽 120 克，为末，入姜汁、盐少许，制成饼。能启脾进食，宽中消谷。

【用量】　9～15 克。

麦　芽

【来源品质】　本品为禾本科一年生草本植物大麦的成熟果实经加工的发芽制品。我国各地均产，以粒大、饱满、色黄、芽短而完整者为佳。

【成分药理】　含淀粉酶、转化糖酶、蛋白分解酶、维生素 B、维生素 C、脂肪、糊精、卵磷脂、麦芽糖、葡萄糖、大麦芽碱类等。有助消化作用。

【性味归经】　甘、温。归脾、胃经。

【效用】　消食健脾，回乳。用于食积不化，脘腹胀满，乳胀不消等。

【药膳方选】

1. 麦芽消食粉　麦芽、鸡内金各 30 克，炒黄研粉，一岁左右小孩每次 2～3 克，拌白糖适量，开水送服，日服 3 次，3～5 岁者酌情增量。治小儿消化不良。

2. 麦芽赤豆粥　麦芽 95 克，赤小豆 60 克，大米适量，煮粥食。每日 2 次。治水肿。

3. 回乳汤　焦麦芽 60 克，水煎服。能回乳。

【用量】　10～15 克。

山　楂

【来源品质】　本品为蔷薇科多年生小乔木或灌木植物山楂或野山楂的成熟果实。主产于东北各省、山东、华北各省、河北、江苏等地。以个大、色红、肉厚者为佳。

【成分药理】　含黄酮类、苷类、有机酸、内酯、糖类、蛋白质、维生素 C、脂肪等。有扩张血管，增加冠状动脉血流量，降低血压，降低血清胆固醇，强心，收缩子宫等作用，有增加胃液消化酶，帮助消化的作用，对各型痢疾杆菌及绿脓杆菌有明显抑制作用。

【性味归经】　酸、甘，微温。归肝、脾、胃经。

【效用】　消食化积，活血散瘀。用于食积不化，胸腹胀满，高脂血症，血瘀痛经等。

【药膳方选】

1. 山楂煎　焦山楂 10 克，红糖适量，水煎服。治消化不良。

2. 山楂冰糖煎　山楂 6 克，冰糖适量，水煎服。治高血压。

3. 山楂荷叶饮　山楂 12 克，荷叶半张，水煎服。治高脂血症，冠心病。

4. 山楂白糖粉　山楂粉 3 克，白糖适量，温开水冲服，每日 3 次，10 天为一个疗程。治病毒性肝炎。

【用量】　6~12 克。

【宜忌】　胃酸过多者不宜食用、久用。

隔　山　消

【来源品质】　本品为萝藦科多年生草本植物耳叶牛皮消的块根。主产于四川、江苏、江西等地。以质坚硬、粉性强者为佳。

【成分】　含淀粉、皂苷。

【性味归经】　甘、苦，平。归脾、胃、肝经。

【效用】　养阴补虚，健脾消食。用于虚损劳伤，痢疾，疳积，胃痛饱胀，白带，疮癣等。

【药膳方选】

1. 隔山消白糖饮　隔山消 30 克，煎水，加白糖代茶饮，每日 3~5 次。治小儿食积痞块。

2. 小儿疳疾方　隔山消、苦荞头、鸡屎藤、马蹄草、鱼鳅串、鱼腥草研末，加石柑子叶、鸡内金，蒸鸡子服。治小儿疳疾，能健脾开胃。

3. 隔山消炖猪肉　隔山消 30 克，鸡屎藤 15 克，炖猪肉服。治多年胃病。

【用量】　10~15 克。

八、理　气　药

木　香

【来源品质】　本品为菊科多年生草本植物云木香和川木香的根。主产于云南、四川等地。以根条粗大、结实、油性重、香气浓者为佳。

【成分药理】　含挥发油、生物碱、菊糖等。云木香对支气管平滑肌及小肠平滑肌有解痉作用，有降压作用，对伤寒杆菌、痢疾杆菌、大肠杆菌、多种真菌有一定抑制作用。

【性味归经】　辛、苦，温。归脾、胃、大肠、胆经。

【效用】　行气止痛，温中和胃。用于中寒气滞，胸胁胀痛，呕吐，泻痢，里急后重等。

【药膳方选】

1. 大枣木香汤　大枣 10 枚，木香 9 克，先煎大枣数沸，入木香再煎片刻，去渣温服。治脾虚气滞之久泻。

2. 木香黄连炖大肠　木香 10 克，黄连 5 克，肥猪大肠一尺。木香、黄连研末入猪大肠内，两头扎紧，炖肠至烂，去药饮汤食肠。治肠风下血。

【用量】　3~10 克。

陈　皮

【来源品质】　本品为芸香科多年生亚乔木植物橘的成熟果皮。主产于四川、广东、福建、浙江等地。以片大、整齐、色鲜艳、质柔软、香气浓郁者为佳。

【成分药理】　含挥发油、橙皮苷、维生素 B_1、维生素 C 等。挥发油对消化道有缓和作用，利于胃肠积气的排出，能促进胃液分泌，有助于消化；能刺激呼吸道黏膜，使分泌物增多，痰液稀释后有利于排出；有升高血压，兴奋心脏作用，橙皮苷有降胆固醇作用。

【性味归经】　苦、辛，温。归脾、肺经。

【效用】　行气健脾，燥湿化痰，降逆止呕。用于脘腹胀满，嗳气呕吐，咳嗽痰多等。

【药膳方选】

1. 陈皮姜糖水　陈皮 10 克，生姜 3 克，红糖适量，煎汤去渣，加入红糖服。治风寒感冒，呕吐，咳嗽痰多。

2. 陈皮酒　陈皮 50 克，白酒 500 克，泡 7 天后服，每次一小杯，每日 2～3 次。治消化不良，食少。

3. 陈皮瘦肉粥　陈皮 9 克，乌贼骨 12 克，瘦肉 50 克，米适量。先将陈皮、乌贼骨与白米煮粥，熟后去陈皮、墨鱼骨，加入瘦肉片再煮，食盐少许调味食用。治胃胀痛，嗳气，反酸。

【用量】　5～10 克。

【宜忌】　气虚及阴虚燥咳者不宜用。

香 附 子

【来源品质】　本品为莎草科多年生草本植物莎草的根茎。主产于山东、河南、湖南、四川等地。以体大、色棕褐、质坚实、香气浓郁者为佳。

【成分药理】　含挥发油、酚类物质、葡萄糖、果糖、淀粉等。能抑制子宫平滑肌收缩并能缓和其肌张力；香附子水煎剂有降低肠管紧张性和拮抗乙酰胆碱的作用；对某些真菌有抑制作用；有镇痛作用。

【性味归经】　辛、微苦、甘，平。归肝、胃经。

【效用】　疏肝理气，调经止痛。用于肝胃不和，气郁不舒，胸胁脘腹胀痛，痛经，月经不调，肝郁食积等。

【药膳方选】

1. 香附子酒　制香附子 30 克，白酒 500 克，泡 7 天后服，每次 20 毫升，每日 3～4 次。治肝郁胁痛，少腹痛。

2. 米饮香附　香附末 3 克，米汤调服，每日 2 次。治咯血。

3. 香附川芎茶　香附子、川芎、茶叶各 3 克，水煎服。治头痛。

【用量】　6～12 克。

九、温 里 药

【来源品质】　本品为毛茛科多年生草本植物乌头块根上所附生的块状子根。主产于四

川、陕西等地。采挖后及时用食用卤胆水、食盐等辅料加工成盐附子、白附片、黑附片、黄附片等药材饮片。以体大或片大、均匀、质脆、无臭、味淡者为佳。

【成分药理】 含乌头碱、次乌头碱等多种生物碱，另含有强心成分。乌头碱有镇痛、局部麻醉、抗风湿作用，对垂体-肾上腺皮质系统有兴奋作用。

【性味归经】 辛，大热，有毒。归心、肾、脾经。

【效用】 回阳救逆，温肾助阳，逐寒止痛。用于亡阳虚脱，四肢厥冷，汗出脉微，虚寒泄泻，脘腹冷痛，寒湿痹痛，阳虚水肿，心力衰弱等。

【药膳方选】

1. 附片狗肉汤 附片 15～30 克，生姜 30 克，狗肉 500～1000 克，炖 2 小时以上。治冬天怕冷，喜生冻疮。

2. 附片当归生姜羊肉汤 附片 15～30 克，生姜 30 克，当归头 15～30 克，生姜 30 克，羊肉 1000～1500 克。加盐少量，炖煮 2 小时以上，至口尝肉汤无麻味为止，吃肉喝汤，每次一小碗。冬季服用，可暖身御寒或减少冻疮发生。并治寒湿痹痛，心腹冷痛，产后寒凝腹痛。

【用量】 3～15 克。先煎 1～2 小时去麻味。

【宜忌】 阴虚阳盛、真热假寒者忌用。

干 姜

【来源品质】 本品为姜科多年生草本植物姜的根茎。主产于四川、贵州等地。以质坚体实、无浮皮、外表灰黄色、断面灰白色、粉性足、少筋丝、气味浓厚者为佳。

【成分药理】 含挥发油、树脂、淀粉等。对口腔黏膜及胃黏膜有刺激作用，能促进消化液分泌，有抑制肠内异常发酵及促进积气排除作用；能兴奋呼吸中枢及血管运动中枢，升高血压，并促进发汗；大量食用可引起口干、喉痛，还可刺激胃肠而发炎；姜汁有杀灭阴道滴虫的作用。

【性味归经】 辛，热。归心、肺、脾、胃经。

【效用】 温中逐寒，回阳通脉。用于肢冷脉微，脘腹胀满冷痛，恶心呕吐，痰饮喘咳等。

【药膳方选】

1. 干姜粥 干姜 15 克，米 50～100 克，煮粥，一次性食用。治虚寒脘腹痛，呕吐清水。

2. 干姜饮 干姜 3 克研粉，加入米汤内调匀饮服。治虚寒胃痛，呕吐。

3. 干姜糖丸 干姜 30 克研细粉，炼蜜适量做丸，每丸 3 克，每日 2 次，每次 1 丸，米汤送服。治脾虚食少、乏力、消瘦。

【用量】 3～10 克。

【宜忌】 阴虚火旺者及孕妇不宜使用。

肉 桂

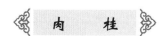

【来源品质】 本品为樟科多年生乔木植物桂树的树皮。主产于广东、广西、云南等地。

以肉厚、体重、油性大、香气浓、嚼之渣少者为佳。

【成分药理】 含挥发油、鞣质、树脂等。桂皮油对胃肠有缓和刺激的作用，能促进消化液分泌，增强消化功能，能缓解胃肠痉挛，排出消化道积气；能扩张血管，增进血液循环；有镇静作用。

【性味归经】 辛、甘，大热。归心，肝、脾、肾经。

【效用】 温肾补阳，祛寒止痛。用于肢冷脉微，脘腹、腰膝冷痛，虚喘，虚寒腹泻，痛经，经闭，低血压，寒性脓肿等。

【药膳方选】

1. 桂蜜水 肉桂 3 克（去粗皮研粉），蜂蜜 30 克，用冷开水 250 毫升，密闭于瓶内浸，每日旋转摇动数分钟，7 日后分服。用于夏季受暑烦渴。

2. 肉桂鸡肝 肉桂 1 克，雄鸡肝 1 具。肉桂研粉，鸡肝切片，拌肉桂粉放碗内蒸数分钟，低盐调味食。治小儿遗尿。

3. 肉桂姜糖水 肉桂 3 克，生姜 9 克，红糖适量，水煎服。治胃脘冷痛，风湿身痛。

【用量】 2～5 克。

【宜忌】 阴虚火旺者忌食，孕妇慎服。

小 茴 香

【来源品质】 本品为伞形科多年生草本植物茴香的成熟果实。主产于山西、甘肃等地，以色黄绿、味浓气香者为佳。

【成分药理】 含挥发油（茴香油）等。能增强胃肠蠕动，排除胃肠中积气后，胃肠蠕动随即减弱，因而有助于缓解痉挛，减轻疼痛。

【性味归经】 辛、温。归脾、肾、胃经。

【效用】 祛寒止痛，行气健脾。用于胃寒胀痛，小腹冷痛，痛经，疝痛，睾丸肿痛，鞘膜积液等。

【药膳方选】

1. 茴香蛋 小茴香 15 克，食盐 4.5 克，同炒焦研细，同两个鸡蛋煎饼，睡前用米酒送服，连服 4 日。治鞘膜积液等。

2. 茴香红糖水 小茴香 10 克，煎水取汁，加红糖适量服。治疝气痛，胃冷痛。

【用量】 3～10 克。

丁 香

【来源品质】 本品为桃金娘科多年生乔木植物丁香的花蕾。主产于非洲东部及马来西亚、印度尼西亚等国，我国广东亦有栽培。以颗粒大、色红棕、饱满、完整、油性足、香气浓、味辛辣者为佳。

【成分药理】 含挥发油（丁香油）、丁香素、鞣质等。能增强消化功能，消除胃肠胀气，减轻恶心呕吐，有广谱抗菌作用，有驱蛔虫作用。

【性味归经】　辛，温。归脾、胃、肾经。

【效用】　温中止呕，暖肾助阳。用于脾胃虚寒呕吐，腹泻、冷痛，肾虚阳痿，遗精等。

【药膳方选】

1. 丁香陈皮人乳煎　丁香 10 枚，陈皮 3 克，人乳一小杯，加少量水，共煮，取汁缓缓喂服。治婴儿吐乳，粪便色青。

2. 丁香蜜米饮　丁香 2 克，陈皮 3 克，煎水取汁，加适量蜂蜜，米饮服。治小儿吐泻。

3. 丁香肉桂红糖煎　丁香 1.5 克，肉桂 1 克，煎水，红糖调服，每日 3 次。治胃寒痛，呕吐清水。

【用量】　3～5 克。

【宜忌】　热病及阴虚内热者忌食。

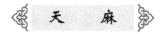

高 良 姜

【来源品质】　本品为姜科多年生草本植物高良姜的根茎。主产于广东、广西、云南、台湾等地。以体大、坚实、色红棕、味香辣者为佳。

【成分药理】　含挥发油、黄酮类、高良姜素、山柰素、山柰酚、槲皮素、高良姜酚等。煎液对多种细菌有不同程度的抗菌作用。

【性味归经】　辛，热。入脾、胃经。

【效用】　温胃，祛风，行气，止痛。治脾胃中寒，脘腹冷痛，呕吐，泄泻，噎膈反胃，食滞不化等。

【药膳方选】

1. 姜胆汁　高良姜、白姜各等份，上二味火上煅，留存性，为末。每服 9 克，雄猪胆一个，水一盏，混合胆汁咽下。治诸寒疟疾。

2. 良姜酒　高良姜 70 克，火炙令焦香，打破，黄酒 200 毫升，煮取三、四沸，顿服。治霍乱吐痢腹痛。

【宜忌】　阴虚有热者忌服。

十、平 肝 药

天 麻

【来源品质】　本品为兰科多年生草本植物天麻的块茎。主产于四川、陕西、云南等地。以体大、完整、肥厚、色黄白、断面明亮无空心者为佳。

【成分药理】　含天麻素、维生素 A、黏液质等。有镇静、抗惊厥、抗癫痫和促进胆汁分泌等作用。

【性味归经】　甘，平。归肝经。

【效用】　平肝息风，祛风定惊。用于头晕目眩，肢体麻木，小儿惊风，癫痫，高血压病，耳源性眩晕等。

【药膳方选】

1. 天麻酒 天麻 30 克，白酒 500 克，泡 7 天后服，每次 10～20 毫升，每日 2～3 次。治风湿痹痛，肢体麻木。

2. 天麻蛋 每个蛋用天麻粉 2 克调匀蒸熟食。每日 1～2 次。治眩晕，神经衰弱。

3. 天麻肉片汤 天麻泡润软后切薄片，做肉片汤时加入共煮。药、菜、汤俱食。天麻一次可用 3～6 克。治眩晕。

4. 天麻脑花 天麻 10 克（切片），猪脑 1 个，共煮 1 小时，食盐调味，肉、汤、药俱食。治神经性偏头痛。

【用量】 研粉服，每次 1～1.5 克，每日 2～3 次。水煎服则 3～10 克。

白 芍

【来源品质】 本品为毛茛科多年生草本植物芍药的根。主产于四川、浙江等地。以根条粗长、匀直、质坚实、粉性足、断面色白者为佳。

【成分药理】 含芍药苷、挥发油、苯甲酸、鞣质、树脂、牡丹酚等。芍药苷有解痉、镇痛、镇静、抗惊厥、降压、解热及抗炎作用，煎剂对痢疾杆菌、溶血性链球菌、肺炎链球菌、大肠杆菌、绿脓杆菌、金黄色葡萄球菌、伤寒杆菌等有抑制作用。

【性味归经】 酸、苦，微寒。归肝经。

【效用】 平抑肝阳，养血敛阴，柔肝止痛。用于头痛，眩晕，胸胁疼痛，胃肠痉挛性疼痛，泻痢腹痛，手足拘挛疼痛，月经不调，痛经，崩漏等。

【药膳方选】

1. 白芍灵芝饮 白芍 10 克，菌灵芝 10 克，煎水取汁，白糖适量调味饮服。治神经衰弱。

2. 小建中汤 白芍 12 克，桂枝 6 克，甘草 3 克，生姜 10 克，大枣 4 枚，饴糖 30 克。先煮前五味取汁，入饴糖，文火溶匀，分 3 次温服。治虚寒腹痛，心悸，面色无华，阳虚发热。

【用量】 10～30 克。

牡 蛎

【来源品质】 本品为牡蛎科动物多种牡蛎的贝壳。主产于我国沿海各地。以个大、整齐、质坚、色白、内面光洁者为佳。

【成分药理】 含碳酸钙、磷酸钙、硫酸钙、镁、铝、钾等。有抗酸及轻度镇静、消炎作用。

【性味归经】 咸、涩，微寒。归肝、肾经。

【效用】 平肝潜阳，软坚散结，收敛固涩，制酸。用于眩晕，心悸失眠，自汗，盗汗，遗精，白带，淋巴结结核，胃酸过多等。

【药膳方选】

1. 鲫鱼汤下牡蛎粉　煅牡蛎粉，每次 0.6 克，鲫鱼汤送服。治口渴。

2. 猪肉汤下牡蛎粉　牡蛎粉、麦麸（炒黄）各等量，每服 3 克，浓猪肉汤送服。治产后盗汗。

3. 牡蛎猪肚　煅牡蛎 30 克，白术 30 克，苦参 15 克，猪肚 1 个。前三味用纱布包与猪肚共炖，熟后去药，食盐调味，饮汤食肉。治梦遗泄精，食欲不振。

【用量】　15～30 克。

十一、安　神　药

柏 子 仁

【来源品质】　本品为柏科多年生乔木植物侧柏的种仁。主产于山东、河南、河北等地，以颗粒饱满、色黄白、油性重而不油、无皮壳者为佳。

【成分药理】　含大量脂肪油，少量挥发油、皂苷等。有缓泻作用。

【性味归经】　甘，平。归心、肾、大肠经。

【效用】　养心安神，润肠通便。用于心悸，心烦失眠，肠燥便秘等。

【药膳方选】

1. 柏归生发蜜　柏子仁、全当归各等份，研粉，蜂蜜水送服，每次 6 克，每日 3 次。治阴虚血燥之脱发、老人便秘。

2. 柏仁菊花蜜　柏子仁、菊花各等份，研粉，蜂蜜水送服。能健身悦色。

【用量】　10～18 克。

酸 枣 仁

【来源品质】　本品为鼠李科多年生灌木或乔木植物酸枣的种子。主产于河南、河北、陕西、辽宁等地。以粒大饱满、外皮紫红色、无核及壳者为佳。

【成分药理】　含多量脂肪油和蛋白质，另含甾醇、三萜化合物、酸枣皂苷、维生素 C 等。有镇静、催眠、镇痛、抗惊厥、降温及降压作用，对子宫有兴奋作用。

【性味归经】　甘，平。入心、脾、肝、胆经。

【效用】　养肝、宁心、安神、敛汗。治虚烦失眠，易梦易惊，惊悸怔忡，神经衰弱，烦渴，虚汗等。

【药膳方选】

1. 酸枣仁粥　炒酸枣仁 30 克，加清水三碗，煮至二碗，去药渣，大米 30 克洗净放入汤中煮粥，加食盐少许调味服食。治神经衰弱，失眠多梦。

2. 参枣茯苓饮　酸枣仁、人参、茯苓各等份，为细末，以米饮调服，每次 6 克，每日 3 次。治自汗，盗汗。

【用量】　2～5 克。

菌 灵 芝

【来源品质】 本品为多孔菌科多年生草本植物紫芝或赤芝的子实体。主产于我国南方各地，以野生或人工培养为主。以体大、完整、色紫赤、有漆状光泽者为佳。

【成分药理】 含糖类、蛋白质、有机酸、甘露醇、麦角甾醇、树脂等。有保肝、降血糖、调节自主神经功能、降低胆固醇、升高白细胞、提高机体抵抗力等作用。

【性味归经】 甘，平。归肝、心、脾、肺、肾经。

【效用】 补肺益肾，健脾安神。用于神经衰弱、失眠、食欲不振等。

【药膳方选】

1. 灵芝蹄筋汤 菌灵芝、黄精、鸡血藤各 15 克，黄芪 18 克，猪或牛蹄筋 100 克，共炖，去药渣，饮汤食肉。治白细胞减少症。

2. 菌灵芝酒 菌灵芝 30 克，白酒 500 克，泡 7 天后服，每次 20～30 毫升，每日 2～3 次。治神经衰弱。再加三七、丹参共泡，治冠心病。

3. 灵芝黄芪炖肉 菌灵芝 15 克，黄芪 15 克，瘦猪肉 100 克，加水适量共炖，食盐调味，饮汤食肉。治肝炎体虚。

【用量】 3～15 克。

十二、利 湿 药

茯 苓

【来源品质】 本品为多孔菌科多年生寄生植物茯苓的菌核。主产于云南、安徽、湖北、四川、贵州等地。以体重、结实、断面色白细腻、嚼之粘牙者为佳。

【成分药理】 含蛋白质、脂肪、甾醇、卵磷脂、组氨酸、胆碱、茯苓酸、茯苓多糖、钾盐、腺嘌呤、蛋白酶、脂肪酶、茯苓多糖分解酶等。有强心、健胃、滋补、利尿、抗菌、降血糖、降血压和提高人体免疫力等作用。茯苓多糖可显著地抑制肿瘤细胞，与其他抗癌化学药物同用，能增强疗效。

【性味归经】 甘、淡，平。归心、肺、脾经。

【效用】 补脑强身，健脾和胃，利水渗湿，宁心安神。用于痰饮、水肿、小便不利、泄泻、心悸、眩晕、健忘等。

【药膳方选】

1. 茯苓粥 白茯苓 6 克，研细粉，大米 30～60 克共煮稠粥，一次性食用，每日一次。治脾虚食少、腹泻。

2. 茯苓鸡肉抄手 茯苓 30 克，鸡肉 60 克，加适量调味品做成馅，用面粉皮做馄饨。治老年体弱吞咽无力或反胃，呃逆。

3. 茯苓饼 茯苓粉、米粉、白糖各等份，加水调糊，煎成饼。治心悸、失眠、食少、便稀。

【用量】　6～18克。

薏 苡 仁

【来源品质】　本品为禾本科一年生草本植物薏苡的成熟种仁。主产于福建、河北、辽宁、四川等地。以颗粒大、饱满、完整、色白者为佳。

【成分药理】　含薏苡仁油、薏苡仁酯、薏苡仁素、β-谷甾醇、蛋白质、糖类、脂肪、维生素B等。能增强免疫功能，抑制癌细胞生长，对心脏血管、子宫有兴奋作用，有解热、镇痛、镇静作用。

【性味归经】　甘、淡，微寒。归脾、肺、胃、大肠经。

【效用】　健脾利湿，清热排脓，除痹缓急。用于脾虚腹泻，肌肉酸重，关节疼痛，水肿，白带，肺痈，肠痈等。

【药膳方选】

1. 苡仁粥　净薏苡仁30克、大米30～60克煮稠粥，一次性食用，每日一次。治脾虚食少，水肿，风湿痹痛，屈伸不利，消渴。

2. 苡仁饭　薏苡仁30克，淘净浸透心，蒸熟食，适应证同上。

3. 苡仁炖猪蹄　薏苡仁50克，猪蹄2个，炖食。治风湿痹痛，脚气肿痛。

【用量】　10～30克。

泽 泻

【来源品质】　本品为泽泻科多年生草本植物泽泻的块根。主产于四川、福建等地。以体大、质坚实、断面黄白色、粉性大者为佳。

【成分药理】　含挥发油（内含糠醛）、生物碱、泽泻醇、植物甾醇、天门冬素、树脂、蛋白质、有机酸、淀粉等。有利尿作用，有降血压、降血糖作用，有降血清胆固醇和抗脂肪肝作用，对金色葡萄球菌、肺炎链球菌、结核杆菌有抑制作用。

【性味归经】　甘，寒。归肾、膀胱经。

【效用】　利水渗湿，泻热。用于小便不利，尿路感染，水肿，痰饮，眩晕等。

【药膳方选】

1. 泽泻散　泽泻1克，蝉衣（全者）21个，黄明胶（手掌大一块，炙黄）。研细末。每服3克，温米汤调服，每日2次。治小儿痰热痰鸣，鼻鼾，流涎。

2. 温粥圣济泽泻散　泽泻、防风、牡蛎（煅）、苍术各10克，肉桂（去粗皮）1克，共为细末，每服1.2克，温粥调服。治体虚恶风，多汗。

【用量】　3～12克。

慈 菇

【来源品质】　本品为泽泻科多年生水生草本植物慈菇的球茎。全国各地均产。以体大、结实、色白者为佳。

【成分】 含维生素 B、胰蛋白酶抑制物。

【性味归经】 苦、甘，微寒。归心，肝，肺经。

【效用】 行血通淋，清热解毒。治淋病，咳嗽痰血。

【药膳方选】

1. 慈菇水 慈菇 300 克，加水适量煎服。治淋浊。

2. 慈菇蜂蜜羹 生慈菇数枚去皮捣烂，蜂蜜、米泔同拌匀，饭上蒸熟，热服。治肺虚咯血。

【用量】 适量。

通 草

【来源品质】 本品为五加科多年生灌木植物通脱木的茎髓。主产我国贵州、云南、台湾、四川等地。以色白、空心、富弹性者为佳。

【成分】 含糖醛酸、脂肪、蛋白质等。

【性味归经】 甘、淡，寒。归肺、胃经。

【效用】 清热、利尿、下乳。用于小便不利，尿路感染，乳汁不下，鼻塞等。

【药膳方选】

1. 通草猪蹄汤 通草、党参、猪蹄共炖食。用于乳汁不下。

2. 通乳羹 净猪蹄 2 只，通草 5 克，清炖至酥烂，姜、葱、盐适量调味，佐餐喝汤，连服数日。用于乳汁不下。

3. 通草糯米粥 通草 10 克，生芦根 15 克，橘皮 10 克，糯米 50～100 克，共煮粥食用。治伤寒后呕秽。

【用量】 2～5 克。

玉 米 须

【来源品质】 本品为禾本科一年生草本植物玉蜀黍的花柱。全国各地均产。以须长、新鲜者为佳。

【成分药理】 含脂肪油、挥发油、树胶样物质、树脂、苦味糖苷、皂苷、生物碱、维生素 K、甾醇、有机酸等。有利尿、利胆、止血等作用。

【性味】 甘，平。

【效用】 利尿泻热，平肝利胆。用于肾炎水肿，脚气，黄疸型肝炎，高血压，胆结石，糖尿病，吐血衄血等。

【药膳方选】

1. 玉米须肉汤 玉米须、小蓟、炖五花肉服。用于劳伤吐血及血崩。

2. 玉米西瓜香蕉汤 玉米须、西瓜皮、香蕉煎服。用于原发性高血压。

3. 玉米须速溶饮 鲜玉米须 1000 克，放适量水，煎煮 1 小时，去渣，再用小火浓缩，待冷后，拌入白糖 500 克吸尽煎液，混匀，晒干，装瓶备用。每次 10 克以沸水冲化，每日 3 次。治肾炎水肿，肾结石腰痛，尿血。

4. 玉须金龟汤　乌龟 2 只，玉米须 200 克，放入瓦锅用文火煮熟，食肉饮汤。治糖尿病。

5. 玉米须蚌肉汤　玉米须 50 克，蚌肉 120 克，放入瓦锅用文火煮至烂熟。隔日服一次。用于高血压，糖尿病，急性肾炎水肿，尿路感染，黄疸型肝炎，胆囊炎。

【用量】　30～60 克。

十三、祛 风 湿 药

白 花 蛇

【来源品质】　本品为蝰蛇科动物五步蛇或眼镜蛇科动物银环蛇幼蛇除去内脏的干燥全体。主产于湖北、浙江、福建等地。作药材分蕲蛇、白花蛇与金钱白花蛇。均以身干、头尾齐全、花纹斑点明显者为佳。

【成分药理】　含蛋白质、脂肪、皂苷及蛇毒等。提取物有镇静、镇痛作用，并能扩张血管而降压。

【性味归经】　甘、咸，温。有毒。归肝、脾经。

【效用】　祛风、通络、定惊。用于风湿痹痛、中风半身不遂，破伤风，痉挛抽搐、惊厥等。

【药膳方选】

1. 白花蛇酒　白花蛇 1 条，白酒 500 克，泡 7 天后服，每次一小杯，每日 2 次。治风湿痹痛，肢节屈伸不利，半身不遂。

2. 三蛇酒　见第四章相关内容。

【用量】　水煎服：每剂 3～10 克。研粉服：每次 1～2 克，每日 2 次。

【注意事项】　用时须去头、尾。服后应避风，并忌食鱼、羊、鹅肉。

乌 梢 蛇

【来源品质】　本品为游蛇科动物乌梢蛇除去内脏的干燥全体。主产于江苏、浙江、安徽、四川等地。以身干、皮黑褐色、肉黄白色、脊背有棱、质坚实者为佳。

【成分】　含蛋白质、脂肪等。

【性味归经】　甘，平。归肝经。

【效用】　祛风通络。功用与白花蛇相同而力量稍弱，但无毒性，常作白花蛇的辅助用药，临床对骨关节结核有一定疗效。

【药膳方选】

1. 乌蛇酒　制法、主治同白花蛇酒。

2. 三蛇酒　见第四章相关内容。

【用量】 同白花蛇。

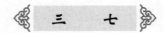

脆　蛇

【来源品质】 本品为蛇蜥科动物脆蛇蜥的全体。主产于四川、贵州、云南等地。以条匀、无碎断、气腥不臭、有光泽者为佳。

【性味归经】 甘，平。归肝、脾、肾经。

【效用】 散瘀，祛风，消肿，解毒。用于跌打损伤，骨折，风湿痹痛，麻风等。

【药膳方选】

1. 脆蛇酒　脆蛇 1 条、白酒 500 克，泡 7 天后服，每次一小杯，一日二次。治风湿痹痛，跌打损伤，骨折。

2. 三蛇酒　见第四章相关内容。

【用量】 3～10 克。

十四、止　血　药

三　七

【来源品质】 本品为五加科多年生草本植物三七的根。主产于云南、广西等地。以个大坚实、体重皮细、断面棕黑色、无裂痕者为佳。

【成分药理】 含三七皂苷、黄酮苷、生物碱等。能缩短凝血时间，有止血作用，对大鼠实验性关节炎有预防及治疗作用，三七黄酮苷能扩张冠状动脉，增加冠状脉血流量，减少心肌耗氧量。有镇痛作用。

【性味归经】 甘、微苦，温。归肝、胃经。

【效用】 生品：止血活血，消肿止痛。用于咯血，吐血，胸胁刺痛，崩漏，跌打肿痛，外伤出血。熟品：补血和血。用于失血，贫血，气血不足等。

【药膳方选】

1. 三七酒　三七 10～30 克，白酒 500 克，泡七天后服。每次 5～10 毫升，每日 2～3 次。治跌打损伤，瘀阻疼痛。

2. 三七炖鸡　先将三七用鸡油（或麻油、菜油）炸黄（切勿焦枯），砸碎炖鸡，每只鸡用三七 10～15 克，吃肉喝汤。治气血不足，少气乏力，面色无华。

3. 鸡汤冲三七　油炸三七研细粉，用鸡汤或肉汤送服。每次 2 克，每日 1～2 次。适应证同上。

4. 鸡蛋三七汤　鸡蛋 1 个，打开，和三七末 3 克、藕汁一小杯、陈酒半小杯，隔汤炖熟食之。治吐血。

【用量】 3～9 克。研粉吞服时每次 1～3 克。

艾　叶

【来源品质】　本品为菊科多年生草本植物艾的叶。主产于安徽、山东等地。以叶背面灰白色、绒毛多、香气浓郁者为佳。

【成分药理】　含挥发油、鞣质、氯化钾、微量维生素 B 及维生素 A 等。挥发油有一定的平喘、镇咳、祛痰作用，煎剂对伤寒杆菌、痢疾杆菌、葡萄球菌、人型结核杆菌等多种细菌及某些皮肤真菌有抑制作用。

【性味归经】　苦、辛，温。归肝、脾、肾经。

【效用】　温经止血，散寒止痛。用于痛经，崩漏，胎动不安。外治关节酸痛，腹中冷痛，皮肤瘙痒等。

【药膳方选】

1. **艾叶胡椒煎**　炒艾叶 10 克、胡椒 30 粒（捣碎）。煎水去渣，加红糖适量调服。治虚寒性脘腹冷痛，小腹冷痛，痛经。

2. **艾叶生姜煎**　艾叶、生姜煎浓汁服。治便后下血。

3. **艾汁煮鸡蛋**　艾叶 15 克，煎汁去渣，鸡蛋 2 个，放入汤内煮熟，吃蛋喝汤，连服五日。治疗妇女白带。

【用量】　3～9 克。

侧　柏　叶

【来源品质】　本品为柏科多年生乔木植物侧柏的嫩枝与叶。产于全国大部分地区。以叶嫩、色青绿、有清香气、无碎末者为佳。

【成分药理】　含挥发油（内含侧柏酮、侧柏烯、蒎烯等）、黄酮类、树脂、鞣质、维生素 C 等。能缩短出血时间和凝血时间，生用比炒用止血效果好，有止咳、平喘、祛痰作用；对肺炎链球菌、金黄色葡萄球菌、白色葡萄球菌、宋内氏痢疾杆菌有明显的抑制作用，醇浸剂对结核杆菌有较强的抑制作用。

【性味归经】　苦、涩，微寒。归肺、肝、大肠经。

【效用】　清热凉血，止咳，生发。用于血热妄行引起的咯血、衄血、吐血、便血、崩漏，肺热咳嗽等。外用治血热脱发。

【药膳方选】

1. **侧柏红枣汤**　侧柏叶 15 克，红枣 10 克，煎汤。治肺热咳嗽或咯血、尿血。

2. **侧柏酒**　鲜侧柏叶 30～60 克，用 60% 的酒精浸泡（淹过药面）七天后搽患处，每日三次。治脱发，脂溢性皮炎。

【用量】　10～15 克。

【使用注意】　生用止咳生发，炒炭用止血。

白　茅　根

【来源品质】　本品为禾本科多年生草本植物白茅的根茎。全国各地均产。以条粗、色白、无须根、味甜者为佳。

【成分药理】 含蔗糖、葡萄糖、果糖（少量）、木糖、柠檬酸、草酸、苹果酸、淀粉等。有利尿、抗菌作用。

【性味归经】 甘，寒。归肺、胃、小肠经。

【效用】 凉血，止血，清热，利尿。用于热病烦渴，吐血、咯血、衄血、尿血，淋病，水肿，小便不利等。

【药膳方选】

1. 茅根赤豆汤 白茅根 50 克，赤小豆 100 克。白茅根煎水取汁煮豆成粥，一日内分顿食用。治水肿、小便不利。

2. 茅根猪肉羹 白茅根 50 克切细，猪肉 250 克切丝，合制羹，调味后食。治黄疸、谷疸、酒疸、女疸、劳疸、黄汗。

3. 茅蔗饮 白茅根 50 克，甘蔗 500 克，捣烂，榨汁，用一个椰子取椰子水煎服。解曼陀罗中毒。

4. 茅根车前饮 白茅根、车前子各 50 克，白糖 25 克，水煎服。治血尿。

5. 竹茅饮 淡竹叶、白茅根各 10 克，切细，以沸水冲泡，代茶频服。治血尿。

【用量】 9～30 克。

白 及

【来源品质】 本品为兰科多年生草本植物白及的块茎。主产于贵州、四川、湖南、湖北等地。以个大饱满、色白、质坚实者为佳。

【成分药理】 含葡萄糖、挥发油、黏液质、淀粉等。有止血作用，对胃肠黏膜有保护作用，对结核杆菌有抑制作用。

【性味归经】 苦、涩，微寒。归肺经。

【效用】 收敛止血，消肿生肌。用于肺结核咯血，溃疡病疼痛出血，外伤出血，痈疽肿毒等。

【药膳方选】

1. 白及燕窝羹 燕窝、白及各 15 克，置瓷碗内，加水适量，隔水蒸炖至极烂。滤去渣，加冰糖适量，再炖片刻，每日服 1～2 次。用于肺结核咯血，慢性支气管炎，肺气肿，哮喘。

2. 白及肺片 白及片 30 克，猪肺 1 具，将净洗的猪肺同白及入瓦罐，加酒煮熟，食肺饮汤。治肺痿肺烂，胸痛咳吐脓痰。

3. 白及炖猪脬 白及、凤凰衣、桑螵蛸各等份，猪脬一个，同煮烂食之。治产后小便淋数不止。

4. 白及蛋花 白及粉 5 克，鸡蛋 1 个，搅匀，早上用开水冲成蛋花服用。治肺结核、痰中带血。

5. 白及豆腐汤 白及 50 克，麦冬、甘草各 15 克，豆腐 500 克，药煎汁煮豆腐，调味食之。治肺痈。

【用量】　6～15 克。

【使用注意】　反乌头。

鸡　冠　花

【来源品质】　本品为苋科一年生草本植物鸡冠花的花序。全国大部分地区均产。以朵扁而大、色泽鲜艳、白色者为佳，色红者较次。

【成分药理】　含苋菜红素。煎剂对阴道滴虫有良好的杀灭作用。

【性味归经】　甘、涩，凉。归肾经。

【效用】　清热凉血，收敛固涩。用于痔瘘下血，吐血、咯血、血淋、妇女崩漏，赤白带下，痢疾等。

【药膳方选】

1. 鸡冠花猪肺汤　鲜白鸡冠花 20 克，和猪肺 1 个（不可灌水）用开水炖约一小时，饭后分二、三次服。用于咯血，吐血。

2. 鸡冠花酒　白鸡冠花 15 克，酒适量，煎服。治产后血气痛或下痢。

3. 鸡冠花饮　白鸡冠花、向日葵各 9 克，冰糖 50 克。药煎汁，冰糖调味炖服。治风疹。

4. 冠花藕汁饮　鲜鸡冠花 50 克，鲜藕（去节）500 克。鸡冠花煎水取汁，煮藕片，白糖或冰糖调味食之，每日 1～2 次。治滴虫性阴道瘙痒，白带增多。

【用量】　5～12 克。

十五、活血祛瘀药

红　花

【来源品质】　本品为菊科一年生草本植物红花的管状花。主产于河南、湖北、四川、云南、安徽等地。以色鲜红、无叶刺、质柔软、手捏软如羊毛者为佳。

【成分药理】　含红花苷、红花黄色素、红花油等。能使子宫产生紧张性或节律性收缩，对已孕子宫更为明显。有降血压和扩张冠状动脉作用，对缺血缺氧性脑损伤有保护作用，红花油可降低实验动物血清中胆甾醇的水平，小剂量红花对心脏有轻度兴奋作用，大剂量红花则有抑制作用。

【性味归经】　辛，温。归肝、心经。

【效用】　活血通经，消肿止痛。用于经闭，痛经，产后瘀阻腹痛，痈肿，跌扑损伤等。

【药膳方选】

1. 红花酒　红花 30 克，白酒 500 克，泡 7 天后服。每次 20～30 毫升，每日 2～3 次。治各种瘀阻疼痛。

2. 红花糖水　红花 3 克，益母草 15 克，红糖 20 克，先煎前二味药，去渣取汁 50 毫升，加入红糖服。治产后瘀血不尽腹痛及瘀阻痛经。

【用量】 3～10克。

【使用注意】 孕妇及月经过多者忌用；本品少用活血、养血，多用则破血。

丹 参

【来源品质】 本品为唇形科多年生草本植物丹参的根。主产于河南、安徽、江苏、四川等地。以根条粗、色紫红、无碎断者为佳。

【成分药理】 含丹参酮、丹参醇、维生素E等。能扩张冠状动脉，增加血流量，改善心肌收缩力，调整心律，能改善微循环，提高机体的耐缺氧力，能促进组织的修复与再生，抑制过度增生的成纤维细胞和肿瘤的生长，能抑制凝血，激活纤溶，能降血压、降血糖，有镇静作用，煎剂对绿脓杆菌、大肠杆菌、变形杆菌、伤寒杆菌、志贺氏痢疾杆菌、福氏痢疾杆菌等均有抑制作用，对金黄色葡萄球菌抗菌力最强。

【性味归经】 苦，微寒。归心、心包、肝经。

【效用】 活血祛瘀，凉血消痈，安神除烦。用于月经不调，经闭，宫外孕，肝脾肿大，心绞痛，心烦不眠，疮疡肿毒等。

【药膳方选】

1. 丹参酒 丹参30克，白酒500克，泡七天后服，每次20～30毫升，每日2～3次。治瘀阻疼痛。

2. 丹参茶 每次6克，切片，泡开水代茶饮，味淡为止，每日1～2次。常服治心烦失眠，冠心病。

【用量】 3～15克。

【使用注意】 反藜芦。

川 芎

【来源品质】 本品为伞形科多年生草本植物川芎的根茎。主产于四川等地。以体大、质坚实、油性足、香气浓者为佳。

【成分药理】 含挥发油、生物碱、川芎嗪、阿魏酸、酚性成分等。有镇静、镇痛、镇痉作用，能扩张周围血管，使冠状动脉血流量和下肢血流量增加，血压下降，有兴奋子宫和抗维生素E缺乏症作用，有抗菌作用。

【性味归经】 辛、微苦，温。归肝、胆、心包经。

【效用】 活血行气，祛风止痛。用于头痛，胸胁痛，经闭痛经，风湿痛，跌打损伤，胸痹心痛等。

【药膳方选】

1. 川芎酒 川芎30克，白酒500克，泡七天后服，每次10～20毫升，每日2～3次。治跌打疼痛，偏头痛。

2. 川芎茶 川芎3克，茶叶6克，微煎服。治风热头痛。

3. 川芎黄芪粥　川芎 6 克，黄芪 15 克，糯米 50～100 克，川芎、黄芪先煎取汁，下糯米煮粥。治胎动不安。

【用量】　3～10 克。

【使用注意】　阴虚火旺、肝阳上亢所引起的头痛、月经过多及出血性疾病均不宜用。

益 母 草

【来源品质】　本品为唇形科一或二年生草本植物益母草的地上部分。我国大部分地区均产。以质嫩、叶多、色绿、无杂质者为佳。

【成分药理】　含益母草碱等多种生物碱及苯甲酸、油酸、甾醇、维生素 A 等。能兴奋子宫，有降压作用，有利尿作用。

【性味归经】　苦、辛，微寒。归肝、心、膀胱经。

【效用】　活血调经，利尿消肿。用于月经不调，经闭痛经，尿血，水肿等。

【药膳方选】

1. 益母草煎　益母草、黑豆、红糖各 30 克，酒 30 毫升，炖煮，连服一周。治经闭。

2. 益母草粥　益母草叶煮粥食。治小儿疳疾、痔疾。

3. 益母草饮　益母草 30 克，水、酒各半，煎服。治瘀血作痛。

【用量】　10～30 克。

【禁忌】　孕妇忌用。

十六、收 涩 药

白果（银杏）

【来源品质】　本品为银杏科落叶乔木植物银杏的成熟种子。主产于河南、山东、四川、广西等地。以外壳色白、种仁充实、饱满、色黄者为佳。

【成分药理】　含银杏酸、银杏醇、氢化白果酸、氢化白果亚酸、蛋白质、脂肪、淀粉、氢氰酸、钙、磷、铁、钾等。有紧张膀胱括约肌的作用；油浸剂对结核杆菌有较强的抑制作用；水浸剂在试管内对各种皮肤真菌均有不同程度的抑制作用。

【性味归经】　甘、苦、涩，平。有小毒。归肺、肾经。

【效用】　敛肺气，定痰喘，止带浊，缩小便。用于肺虚久咳，遗尿，白带等。

【药膳方选】

1. 炒银杏　银杏捣破去壳，取种仁炒熟。5～10 岁儿童，每次吃 5～7 个，成人每次吃 5～10 个，每日吃 2 次，吃时应细嚼慢咽。治遗尿。

2. 银杏蛋　取银杏种仁 4 个（去皮为末），鸡蛋 1 个（一头打一个小洞），装药入内，用纸糊洞，蒸熟吃。治小儿腹泻。

3. 糖水银杏　银杏 10 克（去壳），加水煮熟，兑砂糖或蜂蜜，连汤食。治咳喘，肺结核咳嗽。

4. 银杏红枣汤 银杏仁 3～6 克，炒熟研粉，与红枣煎汤调服。治头风眩晕。

5. 白果莲子鸡 白果仁、莲子肉、糯米各 15 克，为细末，乌骨鸡 1 只，去内脏装药，炖烂熟，空腹调味食之。治妇女虚弱赤白带下。

【注意事项】 银杏有毒，毒性成分能溶于水，加热可使毒性减弱。儿童生吃 5～10 粒即可中毒，大量食用严重者可引起死亡。中毒症状为恶心、呕吐、腹痛、腹泻、发热、紫绀，神经系统症状有头痛、恐惧、惊叫，轻微的声音及刺激能引起抽搐、意识丧失或昏迷，严重者可因呼吸麻痹而死亡。银杏中毒应及时送医院抢救。轻度中毒可用银杏树皮 30 克或甘草 60 克煎水服，亦可用麝香 0.3 克温开水冲服。

芡　实

【来源品质】 本品为睡莲科一年生水草本植物芡的成熟种仁。主产于江苏、湖南、湖北、安徽等地。以颗粒饱满、大小均匀、粉性足、无碎末、无皮壳者为佳。

【成分药理】 含蛋白质、脂肪、碳水化合物、钙、磷、铁、核黄素及维生素 C 等。

【性味归经】 甘、涩，平。归脾、肾经。

【效用】 补肾固精，健脾止泻，祛湿止带。用于遗精，白带，淋浊，遗尿，尿频，泄泻等。

【药膳方选】

1. 芡实粥 芡实、大米各 30 克，煮粥食。能健身体，强意志，聪耳明目。

2. 芡实茯苓粥 芡实 15 克，茯苓 10 克（捣碎），大米 30 克，先将芡实、茯苓加水煮至软烂，加入淘洗后的大米煮粥食。治肾虚小便不利、尿液混浊。

3. 芡实八珍糕 芡实、山药、茯苓、白术、莲子肉、薏苡仁、扁豆各 30 克，人参 8 克，米粉 500 克，诸药研粉与米粉和匀，开水调服，加糖调味，每次 6 克，每日 2～3 次。治脾虚食少、乏力、便溏、消瘦。亦可制成糕食用。

【用量】 10～15 克。

浮　小　麦

【来源品质】 本品为禾本科一年生草本植物小麦干瘪轻浮的种子。全国大部分地区均产。以颗粒均匀、能浮于水面、表面有光泽、无皮壳杂质者为佳。

【成分药理】 含淀粉、维生素 B 等。

【性味归经】 甘、咸，凉。归心经。

【效用】 收敛止汗。用于体虚自汗，盗汗。

【药膳方选】

1. 浮小麦红糖煎 浮小麦 30～60 克，红糖适量，水煎服。治体虚自汗。

2. 浮麦红枣汤 浮小麦 30 克，红枣 30 克，水煎服，每日一剂。治自汗、盗汗。

3. 参麦团鱼 见第四章相关内容。

【用量】　10～30克。

桑螵蛸

【来源品质】　本品为螳螂科昆虫大刀螂、小刀螂和巨斧螳螂的干燥卵块。主产于浙江、江苏、安徽、山东、广西、云南等地。以干燥、完整、幼虫未出、色黄、体轻而带韧性、无树皮草梗杂物者为佳。

【成分】　含蛋白质、脂肪、铁、钙及胡萝卜素等。

【性味归经】　咸、甘，平。归肺、肾经。

【效用】　补肾固精，缩尿止带。用于遗精，白浊，小便频数，遗尿，赤白带下，阳痿、早泄等。

【药膳方选】

1. 桑螵龙骨散　桑螵蛸（炙）、白龙骨各等份，研细末，每服6克，空腹用盐汤送下。治肾阴虚所致的盗汗，失眠多梦，遗精，女子白带等。

2. 螵蛸散　桑螵蛸12枚，研为散，分作两剂，米汤饮下。治妊娠小便频数不尽。

3. 醋煎桑螵蛸　桑螵蛸醋煎，呷之。治咽骨鲠。

【用量】　3～10克。

莲子

【来源品质】　本品为睡莲科多年生水生草本植物莲的干燥成熟种子。主产于湖南、福建、江苏、浙江等地。以个大、饱满者为佳。

【成分】　含蛋白质、脂肪、碳水化合物、钙、磷、铁及较多的淀粉和棉子糖。

【性味归经】　甘、涩，平。归心、脾、肾经。

【效用】　养心补脾，益肾涩精。用于脾虚腹泻，遗精，白带等。

【药膳方选】

1. 莲子粥　莲子12克（去心），大米50克煮粥，熟后放白糖服用。治脾虚食少，乏力，心悸及目赤疼痛。

2. 莲子猪肚　莲子30克（去心），猪肚500克。莲子浸软装猪肚内扎紧，炖熟，饮汤食肉和莲子。用于补虚强身。

3. 莲肉糕　莲子肉、怀山药、粳米各炒120克，茯苓60克。共研为末，砂糖调和，制糕。或调服每日50克，白汤送下。治病后脾胃虚弱，食少，消化不良。

4. 莲子银耳蛋汤　莲子9克，怀山药15克，银耳6克，共煎汤，加入鸡蛋1～2个，砂糖适量调服。治遗精。

【用量】　9～18克。

【禁忌】　脘腹胀满及大便秘结者忌用。

十七、清 热 药

黄 连

【来源品质】 本品为毛茛科多年生草本植物黄连和三角叶黄连或云连的根茎。主产于四川、湖北、云南等地。以条肥壮、质坚实、断面红黄色者为佳。

【成分药理】 含小檗碱及黄连碱，甲基黄连碱、掌叶防己碱等多种生物碱。有较强的广谱抗菌作用，如对痢疾杆菌、伤寒杆菌、大肠杆菌、白喉杆菌、百日咳杆菌、绿脓杆菌、结核杆菌、葡萄球菌、脑膜炎双球菌、肺炎链球菌等均有抑制作用，对钩端螺旋体、阿米巴原虫、流感病毒及各种致病性皮肤真菌也有抑制作用。有加强白细胞吞噬能力的作用，有利胆、降压和解热作用。

【性味归经】 苦，寒。归心、肝、胃、大肠经。

【效用】 清热燥湿，泻火解毒。用于温病热盛心烦，吐血衄血，温热痞满呕恶，痢疾，肠炎，目赤肿痛，口舌生疮，中耳炎，痈疽疮疡，黄水疮等。

【药膳方选】

1. 健脾抄手 见第四章相关内容。

2. 脏连丸 黄连6克，猪直肠一尺（1尺约1/3米）。黄连研粉，装入洗净的猪直肠内，两头扎紧，加水炖熟透，刮去黄连，饮汤食肉。治脱肛、痔疮出血。

3. 黄连莲子汤 黄连10克，莲子肉30克，党参15克，水煎服。治下痢，纳差，噤口痢。

【用量】 3～10克。

金 银 花

【来源品质】 本品为忍冬科多年生藤本植物忍冬的花蕾。主产于河南、山东等地。以未开放、色淡、肥大、气清香者为佳。

【成分药理】 含绿原酸、黄酮类、木犀草素、肌醇、皂苷、鞣质、挥发油等。有显著的广谱抗菌作用，能抗流感病毒和抑制皮肤真菌，能减少实验动物肠道对胆固醇的吸收。

【性味归经】 甘，寒。归脾、胃、大肠经。

【效用】 清热解毒。用于温病发热，风热感冒，咽喉肿痛，肺炎，痢疾，痈肿，疮疡，丹毒等。

【药膳方选】

1. 银菊茶 金银花、菊花各10克，开水泡代茶饮。治暑热心烦、口渴，冠心病胸闷痛。

2. 银花露 治暑热、口渴、尿赤。

【用量】 10～15克。

仙 人 掌

【来源品质】 本品为仙人掌科植物仙人掌的根及茎。主产于云南、四川、贵州、广东、广西等地。以体大、肉厚者为佳。

【性味归经】 苦，寒。归心、肺、胃经。

【效用】 行气活血，清热解毒。用于心胃气痛，痞块，咳嗽，喉痛，痈疮等。

【药膳方选】

1. 仙人掌炒牛肉 鲜仙人掌 30 克，洗净切细，牛肉 60～90 克，调味同炒服食。治胃痛。食本品再结合使用仙人掌（捣烂）、甜酒炒热包患处，还可用于治痞块、腹痛。

2. 仙人掌猪肚汤 仙人掌根 30～60 克，猪肚 1 个，药装入肚内，文火炖烂熟，饮汤食肉。治年久胃痛。

3. 仙人掌饮 仙人掌 60 克，捣绒取汁，开水冲溶，白糖调味服用。治心悸失眠，未起效可再服。

【用量】 30～60 克，或遵医嘱。

鱼 腥 草

【来源品质】 本品为三白草科多年生草本植物蕺菜的地上部分。主产于浙江、江苏、四川、湖北等地。以叶多完整、色淡红褐、无杂质者为佳。

【成分药理】 含挥发油，油中含鱼腥草素等。对卡他球菌、流感杆菌、肺炎球菌、金黄色葡萄球菌有明显抑制作用。具有抗病毒、利尿、镇痛、止血、抑制浆液分泌、促进组织再生等作用。

【性味归经】 辛，微寒。归肝、肺经。

【效用】 清热解毒，利尿消肿。用于肺热喘咳，肺脓肿，热痢，水肿，尿路感染，白带，痈疖等。

【药膳方选】

1. 鱼腥草猪肚汤 鱼腥草 60 克，猪肚 1 个，药置肚内炖汤服，每日 1 剂，连服 3 剂。治肺结核咳嗽、盗汗。

2. 鱼腥草山楂煎 鱼腥草 18 克，山楂炭 6 克，水煎，蜂蜜调服。治痢疾。

3. 鱼腥草饮 鱼腥草 20 克，水煎，适量白糖调服。治热淋、白浊、白带。

【用量】 15～25 克。

银 柴 胡

【来源品质】 本品为石竹科多年生草本植物银柴胡的根。主产于宁夏、内蒙古等地。以根条匀长、外皮淡黄棕色、断面黄白色者为佳。

【成分】 含皂草苷类物质。

【性味归经】 甘，微寒。归肝、胃经。

【效用】　退虚热、清疳热。用于阴虚发热，疳积发热。

【药膳方选】

1. 妇科保健汤　见本书"妇科保健汤"方。

2. 银蹄汤　银柴胡 30 克，猪蹄 1 只，炖熟饮汤食肉。治荨麻疹，风疹，皮肤瘙痒。

【用量】　3～10 克。

地　黄

【来源品质】　本品为玄参科多年生草本植物地黄的新鲜或干燥块根。主产于河南、浙江等地。以粗壮肥大、体重、鲜品色红黄、干品断面色乌黑者为佳。

【成分药理】　含 β-谷甾醇、甘露醇、地黄素、生物碱、脂肪酸、葡萄糖、维生素 A 及少量氨基酸。有降血糖、强心、利尿、降血压等作用。

【性味归经】　甘，寒。归心、肝、肾经。

【效用】　鲜生地：清热，凉血，生津。用于热盛烦躁口渴，斑疹，吐血，衄血，尿血，咽喉肿痛。

生地：滋阴清热，凉血止血。用于热盛烦躁，斑疹，阴虚发热，消渴，吐血，衄血，尿血，血崩血瘀，月经不调。

【药膳方选】

1. 地黄粥　生地 10 克，大枣 30 克，大米 100 克。生地煎水取汁，同枣煮粥，分二次食。治肺结核咳嗽，咯血，低热。

2. 地黄羊肉汤　生地 30 克，当归 30 克，羊肉 250 克，共炖，食盐调味，饮汤食肉。治经血过多，子宫功能性出血。

3. 地黄益母酒　生地 6 克，益母草 10 克，黄酒 200 毫升，于盅内隔水蒸 20 分钟，温服，每次 50 毫升，每日服二次。治产后血瘀腹痛。

4. 地黄散　生地 30 克，黄芩 30 克，白芍 30 克，当归 30 克，阿胶珠 60 克，伏龙肝 60 克，共为细末。每次用 6 克以糯米粥调服，不计次数。治虚劳吐血不止。

【用量】　10～15 克。

胖　大　海

【来源品质】　本品为梧桐科落叶乔木植物胖大海的种子。主产于东南亚各国。以个大、色棕、表面皱纹细、不碎裂者为佳。

【性味归经】　甘、淡，凉。归肺、大肠经。

【成分药理】　种子外层含西黄芪胶黏素，果皮含半乳糖、戊糖。胖大海浸出液对实验兔有缓泻作用，胖大海仁制成 25%溶液，静注、肌注或口服，皆可使犬、猫血压明显下降，水提取物有一定利尿和镇痛作用。

【效用】　清热，润肺，利咽，解毒。用于干咳无痰，喉痛，音哑，骨蒸内热，吐衄下血，目赤，牙痛等。

【药膳方选】

1. 大海茶　胖大海 5 枚，甘草 3 克。炖茶饮服，老幼者可加入冰糖少许。治干咳失音，咽喉燥痛，牙龈肿痛，因于外感者。

2. 冰糖大海　胖大海数枚，开水泡发，去核，加冰糖调服。治因热大便出血。

【用量】　2～5 枚，开水泡服。

荷　叶

【来源品质】　本品为睡莲科多年生水生草本植物莲的叶。主产于湖南、福建、江苏、浙江等地。以叶大完整、色绿、无斑点者为佳。

【成分药理】　含莲碱、荷叶碱、原荷叶碱、亚美罂粟碱等多种生物碱，尚含槲皮素、异槲皮苷、连苷、多种有机酸、鞣质等。荷叶碱对平滑肌有解痉作用。

【性味归经】　苦、涩，平。入心、肝、脾经。

【效用】　清暑利湿，升发清阳，止血。用于暑湿泄泻，眩晕，浮肿，雷头风，吐血，衄血，崩漏，便血，产后血晕等。

【药膳方选】

1. 荷叶粥　鲜荷叶半张，洗净，和大米 100 克煮粥食用。用于清凉解暑，生津止渴。

2. 煅荷叶冲糖水　荷叶烧研，每服 6 克，红痢用蜜糖调服，白痢用砂糖调服。治下痢赤白。

3. 荷叶红糖煎　鲜荷叶 1～2 张，加红糖煎服，1 日 2～3 次。治妊娠漏血。

【用量】　3～10 克。

【禁忌】　凡上焦邪盛、治宜清降者，忌用；忌铁器。

十八、解 表 药

紫　苏

【来源品质】　本品为唇形科一年生草本植物紫苏的茎、叶。我国南方各地均产。以叶大、色紫、不碎、香气浓、枝梗少者为佳。

【成分药理】　含挥发油等。紫苏煎剂有微弱的解热作用，能抑制葡萄球菌的生长；紫苏油可使血糖上升等。

【性味归经】　辛，温。入肺、脾经。

【效用】　解表散寒，理气和胃。治感冒风寒，恶寒发热，咳嗽，气喘，胸腹胀满，胎动不安。并能解鱼、蟹毒。

【药膳方选】

1. 紫陈酒　干苏叶 10 克，陈皮 10 克，用酒水各半煎汁，分次服。治感寒呕吐。

2. 紫苏生姜饮　紫苏、生姜各 50 克煮汁饮服，治食鱼蟹中毒引起的吐泻，腹痛。

3. 姜苏红糖饮　紫苏叶、生姜各 3 克，红糖 15 克，沸水冲泡。盖严浸泡 10 分钟，趁热频服。用于风寒感冒、头痛发热、恶心呕吐。

【用量】　6～9 克。

菊　花

【来源品质】　本品为菊科多年生草本植物菊的头状花序。主产于安徽、河北、河南、四川等地。以花朵完整、颜色鲜艳、气清香、无杂质者为佳。

【成分药理】　含挥发油、胆碱、腺嘌呤、菊苷、氨基酸、黄酮类及微量维生素 B_1。菊花在体外对革兰氏阳性菌、人型结核杆菌有抑制作用；其水浸液对某些皮肤常见致病性真菌亦有一定的抑制作用。高浓度菊花水浸液在体外还有抗病毒及抗螺旋体作用，能增强毛细血管抵抗力。

【效用】　疏风清热，平肝明目，解毒。用于风热感冒，头痛，眩晕，目赤，心胸烦热，疔疮肿毒，高血压等。

【药膳方选】

1. 菊花酒　菊花晒干，研末和米蒸制酒服。治头风眩晕。

2. 菊槐绿茶饮　菊花、槐花、绿茶各 3 克，放入瓷杯中，以沸水冲泡，盖严温浸 5 分钟，频频饮用，每日数次。治高血压。

3. 菊膏散　菊花、石膏、川芎各 9 克，为末，每服 4.5 克，茶调下。治风热头痛。

4. 菊花甘草汤　白菊花 120 克，甘草 12 克，水煎，顿服，渣再煎服。治疔毒。

5. 菊楂决明饮　菊花 3 克，山楂、草决明（捣碎）各 15 克，水煎服，每日数次。治高血压，冠心病。

【用量】　10～15 克。

桑　叶

【来源品质】　本品为桑科落叶小乔木植物桑的叶。主产于长江流域。以叶片完整、大而厚、色黄绿、质脆、无杂质者为佳。

【成分药理】　本品含芦丁、槲皮素、异槲皮苷、微量 β-谷甾醇、挥发油、有机酸、糖类、氨基酸，并含维生素（C、B_2）等。对伤寒杆菌、葡萄球菌有抑制作用；有抗糖尿病作用；能降低毛细血管通透性而起止血作用；对支气管有解痉作用。

【性味归经】　甘、苦，寒。归肺、肝经。

【效用】　疏风清热，清肝明目。用于风热感冒，咳嗽，头晕头痛，目赤肿痛，视物昏花等。

【药膳方选】

1. 桑菊枸杞饮　桑叶、菊花、枸杞子各 9 克，决明子 6 克。水煎代茶饮。治头目眩晕。

2. 桑菊薄竹饮　桑叶、菊花各 5 克，苦竹叶、白茅根各 30 克，薄荷 3 克，共用沸水浸泡，低糖调味，当作饮料多量饮用。治风热感冒，发热、头痛、目赤、喉痛，以及急性结膜炎（红眼病）。

【用量】 5～9克。

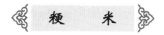

薄 荷

【来源品质】 本品为唇形科多年生草本植物薄荷或家薄荷的全草或叶。主产于江苏、江西、湖南等地。以身干、无根、叶多、色绿、气味浓者为佳。

【成分药理】 含挥发油，其中有薄荷醇、薄荷酮、柠檬烯等。薄荷煎剂对人型结核杆菌、伤寒杆菌有抑制作用，挥发油少量内服有发汗、解热及兴奋中枢的作用。

【性味归经】 辛，凉。入肺、肝经。

【效用】 疏散风热，清利头目，透疹。用于风热感冒，头痛，目赤，咽喉肿痛，口舌生疮，牙痛，荨麻疹，风疹，麻疹初起等。

【药膳方选】

1. 薄荷砂糖饮 薄荷用沸水浸泡，加入白砂糖饮用。治外感风热，咽喉不利及气滞脘腹胀满。

2. 薄荷蝉蜕散 薄荷、蝉蜕等份为末。每次3克温酒调服。治风疹瘙痒。

【用量】 1.5～6克。

第二节 食 物

药膳使用的食物是一些具有药用价值的粮食、动物、蔬菜、果实、种子等。其品种繁多，营养丰富。根据所用食物的来源不同，分为以下几大类。

一、粮 食 类

粳 米

【来源】 本品为禾本科植物粳稻的种仁。

【成分】 含淀粉、蛋白质、脂肪，尚含少量B族维生素。

【性味归经】 甘，平。入脾、胃经。

【效用】 补中益气，健脾和胃，除烦止渴，止泻痢。

【药膳方选】

1. 竹沥饮 淡竹沥60毫升，粳米100克（炒，以水适量浸泡后同研去滓取汁），上二味和匀顿服。治霍乱狂闷，烦渴，吐泻无度。

2. 粳米汤 粳米500克，水3大碗，煮六、七沸后服。治卒心气痛。

糯　米

【来源】　本品为禾本科植物糯稻的种仁。

【成分】　含蛋白质、脂肪、糖类、钙、磷、铁、维生素（B_1、B_2）、多量淀粉。

【性味归经】　甘，温。入脾、胃、肺经。

【效用】　补中益气。治消渴溲多，自汗，便泄。

【药膳方选】

1. 糯米红枣粥　糯米、红枣适量。用水煮粥食用。治胃寒痛、胃及十二指肠溃疡。

2. 糯米莲枣粥　糯米、莲子、大枣、怀山药煮粥。熟后加适量白糖食用。治脾胃虚所致的泄泻。

3. 糯米黄芪汤　糯米 10 克，黄芪 30 克（切），川芎 30 克（切），共水煎去渣。不计时分三次温服。治妊娠胎动，腹痛，胎漏下血。

4. 糯米麦麸粉　糯米、小麦麸等量，同炒，研细末，每服 9 克，米饮下，或煮猪肉食。治气虚自汗。

5. 米花桑皮煎　糯米爆米花、桑白皮各 50 克，水煎服，一日两次。治糖尿病，烦渴不止，尿崩。

粟　米

【来源】　本品为禾本科植物粟的种仁。

【成分】　含蛋白质、脂肪、糖类、钙、磷、铁、淀粉、维生素（B_1、B_2）。

【性味归经】　甘、咸，凉。入脾、胃、肾经。

【效用】　和中，益肾，除热，解毒。治脾胃虚热，反胃呕吐，消渴，泄泻。

【药膳方选】

1. 粟米粥　粟米洗净，加水煮粥食用。有养肠胃、止渴作用。治脾虚食少，口渴。若加红糖食用，对产后有补益作用，可治产后体弱。

2. 粟米丸子　粟米 250 克杵成粉，水和丸子如梧子大，煮至熟，入少盐，空腹和汁吞下。治脾胃气弱，食不消化，呕逆反胃。

3. 粟米山药大枣粥　粟米 30 克、怀山药 15 克、大枣 5 枚。煮粥食用。治脾胃虚弱所致的泄泻及气血不足所致的体虚。

4. 粟米山药糊　粟米、怀山药，共研细末，煮糊，加白糖适量食用。治小儿消化不良或小儿饮食调味用。

【宜忌】　不宜与杏仁同食，同食可令人呕吐腹泻。

锅　焦

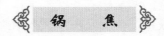

【来源】　本品为烧干饭时贴锅部分所起的焦脆锅巴。家庭均可自制。以块大、体厚、

质酥脆、不煳黑者为佳。

【性味】　甘、苦，平。

【效用】　补中益气，运脾消食，止泄泻。常用于老幼脾虚，水谷不化之泄泻。

【药膳方选】

1. 健脾消食糕　锅焦（炒黄）150 克，神曲（炒）12 克，砂仁（炒）6 克，山楂（蒸）12 克，莲子肉（去心蒸）12 克，鸡内金（炒）3 克，共为细末。粳米 300 克炒熟至香，打细末。白糖 500 克熬浓汁，将以上各细末混匀，用模具压榨，切成方块或大颗粒。供儿童健脾消食用，随食。

2. 健脾粉　锅焦（炒黄）120 克、莲子肉（去心蒸）120 克，共为细末。每次 3～5 匙，每日 3 次，开水调匀，白糖调味，饭后半小时服用。治脾虚久泻不愈，老幼皆宜。

3. 健脾止泻粉　白术（炒）6 克、陈皮 4.5 克、莲子肉（去心蒸）12 克、薏苡仁（炒）12 克，糯米（炒香）、绿豆（炒香）、脆锅巴（炒黄）各 600 克，共为细末。每次 9～15 克，沸水调服，白糖调味，每日服三次。用于老人脾虚泄泻。

小　麦

【来源】　为禾本科植物小麦的种子。

【成分】　本品含淀粉、蛋白质、糖、脂肪、糊精、粗纤维、卵磷脂、谷甾醇、尿囊素、精氨酸、淀粉糖、麦芽糖、蛋白酶及微量维生素（B_1、B_2）。

【性味归经】　甘，凉。入心、脾、肾经。

【效用】　养心，益肾，除热，止渴。用于脏躁，烦热，消渴，泻痢，痈肿，外伤出血，烫伤。

【药膳方选】

1. 小麦甘枣汤　小麦（去壳）100 克，甘草 18 克，大枣 45 克，同水煎，早晚两次分服。治失眠。

2. 麦通饮　小麦 30 克、通草 5 克，水煎服。治疗老人五淋，身热腹满。

3. 小麦饭　用小麦做饭或煮粥食之。治消渴口干。

4. 麦麸拌红糖　小麦麸（炒黄）50 克，加适量红糖拌和，用大枣煮汤冲服，1 日 2 次。治全身浮肿。

黄　豆

【来源】　本品为豆科植物大豆的黄色种子。

【成分】　本品含较丰富的蛋白质、脂肪、胡萝卜素、维生素 B_1、维生素 B_2、烟酸、异黄酮类、皂苷、胆碱、泛酸等。

【性味归经】　甘，平。归脾、胃、大肠经。

【效用】　健脾宽中，润燥消水。用于疳积泻痢，腹胀羸瘦，妊娠中毒，疮痈肿毒，外伤出血等。

【药膳方选】

1. 黄豆芫荽汤　黄豆一把，加干芫荽 3 克或加葱白 3 根，白萝卜 3 片，水煎服。可防治感冒。

2. 黄豆皮炭　黄豆皮炒炭研末，每服 3～9 克，1 日 2 次，开水送服。治腹泻。

3. 黄豆皮汤　黄豆皮 200 克，水煎分三次服，每日一剂。治大便秘结或习惯性便秘。

附：黄豆芽

黄豆芽鲜者味甘性寒，无毒，干者味甘性平。入脾、胃、膀胱经。有利湿，清暑，通脉之效。用于暑湿、湿温、发热、身重、胸闷、湿痹、水肿等。

1. 清水豆芽　黄豆芽水煎 3～4 小时，温服，连续数次。可预防或治疗妊娠期高血压。

2. 豆芽猪血汤　黄豆芽 250 克、猪血 250 克，煮汤。常食可预防硅肺病。

黑　豆

【来源】　本品为豆科植物大豆的黑色种子。

【成分】　含较丰富的蛋白质、脂肪、碳水化合物、胡萝卜素、维生素（B_1、B_2、B_{12}）、异黄酮苷及多种皂苷、胆碱、有机酸等。

【性味归经】　甘，平。入脾、肾经。

【效用】　活血，利水，祛风，解毒。用于水肿胀满，风毒脚气，黄疸浮肿，风痹痉挛，口噤，痈肿疮毒。解药毒。

【药膳方选】

1. 炒豆紫酒　黑豆 500 克、白酒 1000 克，将黑豆炒至烟色，投酒中，待酒呈紫赤色，去豆，存性服之。可破血祛风，除气防热，产后二日尤宜服之。

2. 黑红苏木汤　黑豆 50 克炒熟研末，苏木 12 克，水煎，加红糖服用。治妇女月经不调。

3. 黑豆甘草汤　黑豆 6 克，甘草 3 克，灯心草、淡竹叶各 0.5 克，水煎服。治小儿胎热，面赤目肿，尿赤便结，烦啼不已。

豆　浆

【来源】　本品为豆科植物大豆的种子制成的浆汁。

【性味归经】　甘，平。归肺、大肠、膀胱经。

【效用】　补虚，润燥，清肺化痰。用于虚劳咳嗽，痰火哮喘，便秘，淋浊。

【药膳方选】

1. 豆浆粥　豆浆 1 碗，大米 150 克，加水共煮成粥，加白糖适量，服食。用于补虚调养。

2. 豆浆六一散汤　六一散（滑石粉六份，甘草一份），冲豆浆食用。治小便黄、少、热、痛。

3. 饴糖豆浆　豆浆 1 碗，加饴糖 15 克，煮沸空腹食。治痰火喘咳。

4. 豆浆鸡蛋　生鸡蛋 1 个，打入碗中，以滚沸的浓豆浆冲入碗内，调白糖食用。有补虚宁嗽之功，体虚久咳者食用相宜。

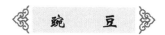
豆　腐

【来源】　本品为豆科植物大豆种子的加工制成品。

【性味归经】　甘，凉。入脾、胃、大肠经。

【效用】　益气和中，生津润燥，清热解毒。用于赤眼，消渴，休息痢；解硫黄、酒中毒。

【药膳方选】

1. 红糖豆腐　豆腐 250 克、红糖 100 克，水煎，待红糖溶解后加米酒 50 克，一次性服完，连服五天。治乳汁不足。

2. 羊肉豆腐汤　豆腐、羊肉、虾、生姜切片，先煮羊肉及虾，加姜、葱、盐调味，后入豆腐，肉熟后食用。用治气血不足，食少，乏力，畏冷。

3. 生姜豆腐羊肉汤　豆腐 2 块、羊肉 50 克、生姜 15 克，加盐调味，煮熟食。用于体弱及妇女月经不调，脾胃虚寒。

蚕　豆

【来源】　本品为豆科植物蚕豆的种子。

【成分】　含巢菜碱苷 0.5%、蛋白质 28.1%～28.9%、磷脂、胆碱、哌啶酸-2，尚含植物凝集素等。

【性味归经】　甘，平。入脾、胃经。

【效用】　健脾利湿。用于伤食，水肿。

【药膳方选】

1. 蚕豆炖牛肉　蚕豆 50～400 克，炖黄牛肉内服。不可与菠菜同服。治水肿。

2. 蚕豆冬瓜皮煎　蚕豆 500 克，冬瓜皮 100 克，水煎服。治水肿。

3. 蚕豆红糖粉　蚕豆磨粉，用红糖调食。治伤食。

【宜忌】　有过敏体质者忌食。

豌　豆

【来源】　本品为豆科植物豌豆的种子。

【成分】　含植物凝集素、止权素、赤霉素 A_{20} 等。

【性味归经】　甘，平。入脾、胃经。

【效用】　和中下气，利小便，解疮毒。用于霍乱转筋，脚气，痈肿等。

【药膳方选】

1. 豌豆香薷汤　豌豆 200 克、香薷 90 克。水煎服。治霍乱，转筋，心膈烦闷。

2. 水煮豌豆　青豌豆煮熟淡食，或用嫩豌豆苗捣烂绞汁，每次服半杯，一日二次。治消渴。

绿　豆

【来源】　本品为豆科植物绿豆的种子。

【成分】　含蛋白质、脂肪、碳水化合物、钙、磷、铁、胡萝卜素、维生素（B_1、B_2）、烟酸、磷脂等。

【性味归经】　甘，凉。入心、胃经。

【效用】　清热解毒，清暑，利水。用于暑热烦渴，水肿，泻痢，丹毒，痈肿，解热药毒。

【药膳方选】

1. 绿豆汤　绿豆淘净，加大火煮沸 10 分钟，取汤冷后食用。用于解暑清热。注意不能久煮。

2. 绿豆汁　绿豆 1500 克，淘净，用水 2500 毫升，煮烂细研，澄滤取汁，早晚饭前各服一小盏。治消渴。

3. 绿豆银花汤　绿豆 100 克，金银花 30 克，水煎服。用于夏天预防中暑。

4. 生绿豆粉　生绿豆 50 克，研末，每次 9 克，开水吞服。治乳疮。

5. 绿豆海带汤　绿豆、海带、海藻、云香（臭草），水煎加红糖服。治湿疹、皮肤瘙痒。

6. 白糖豆汁　绿豆芽 50 克，捣烂绞汁冲白糖服。治小便疼痛，小便频数。

刀　豆

【来源】　本品为豆科植物刀豆的种子。

【成分】　含尿素酶、血细胞凝集素、刀豆氨酸，嫩豆中可分离出刀豆赤霉素 I 和刀豆赤霉素 II，另含淀粉、蛋白质、脂肪等。

【性味归经】　甘，温。归胃、大肠、肾经。

【效用】　温中下气，益肾补元。用于虚寒呃逆、呕吐，腹胀，肾虚腰痛，咳喘，疝气，小儿百日咳等。

【药膳方选】

1. 刀豆腰子　刀豆 2 粒，包在猪腰内，外裹刀豆叶，烧熟食。治肾虚腰痛。

2. 刀豆饮　刀豆 25 克、甘草 3 克，水煎后加冰糖或蜂蜜，调匀，饮服。治小儿百日咳或老年咳喘。

3. 刀豆散　老刀豆文火焙干为末，酒服 9 克。治鼻渊。

【宜忌】　胃热甚者慎服。

豇　豆

【来源】　本品为豆科植物豇豆的种子。

【成分】　含大量淀粉、脂肪油、蛋白质、烟酸、维生素（B_1、B_2）。鲜嫩豇豆含抗坏血酸。

【性味归经】　甘，平。入脾、肾经。

【效用】　健脾，补肾。用于脾胃虚弱，泻痢，吐逆，消渴，遗精，白带，白浊，小便频数等。

【药膳方选】

1. 生豇豆适量，细嚼咽下或捣绒冷开水冲服。治食积腹胀、嗳气。

2. 豇豆蕹菜炖鸡　豇豆，蕹菜（藤藤菜），炖鸡服。治妇女白带，白浊。

3. 豇豆汤　带壳干豇豆 100 克，水煎，服汤。治糖尿病、口渴、尿多。

4. 淡盐豇豆　煮豇豆，少量食盐调味，每日空腹食之。能补肾气。

芝　麻

【来源品质】　本品为胡麻科植物芝麻的种子。分黑芝麻和白芝麻两种，黑芝麻常作药用，白芝麻多作食用。

【成分】　白芝麻含脂肪油、蛋白质、粗纤维、糖类、灰分（其中含钙较多）。黑芝麻含脂肪油、蛋白质、叶酸、甾醇、芝麻素、芝麻酚、维生素 E、糖类、卵磷脂、较多的钙等。

【性味归经】　甘，平。入肝、肾、肺、脾经。

【效用】　补肝肾，润五脏。用于肝肾精血不足的眩晕，须发早白，腰膝酸软，步履艰难，肠燥便秘等。

【药膳方选】

1. 芝麻粥　黑芝麻、粳米适量，煮粥，加糖食用。常食用于补五脏，壮筋骨，益气力，强身益寿。

2. 芝麻枸杞饮　黑芝麻、枸杞子、何首乌各 15 克，杭菊花 9 克，水煎服，每日一剂。治肝肾亏虚所致的眩晕，头发早白等。

3. 芝麻核桃糊　黑芝麻、胡桃肉（捣烂）、桑椹（研末）各等量，混合后用蜂蜜调匀，每日服三次，每次服二、三匙，空腹服下。治肝肾亏虚所致的头晕，眼花，便秘等。

番　薯

【来源】　本品为旋花科植物番薯的块根。

【成分】　含蛋白质、脂肪、碳水化合物、钙、磷、铁、胡萝卜素、维生素（B_1、B_2、C）、烟酸等。

【性味归经】　甘，平。入脾、肾经。

【效用】　补中和血，益气生津，宽肠胃，通便秘。

【药膳方选】

1. 煮番薯　番薯煮熟食。治湿热黄疸，习惯性便秘。

2. 煨番薯　番薯煨熟食，治酒湿入脾，飧泄完谷不化。

3. 番薯白糖粉　番薯粉加白糖，用开水冲服或煮熟食。治口干咽痛。

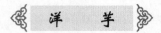

洋　芋

【来源】　本品为茄科植物马铃薯的块茎。又名土豆。

【性味归经】　甘，平。归脾、胃经。

【效用】　补气、健脾、消炎。用于腮腺炎，烫伤。

【药膳方选】

1. 土豆汁　土豆取汁，饭前饮一汤匙。可治疗胃、十二指肠溃疡之腹痛，慢性胆囊炎、胁痛及习惯性便秘。

2. 土豆姜橘汁　土豆 100 克、生姜 10 克，分别切碎，橘子一个去皮、核，共取汁。饭前服一汤匙。治胃神经官能症之呕恶、食欲不振。

3. 土豆蜜膏　鲜土豆 1000 克，取汁煎熬浓缩至稠黏时，放入蜂蜜一杯，再煎至稠黏如蜜时，停火，待冷放存。每日二次，空腹食。每次一汤匙直接食用。治胃、十二指肠溃疡，习惯性便秘等。

二、动 物 类

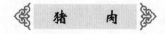

猪　肉

【来源】　本品为猪科动物猪的肉。

【成分】　含脂肪、蛋白质、碳水化合物、钙、磷、铁、维生素（B_1、B_2、C）、烟酸。

【性味归经】　甘、咸，平。归脾、胃、肾经。

【效用】　滋阴润燥。用于热病伤津，消渴羸瘦，燥咳，便秘。

【药膳方选】

1. 猪肉枸杞汤　枸杞 15 克，瘦猪肉适量，共煮汤食用。治肝肾虚所致的头昏眼花，腰酸等。

2. 猪肉润肺汤　瘦猪肉适量，北沙参 15 克、百合 12 克、南杏仁 9 克，共水煮，肉熟后去药渣饮汤食肉。治阴虚肺燥之干咳、少痰、咽干、口燥。

3. 猪肉止汗汤　浮小麦 30 克、黑豆 30 克，与瘦猪肉共炖汤食用。用于体虚汗出。

4. 板栗烧肉　精瘦猪肉 500 克切块，板栗 250 克去皮，红烧煮熟食用。有润燥化痰、和胃之功效。

5. 猪肉地苓汤　瘦猪肉 100～200 克，生地 50 克，土茯苓 100 克，同煮汤服食。治小儿疮疖脓肿。

6. 猪肉槐花汤　瘦猪肉 100 克，槐花 50 克，煮汤服食。治痔疮。

【宜忌】　身体虚肥或痰湿盛者宜少食。

猪　　心

【来源】　本品为猪科动物猪的心脏。

【成分】　含蛋白质、脂肪、钙、磷、铁、维生素（B_1、B_2、C）、烟酸等。

【性味归经】　甘、咸，平。归心经。

【效用】　养心安神，补血。用于惊悸，怔忡，自汗，不眠等。

【药膳方选】

1. 猪心大枣汤　猪心一个，大枣十枚，将猪心去筋切片，大枣去核，共煮汤，加调料食用。治心血虚所致的心悸，面色不华等。

2. 猪心豆豉汤　猪心一个与豆豉汁煮食之。治产后风邪，心虚惊悸。

3. 朱砂猪心　猪心一个，剖开，朱砂 3 克，放入猪心内，用线扎好，煮熟去药食用。治心悸或心烦失眠。

【宜忌】　不与吴茱萸同食。

猪　　肝

【来源】　本品为猪科动物猪的肝脏。

【成分】　含蛋白质、脂肪、糖类、钙、磷、铁、较多的维生素（A、B_1、B_2、C），烟酸等。

【性味归经】　甘、苦，温。归肝经。

【效用】　补肝明目，养血。用于血虚萎黄，夜盲，目赤，浮肿，脚气等。

【药膳方选】

1. 猪肝羹　猪肝一具（细切，去筋膜），葱白一根（去须，切），共以豉汁煮成羹，临熟时打一个鸡蛋投内，食之。治营养性弱视、近视，夜盲等。

2. 明砂猪肝　夜明砂 9 克，水煎，去药渣取汁，放入猪肝 50 克，煮熟食之。治夜盲及肝血虚所致的两眼昏花。

3. 菠菜猪肝汤　猪肝 100 克，菠菜 50 克，煮汤食用。治夜盲及贫血。

4. 猪肝枸杞汤　猪肝 100 克，枸杞 50 克，煮汤食用。治迎风流泪，视物模糊等肝肾阴虚之症。

猪　　肺

【来源】　本品为猪科动物猪的肺脏。

【成分】　含蛋白质、脂肪、钙、磷、铁、维生素（B_1、B_2）、烟酸等。

【性味归经】　甘，平。入肺经。

【效用】　补肺止咳。用于肺虚咳嗽，咯血等。

【药膳方选】

1. 猪肺萝杏汤　猪肺、白萝卜各一块，切成小块，杏仁 9 克，炖至烂熟，食肺饮汤。治肺虚久咳不愈。

2. 猪肺蘸及薏末　白及、薏苡仁各 15 克，研为细末，把猪肺洗净煮烂，蘸药末吃。治肺痨咳嗽，咯血等。

3. 猪肺止咳汤　猪肺、麻黄，共炖汤服。治风寒久咳。

4. 麻油炒肺片　猪肺一具切片，麻油炒熟，同粥食。治肺虚咳嗽。

5. 猪肺绿白汤　猪肺 250 克，绿豆 200 克，白果 100 克，共煮服（不加油和盐）。治肺脓肿。

【宜忌】　本品不宜与白花菜、饴糖同食。

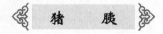

猪　肚

【来源】　本品为猪科动物猪的胃。

【成分】　含蛋白质、脂肪、钙、磷、铁、维生素（B_1、B_2）、烟酸等。

【性味归经】　甘，微温。归脾、胃经。

【效用】　补虚损，健脾胃。用于虚劳羸弱，泄泻，下痢，消渴，小便频数，小儿疳积等。

【药膳方选】

1. 猪肚山药粥　猪肚洗净切片，与大米和怀山药共煮粥，加盐和生姜调味。能补益脾胃，治脾虚胃弱之腹泻。

2. 枳壳砂仁炖猪肚　猪肚一个洗净，炒枳壳 12 克，砂仁 3 克，装入猪肚内，扎好后水炖熟，食肉饮汤。治脾胃气虚之脘腹胀满，疲乏无力，气短消瘦等，亦治胃下垂。

3. 姜桂炖猪肚　猪肚 150～200 克，生姜 30 克，肉桂 3 克，放于碗内或陶瓷器内，加水，隔水炖熟烂后分二次食。治胃阳虚或胃寒所致的胃脘隐痛，喜热畏寒，吐清水，口淡不渴等。

4. 韭菜子蒸猪肚　猪肚 1 个，韭菜子 9 克。韭菜子放猪肚内蒸烂服。常用可治慢性胃炎。

猪　胰

【来源】　本品为猪科动物猪的胰脏。

【性味归经】　甘，平。归脾、肺经。

【效用】　益肺、补脾、润燥。治肺损咳嗽，咯血，肺胀，喘急，脾虚下痢，乳汁不通，手足皮肤皲裂。

【药膳方选】

1. 猪胰消渴粉　将猪胰洗净，焙干研末，每次 3～6 克，1 日 3 次，温开水送服。或将猪胰煮熟切片，蘸山药粉食。治消渴。

2. 猪胰玉米须煎　猪胰 1 具，玉米须 50 克，水煎服，每日 1 剂，10 天为一个疗程。

治消渴。

3. 猪胰止渴汤 猪胰 1 具，黄芪 18 克，怀山药粉 30 克，或加天花粉、葛根各 12 克，水煎服。治消渴而致口渴饮多、尿多、气短乏力等。

猪 肠

【来源】 本品为猪科动物猪的肠。
【性味归经】 甘，微寒。归大肠经。
【效用】 治便血，血痢，痔疮，脱肛。
【药膳方选】
1. 猪肠芫荽 猪大肠 1 条，放入芫荽在内煮食。治肠风脏毒，大便出血。
2. 猪肠槐花 猪肠 1 条，洗净，风干水分，槐花炒为末，填入肠内，扎紧两头，用米醋煮烂食之。治痔瘘下血。

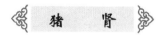

猪 脬

【来源】 本品为猪科动物猪的膀胱。
【性味】 甘、咸，平。
【效用】 治遗尿，疝气坠痛，阴囊湿痒。
【药膳方选】
1. 猪脬散 猪脬洗净，烘干为末，吞服之。治梦中遗尿。
2. 猪脬炖荔枝 荔枝肉 50 克，糯米适量，装入猪脬内，煮熟食，连用 3 剂。治小儿遗尿。
3. 楝脂二香脬 猪脬一枚，洗净后放入大茵陈、小茴香、补骨脂、川楝子各等份填满，放适量盐，用酒煮熟，食肉。其药焙干为末，酒冲服。治疝气坠痛。

猪 肾

【来源】 本品为猪科动物猪的肾脏。
【性味归经】 咸，平。归肾经。
【效用】 治肾虚腰痛，身面水肿，遗精，盗汗，老人耳聋。
【药膳方选】
1. 猪肾煨碎补 猪肾一个，剖开，掺骨碎补末，煨熟食之。治久泻不止。
2. 猪肾参防粥 猪肾、党参、防风、葱白、薤白、糯米共煮粥服。治老人耳聋。
3. 猪肾黑豆汤 猪肾一对，黑豆 100 克，茴香 3 克，生姜 9 克。共煮熟吃肉、豆，喝汤。治劳损和风湿腰痛。
4. 胡椒丝瓜炖猪肾 猪肾一对，胡椒 20 粒，老丝瓜半条。共炖（不加油和盐），吃肉喝汤。常服可治肺脓肿。

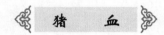

猪 脑

【来源】 本品为猪科动物猪的大脑。

【性味归经】 甘，寒，归肾经。

【效用】 治头风，止眩晕，除冻疮、皲裂。

【药膳方选】

1. 猪脑天麻汤 猪脑、天麻（切片）、响铃草、枸杞各 15 克，隔水蒸汤服。治老人肝肾亏虚之眩晕耳鸣。

2. 猪脑蒸红糖 猪脑加红糖放于碗内，蒸熟食用。治肝虚所致的头昏。

3. 猪脑天麻炖枸杞 猪脑 1 个，天麻（切片）9 克，枸杞 15 克，隔水炖食。治肝肾虚或脑震荡后遗症之头昏头痛。

4. 猪脑蒸天麻 猪脑、明天麻蒸汤服。治偏正头风头痛。

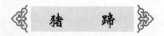

猪 血

【来源】 本品为猪科动物猪的血。

【成分】 含蛋白质、脂肪、碳水化合物、钙、磷、铁等。

【性味】 咸，平。

【效用】 治头风眩晕，中满腹胀，嘈杂，宫颈糜烂。

【药膳方选】

1. 猪血散 不着盐水猪血，漉去水，晒干为末，酒服取泻。治中满腹胀，旦食不能暮食。

2. 猪血龙脑 用猪尾血一匙，调龙脑少许，新汲水服。治痘疮。

3. 猪血鲫鱼粥 生猪血一碗，白胡椒少许，鲫鱼 100 克，白米 100 克。共煮成粥食。常用可治贫血。

猪 蹄

【来源】 本品为猪科动物猪的四脚。

【性味归经】 甘、咸，平。归胃经。

【效用】 补血，通乳，托疮。用治虚弱，妇人乳少，痈疽，疮毒。

【药膳方选】

1. 芝麻猪蹄汤 黑芝麻 15 克，炒焦为末，用猪蹄汤送服，一日三次。治产后之乳汁不足。

2. 猪蹄通草羹 猪蹄 2 只，通草 2 克，以纱布包裹一起煮，制羹食之。治痈疽发背或乳房发乳初起微赤。

3. 猪蹄炖草鱼 猪蹄一对，草鱼 50～100 克，清炖食用。补益气血，治产后乳少。

4. 猪蹄止血汤 猪蹄 2 只，茜草（纱布包）30 克，大枣 10 枚，水煎去药渣饮汤。治鼻出血、便血。

5. 猪蹄花生大枣汤　猪蹄 2 只，花生 50 克，大枣 10 枚，共煮熟食。治贫血、血小板减少性紫癜、白细胞减少等。

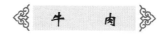

火　腿

【来源】　本品为猪科动物猪的腿经腌制而成。

【性味】　咸、甘，平。

【效用】　健脾开胃，生精益血。用于虚劳怔忡，食欲不振，虚痢，久泻。

【药膳方选】

1. 火腿汤　火腿肉（多少不限），煎汤，入真川椒在内，撇去浮油，趁热饮汤。用于下气，治噎膈，腹痛。

2. 火腿炖鸡　火腿 500 克，鸡 1 只，去毛及内脏，洗净加姜、葱、花椒共炖熟食。治虚劳。

【宜忌】　外感未清，湿热内恋，积滞未清，胀闷未消者均忌。

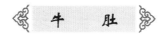

牛　肉

【来源】　本品为牛科动物黄牛、牦牛或水牛的肉。

【成分】　含蛋白质、脂肪、维生素（B_1、B_2）、钙、磷、铁。蛋白质中包含多种人体所需氨基酸。

【性味归经】　甘，平。归脾、胃经。

【效用】　补脾胃，益气血，强筋骨。用于虚损羸瘦，消渴，脾虚不运，痞积，水肿，腰膝酸软等。

【药膳方选】

1. 牛肉粥　牛肉 100 克，切成薄片，与大米煮粥，加五香粉和盐少许调味，温热食之。治体虚，乏力，腰酸腿软。

2. 陈皮牛肉　牛肉 500～1000 克，陈皮、砂仁各 3 克，生姜 15 克，桂皮 3 克，胡椒 3 克，另加大葱及盐调味，同煮，牛肉熟后取出，切片食用。治脾胃虚寒，不思饮食，身体瘦弱。

3. 麦仁牛肉粥　牛肉、麦仁（去皮后的小麦）适量，煮成粥食。治病后体弱。

【宜忌】　黄牛肉性温，热盛、湿热证者不宜食用。

牛　肚

【来源】　本品为牛科动物黄牛或水牛的胃。

【成分】　含蛋白质、脂肪、钙、磷、铁、维生素（B_1、B_2）、烟酸。

【性味归经】　甘，平。入胃、脾经。

【效用】　补虚，益脾胃。用于病后虚羸，气血不足，消渴，风眩。

【药膳方选】

1. 牛肚苡仁粥　牛肚 1 个，薏苡仁 120 克，共煮粥食用。用于健脾除湿。治脾虚食少，乏力，便溏。

2. 生姜炖牛肚　牛肚 1 个，加醋、生姜共炖熟服食。用于补五脏，养元气，壮身体。

3. 黄芪炖牛肚　牛肚 1 个，黄芪 30 克，加水炖煮，食肉喝汤。治脾胃气虚，消化不良，气短乏力，食后腹胀。

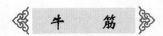

牛　肝

【来源】　本品为牛科动物黄牛或水牛的肝脏。

【成分】　含蛋白质、脂肪、碳水化合物、钙、磷、铁、维生素（A、B₁、B₂、C）、烟酸、多种酶、磷脂等。

【性味归经】　甘，平。入肝经。

【效用】　补肝明目，养血。治血虚萎黄，虚劳羸瘦，青盲雀目。

【药膳方选】

1. 苍术牛肝汤　牛肝 150 克，苍术 9 克，共煎汤饮用，治维生素 A 缺乏所引起的夜盲症。

2. 宁杞牛肝汤　牛肝 100 克，宁夏枸杞 30 克，共煮，食肉喝汤。治肝血虚引起的眩晕，面色无华，夜盲，视物模糊等。

3. 肝枣汤　牛肝 250 克，切片，与大枣 30 克共煮同食。治血虚头晕，眼花，面色萎黄，心悸，乏力等。

4. 牛肝君子汤　牛肝 100 克，使君子仁（按小儿年龄计算，每一岁用一枚），共捣烂，加油、盐煮熟食。治小儿虫积。

牛　肾

【来源】　本品为牛科动物黄牛或水牛的肾脏。

【成分】　含蛋白质、碳水化合物、脂肪、磷、铁、维生素（B₁、B₂、C、A）、烟酸。

【性味归经】　甘，温。归肾经。

【效用】　益精，补益肾气，去湿痹。

【药膳方选】　牛肾粥：牛肾 1 枚（去筋膜，切细），阳起石 150 克（布裹），粳米 100 克。以水 5 大杯，煮阳起石，取二杯，去石，下粳米及牛肾，加盐、生姜、葱白等，煮成粥，空腹食之。治五劳七伤，阳痿气乏。

牛　筋

【来源】　本品为牛科动物黄牛或水牛的蹄筋。

【成分】　含蛋白质、脂肪等。

【性味归经】 甘,平。入肝经。

【效用】 补肝强筋,补血。

【药膳方选】

1. 红枣牛筋汤 干牛筋 50 克,大枣 10 枚,炖食。治血虚。

2. 续断牛筋汤 牛筋 50 克,川续断 9 克,川杜仲 9 克,鸡血藤 30 克。药用布包,共炖,筋熟后,去药渣,饮汤食筋。治筋骨酸软乏力。

3. 血藤牛筋汤 牛筋 50 克,鸡血藤 30 克,补骨脂 9 克,水煎,牛筋熟后去药,食筋饮汤。治白细胞减少。

牛 奶

【来源】 本品为牛科动物黄牛或水牛的奶。

【成分】 含蛋白质、脂肪、糖类、钙、磷、铁、镁、钠、维生素(A、B_1、B_2、B_6、C)、烟酸、泛酸等。蛋白质中含有人体必需的氨基酸。

【性味归经】 甘,平。入心、脾、肺、胃经。

【效用】 补虚损,益肺胃,生津润肠。治虚弱劳损,反胃噎膈,消渴,便秘。

【药膳方选】

1. 白及牛奶 牛奶 250 克,煮沸,调入蜂蜜 50 克、白及粉 6 克,服用。治胃及十二指肠溃疡。

2. 牛奶大枣粥 牛奶 500 克,大枣 25 克,米 100 克,共煮粥。治过劳体虚,气血不足。

3. 独蒜牛奶羹 牛奶 250 克,独大蒜 25 克,共煮成羹,温服治蛲虫病。

【宜忌】 脾胃虚寒作泻、有痰湿积饮者慎服。

羊 肉

【来源】 本品为牛科动物山羊或绵羊的肉。

【成分】 含蛋白质、脂肪、钙、磷、铁、维生素(B_1、B_2)、胆固醇、碳水化合物等。

【性味归经】 甘,温。入脾、肾经。

【效用】 益气补虚,温中暖下。治虚劳羸瘦,腰膝酸软,产后虚冷,腹痛,寒疝,中虚反胃。

【药膳方选】

1. 羊肉汤 肥羊肉 500 克,去筋膜,切片,蒸熟或煮熟,加姜、蒜、酱油、盐等调料食用。用于胃阳虚阳痿,腰膝酸软、畏寒喜热,夜尿多,困倦乏力,脾胃虚寒,腹痛,反胃等。

2. 山药奶肉羹 羊肉 500 克、生姜 25 克,以微火炖半日,取羊肉汤一碗,加去皮生山药片 100 克,在锅内煮烂后,再加牛奶半碗,食盐少许,煮沸即可。常食可治虚劳体弱。适用于病后、产后经常肢冷、出冷汗、疲倦、气短、口干、烦热、失眠等。

【宜忌】 凡外感邪热或内有宿热者忌食。

羊　心

【来源】　本品为牛科动物山羊或绵羊的心脏。

【成分】　含蛋白质、脂肪、钙、磷、铁、维生素（B_1、B_2、A、C）、烟酸等。

【性味归经】　甘、温。归心经。

【效用】　补心，舒郁。用于劳心膈痛，惊悸。

【药膳方选】

竹精羊心　羊心1个，玉竹15克，加水共炖，熟后食肉喝汤。治忧郁不乐，嗳气，叹息，惊悸。

羊　肺

【来源】　本品为牛科动物山羊或绵羊的肺脏。

【成分】　含蛋白质、脂肪、钙、磷、铁、维生素（B_1、B_2）、烟酸等。

【性味归经】　甘、平。归肺经。

【效用】　补肺气，调水道。用于肺痿咳嗽，消渴，小便不利或频数。

【药膳方选】

1. 杏柿羊肺　羊肺1具，杏仁（净研）、柿霜、真酥、真粉（绿豆粉）各50克，白蜜100克，先将羊肺洗净，再将上五味入水中搅黏灌入肺中，白水煮熟如常食之。治久嗽肺燥，肺痿。

2. 羊肺羹　羊肺1具制羹，加少量羊肉、盐、豆豉，煮熟食用。治小便频数。

3. 豆叶羊肺汤　羊肺和小豆叶共煮食。治消渴，小便频数。

羊　肚

【来源】　本品为牛科动物山羊或绵羊的胃。

【成分】　含蛋白质、脂肪、碳水化合物、钙、磷、铁、维生素（B_1、B_2）、烟酸等。

【性味归经】　甘，温。入脾、胃经。

【效用】　补虚，健脾胃。用于虚劳羸瘦，不能饮食，消渴，盗汗，尿频等。

【药膳方选】

1. 白术羊肚汤　羊肚1个、白术30克。共炖，食肉喝汤，每日三次。治久病虚弱羸瘦，饮食减少，四肢烦热。

2. 健脾羊肚汤　羊肚1个，白术12克，党参15克，山药15克。煮熟，去药食肉喝汤。治脾胃虚弱，饮食减少，消瘦乏力。

3. 黄芪羊肚汤　羊肚1个，黄芪250克，黑豆50克，用水煮熟后食。治体虚多汗，小便频数。

4. 羊肚汤　羊肚1个，煮烂后，空腹食之。治胃虚消渴。

羊　肝

【来源】 本品为牛科动物山羊或绵羊的肝脏。

【成分】 含蛋白质、脂肪、较多的维生素（A、B$_1$、C）、烟酸、钙、磷、铁等。

【性味归经】 甘、苦，凉。入肝经。

【效用】 益血，补肝，明目。用于血虚萎黄羸瘦，肝虚目暗昏花，雀目，青盲，障翳等。

【药膳方选】

1. **羊肝粥** 羊肝 1 具（去膜切细）、葱子一勺，水煮熟，去渣，入米煮粥食。治肝虚，近视。

2. **羊肝汤** 羊肝 1 具，切片煮熟，调味（酱、醋、盐等）食。治肝血不足，视物不清。

3. **羊肝羹** 羊肝制羹，再加入菠菜或鸡蛋。常食治贫血。

4. **苍术羊肝汤** 羊肝 150 克，苍术 9～15 克，煮熟后去药食肝饮汤。治维生素 A 缺乏引起的夜盲症。

羊　肾

【来源】 本品为牛科动物山羊或绵羊的肾脏。

【成分】 含蛋白质、脂肪、钙、磷、铁、维生素（A、B$_1$、B$_2$、C）、烟酸等。

【性味归经】 甘、温。入肾经。

【效用】 补肾气，益精髓。用于肾虚劳损腰膝酸软，足膝痿弱，耳聋，消渴，阳痿，尿频，遗尿等。

【药膳方选】

1. **羊肾粥** 羊肾 1 个（去脂膜），切片，加大米 100 克煮粥，调味食之。作为肾虚患者调养膳食。

2. **杜仲羊腰** 羊肾（即羊腰）1 对，杜仲 10 克，补骨脂 10 克，共同水煮，熟后加盐、姜等调味，食肉饮汤。治肾虚腰膝酸软。

3. **羊肾苁蓉羹** 羊肾 1 对，肉苁蓉 30 克（酒浸切细），共煮成羹，用葱、姜、盐调味，空腹食之。治五劳七伤，阳气衰弱，腰脚无力等。

羊　奶

【来源】 本品为牛科动物山羊或绵羊的乳。

【成分】 含蛋白质、脂肪、碳水化合物、钙、磷、铁、维生素（A、B$_1$、B$_2$、C）、烟酸。

【性味归经】 甘、温。入胃、心、肾经。

【效用】 温润补虚。用于虚劳羸弱，消渴，反胃，呃逆，口疮，漆疮等。

【药膳方选】

1. **羊乳饮** 羊乳汁一杯，煮沸后温饮。治干呕。

2. **羊乳羹** 羊乳制羹食。治肾虚。

3. 山药奶糊 怀山药研末，羊奶煮沸后调入怀山药粉食用。治口渴，反胃，腰酸腿软。

羊胫骨和脊骨

【来源】 本品为牛科动物山羊或绵羊的胫、脊骨。

【成分】 含大量磷酸钙、少量碳酸钙、微量的氟、氯、钠、钾、铁、铝、骨胶原、骨类黏蛋白、弹性硬蛋白、中性脂肪、磷脂等。

【性味归经】 甘、温。归肝、肾经。

【效用】 补肝肾，强筋骨，补血。用于虚劳羸瘦，腰膝无力，筋骨挛痛，白浊，淋痛，久泻久痢等。

【药膳方选】

1. 羊骨粥 羊骨一副打碎，陈皮 6 克，高良姜 6 克，草果 2 个，生姜 30 克，盐少许，文火熬成汁。滤汁做粥或做汤常服。治虚劳腰膝无力。

2. 大枣羊胫骨粥 羊胫骨 1 根，打碎，煮汤，取汁，加大枣 30 克、糯米 100 克，煮粥，煮熟加适量红糖食。治贫血。

3. 苁蓉羊胫骨汤 羊胫骨 1 根，打碎，肉苁蓉 30 克，水浸一宿，洗净后去皮切片，先煮骨，然后下肉苁蓉片，加盐调味饮用。治肾虚腰膝酸软。

狗 肉

【来源】 本品为犬科动物狗的肉。

【成分】 含蛋白质、脂肪、嘌呤类、肌肽、肌酸、钾、钠、氯等。

【性味归经】 咸、酸，温。入脾、胃、肾经。

【效用】 补中益气，温肾助阳。用于脾肾气虚，胸腹胀满、臌胀、腰膝软弱，寒疟，败疮久不收敛。

【药膳方选】

1. 黑豆狗肉汤 狗肉 250 克、黑豆 30 克，调以盐、姜、五香粉及少许糖，共煮熟食。治肾虚之遗尿，耳鸣、小便频数。

2. 狗肉汤 狗肉 1500 克，加适量八角、小茴香、桂皮、陈皮、草果、生姜和盐等调料，同煮熟后食。有温补脾肾作用，治脾肾虚寒，脘腹胀满，腰膝冷痛，小便清长或频数，阳痿等。

3. 狗肉粥 肥狗肉 500 克，以米、盐、豆豉等煮粥，频吃一、二顿。治脾胃冷弱，肠中积冷，胀满刺痛；不加盐煮粥治臌胀浮肿。

【宜忌】 非虚寒性疾病不宜食用；反商陆，不宜与菱同食，畏杏仁；如作为补气用，则不去血煮食为好。

兔　肉

【来源】　本品为兔科动物蒙古兔、东北兔、高原兔、华南兔、家兔等的肉。

【性味归经】　甘、凉。入肝、大肠经。

【效用】　补中益气，凉血解毒。治消渴羸瘦，胃热呕吐，便血。

【药膳方选】

　　1. 兔肉健脾汤　兔肉 200 克，怀山药 30 克，枸杞 15 克，党参 15 克，黄芪 15 克，大枣 30 克，共煮汤食用。能健脾益气，治身体虚弱。

　　2. 兔肉山药煎　兔 1 只，去毛、爪及内脏，与山药同煎取浓汁，凉后饮用，口渴即饮。治消渴，身体瘦弱。

【宜忌】　脾胃虚寒者禁用。

兔　肝

【来源】　本品为兔科动物蒙古兔或家兔等的肝脏。

【性味归经】　甘、苦、咸，寒。入肝经。

【效用】　补肝，明目。用于肝虚眩晕，目暗昏糊，目翳，目痛。

【药膳方选】

　　1. 兔肝杞贞煎　兔肝 1 具，枸杞 9 克，女贞子 9 克。先煎取药汁，煮兔肝，调味后，吃肝喝汤。治肝肾阴虚，头晕眼花，视物模糊等。

　　2. 兔肝粥　先煮大米 100 克，后下兔肝 2 具煮粥，调少量盐食用。治肝阴血不足之眩晕，两目昏花，夜盲等。

　　3. 兔肝鸡蛋汤　先烧开水，加少许油、盐，后将切片的兔肝 2 具放入，再打入鸡蛋 1 个，兔肝煮熟后食用。治维生素 A 缺乏所致的夜盲症等。

鹿　肉

【来源】　本品为鹿科动物梅花鹿或马鹿的肉。

【成分】　含粗蛋白、粗脂肪等。

【性味归经】　甘，温。入脾、胃、肾经。

【效用】　补五脏，调血脉。治虚劳羸瘦，产后无乳。

【药膳方选】

　　1. 鹿肉臛　鹿肉 120 克，洗、切，用水三碗煮，入五味制成臛，任意食之。治产后缺乳。

　　2. 鹿肉芪枣汤　鹿肉 150 克，黄芪、大枣各 50 克，共煮熟食用。治气血不足，食少，乏力，消瘦，怕冷。

鹿　骨

【来源】　本品为鹿科动物梅花鹿或马鹿的骨。

【性味归经】 甘，微热。入肾经。

【效用】 补虚损，补肝肾，强筋骨。

【药膳方选】

1. 鹿骨酒 鹿骨 100 克，杜仲 9 克，川续断 9 克，用好酒 1000 克浸泡十日后饮用，每日 2 次，每次 1 小杯。治肝肾虚所致的腰膝酸软，筋骨受伤。

2. 鹿杞参药煎 鹿骨 50 克，枸杞 15 克，党参 15 克，怀山药 50 克，水煎服。治体虚瘦弱。

驴　肉

【来源】 本品为马科动物驴的肉，以黑驴肉为佳。

【性味归经】 甘、酸，平。入脾、肝经。

【效用】 补气养血。用于劳损，风眩，心烦。

【药膳方选】

1. 驴肉大枣怀药汤 驴肉 250 克，大枣 10 枚，怀山药 30 克，共煮汤食用。有补益作用。治气不足，食少乏力，消瘦。

2. 驴肉汤 黑驴肉适量，切后放于豆豉中，煮烂熟入五味，空腹食之。治癫狂，忧愁不乐。安心气。

乌骨鸡

【来源】 本品为雉科动物乌骨鸡的肉或除去内脏的全体。

【成分】 含蛋白质、脂肪、钙、磷、铁、维生素（B_1、B_2）、烟酸。

【性味归经】 甘、平。入肝、肾经。

【效用】 养阴退热，补益肝肾。用于虚劳骨蒸，羸瘦，消渴，脾虚滑泄，下痢口噤，崩漏，带下等。

【药膳方选】

1. 银杏乌鸡 白果（即银杏）、莲子肉、糯米各 15 克，胡椒 3 克，装入乌骨鸡腹内煮熟，空腹食之。治肾虚带下，遗精，白浊。

2. 虫草炖乌鸡 乌骨鸡肉 250 克，冬虫夏草 10 克，共煮熟食用。用于补虚强身，治体弱或虚劳。

3. 乌鸡补血汤 乌骨鸡 1 只，去毛及内脏，放当归、熟地、白芍、知母、地骨皮各 10 克于鸡腹内，用线缝好，煮熟后去药，食肉喝汤。治气血不足，月经不调，潮热盗汗等。

鸡　肉

【来源】 本品为雉科动物家鸡的肉。

【成分】 含蛋白质、脂肪、钙、磷、铁、钾、钠、氯、硫、维生素（A、B_1、B_2、C、

Ｅ）、烟酸等。

【性味归经】　甘，温。入脾、胃经。

【效用】　温中，益气，补精，填髓。用于虚劳羸瘦，食少，泄泻，下痢，消渴，水肿，小便频数，崩漏带下，产后乳少，病后虚弱等。

【药膳方选】

1. 当归杞子汤　鸡肉 250 克、制首乌 15 克、当归 15 克、枸杞 15 克。煮熟食肉喝汤。治肝血不足，头晕眼花。

2. 虫草炖鸡　鸡肉 250 克，冬虫夏草 9 克，共煮熟食用。能补虚强身，用于体弱或虚劳。

3. 党参陈皮鸡　公鸡 1 只，去毛及内脏，放入党参 18 克、草果 1 克、陈皮 3 克、桂皮 3 克、干姜 6 克、胡椒 10 粒。加葱、姜、酱、盐调味，共煮汤，待鸡肉熟烂后去药，食肉喝汤。治脾胃阳虚或气虚受寒所致的食少、脘腹隐痛。

鸡　肝

【来源】　本品为雉科动物家鸡的肝脏。

【成分】　含蛋白质、脂肪、维生素（A、B$_1$、B$_2$、C）、烟酸、钙、磷、铁等。

【性味归经】　甘，微温。归肝、肾经。

【效用】　补肝肾。用于肝虚目暗，小儿疳积，妇人胎漏。

【药膳方选】

1. 鸡肝粥　鸡肝 1 具，切碎，以米和豆豉制羹粥食之。治老人肝虚，目暗。

2. 鸡肝蘸青葙　鸡肝煮熟切片，蘸青葙子粉（炒熟）食。治夜盲。

3. 鸡肝草决明蛋汤　草决明 9 克，先煎取汁，后下切好的鸡肝 15～50 克，打入鸡蛋 1 个，煮熟食用。治疗维生素 A 缺乏所致夜盲症。

鸡　肠

【来源】　本品为雉科动物家鸡的肠。

【效用】　补肾止遗。用于遗精，遗尿，白浊，痔瘘等。

【药膳方选】

1. 鸡肠饼　雄鸡鸡肠 1 具，焙干，研细末，用面粉 250 克混匀，加水适量，和成面团，可稍加油、盐等佐料，烙成薄饼食用。治小儿遗尿，老人尿频及多尿。

2. 怀药鸡肠粉　鸡肠 1 具，洗净，焙干，炙黄，炒怀山药 30 克，共研细末，加适量白糖，每日早、晚空腹食用，连续服三、四天。治肾阳虚所致的小便频数，虚冷。

鸡　蛋

【来源】　本品为雉科动物家鸡的卵。

【成分】　含蛋白质、脂肪、多种维生素、钙、磷、铁等。蛋白质中含所有人体所需的必需氨基酸。

【性味归经】 甘、平。鸡蛋清：甘、凉；鸡蛋黄：甘、平；凤凰衣：甘、平。鸡蛋黄入心、脾、肺、胃、肾经，凤凰衣入肺经。

【效用】 养心安神，补血，滋阴润燥。用于心烦不眠，燥咳声哑，目赤咽痛，胎动不安，产后口渴，下痢，烫伤等。

【药膳方选】

1. 鸡蛋豆浆 生鸡蛋 1 个，打在大碗内，搅开，以滚沸的浓豆浆冲入碗中，调适量白糖食用。治体虚久咳。

2. 白糖蛋清羹 鸡蛋清 2 份、白糖 50 克，调匀，用沸水冲熟，温食。每日二次。治小儿鼻出血。

3. 银杏鸡蛋 鸡蛋 3 个、白果仁 3 个，共煮，食蛋和白果仁，喝汤。治白带。

4. 艾叶蛋 鲜鸡蛋 2 个，用艾叶包好放灶火内烧熟，去壳食蛋。治腹泻。

5. 归水鸡蛋 当归 9 克煎水，打入鸡蛋 2 个，红糖 50 克，煮熟，每次月经干净后食一次。治妇女血虚，月经不调或身体虚弱。

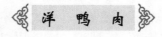
白 鸭 肉

【来源】 本品为鸭科动物家鸭的肉。

【成分】 含蛋白质、脂肪、碳水化合物、钙、磷、铁、维生素（B_1、B_2）、烟酸。

【性味归经】 甘、咸，凉。入脾、胃、肺、肾经。

【效用】 滋阴养胃，利水消肿。用于劳热骨蒸，咳嗽，水肿等。

【药膳方选】

1. 全鸭冬瓜汤 冬瓜（连皮）2 千克，鸭 1 只（去毛及内脏）、瘦猪肉 100 克，海参（或干贝）、芡实、薏米各 50 克，莲叶 1 片，共煮至鸭肉熟烂为度，调味后食用。治体虚水肿，伤暑小便黄少。

2. 大蒜烧鸭 鸭 1 只，去毛及内脏，大蒜 50 克装入鸭腹内，扎好，烧熟分数次食完。治虚性水肿。

3. 鸭肉粥 鸭肉切成薄片，同大米煮粥，调味后食用。有养阴补益及消水肿之功效。治体虚水肿。

【宜忌】 脾胃阳虚，外感初起、腹泻者忌用。

洋 鸭 肉

【来源】 本品为鸭科动物麝鸭的肉。又称旱鸭、麝香鸭、（西）洋鸭。

【性味归经】 甘、温，入肾经。

【效用】 温补肾阳，强腰膝。用于肾阳不足所致的阳痿、腰膝酸软，畏寒，神倦乏力等。

【药膳方选】 洋鸭虾米汤：洋鸭 250 克，虾米 15 克，共煮汤食用；或用洋鸭 250 克清炖食用。治肾阳虚所致的阳痿，腰膝酸软。

鸭　蛋

【来源】　本品为鸭科动物家鸭的卵。

【成分】　含蛋白质、脂肪、磷、钙、铁、钾、钠、氯、碳水化合物、维生素（A、B_1、B_2）、烟酸等。

【性味归经】　甘、咸，凉。入肺、脾经。

【效用】　清肺滋阴。用于膈热，咳嗽、喉痛、齿痛，泻痢。

【药膳方选】

1. 银耳鸭蛋　银耳 9 克，先煮，鸭蛋 1 个（后打入），加入适量冰糖调味食用。治阴虚肺燥之咳嗽痰少，咽干。

2. 冰糖鸭蛋羹　冰糖 50 克，加水溶化，打入鸭蛋 2 个，调匀蒸熟食用。治百日咳。

3. 猪肉鸭蛋　猪肉 50 克，切片先煮，鸭蛋 2 个（后打入），煮熟，加入盐等调料后食用。能补气阴，治身体虚弱。

【宜忌】　胃脘冷痛，寒食泄泻或食后胃脘胀满等脾胃阳虚之症，宜少食或忌食；本品不宜与鳖、李子同食。

鹅　肉

【来源】　本品为鸭科动物鹅的肉。

【成分】　含蛋白质、脂肪、钙、磷、铁、铜、锰、维生素（A、B_1、B_2、C）等。

【性味归经】　甘，平。入脾、肺经。

【效用】　益气补虚，和胃止渴。用于虚羸，消渴。

【药膳方选】

1. 鹅肉补阴汤　鹅肉 250 克，猪瘦肉 250 克，怀山药 30 克，北沙参 15 克，玉竹 15 克，共煮熟食用。治疗气阴不足所致的口干思饮，乏力，气短咳嗽，纳少等。

2. 鹅肉益气汤　黄芪、党参、怀山药各 30 克，鹅 1 只，去毛及内脏，与药共煮，肉熟后食用。治中气不足之消瘦、乏力、食少。

【宜忌】　脾胃阳虚、皮肤疮毒、湿热内阻者忌食。

鸽　肉

【来源】　本品为鸠鸽科动物原鸽、家鸽或岩鸽的肉。

【成分】　含粗蛋白质、粗脂肪。

【性味归经】　甘、咸，平。入肝、肾、肺经。

【效用】　滋肾益气，祛风解毒。用于虚羸，消渴，久疟，妇女血虚经闭，恶疮疥癣。

【药膳方选】

1. 清蒸鸽　鸽肉蒸食。治久疟。

2. 鸽肉山药玉竹汤　白鸽 1 只，去毛及内脏，切小块，怀山药、玉竹各 30 克，共炖熟，调味后食肉饮汤。治消渴饮多，气短，乏力等。

3. 白鸽杞精汤　白鸽 1 只，枸杞 24 克，黄精 30 克，共煮熟食用。治肾虚或老人体虚。

4. 白鸽益脾汤　白鸽 1 只，黄芪、党参各 15 克，怀山药 30 克，煮熟食肉饮汤。治脾胃虚弱，气短、乏力、饮食减少等。

5. 鸽子止渴煎　白鸽 1 只，切成小块，以土苏煎，和之咽汁。治消渴饮多。

鸽　卵

【来源】　本品为鸠鸽科动物原鸽或家鸽的蛋。

【成分】　含蛋白质、脂肪、碳水化合物、钙、磷、铁等。

【性味】　甘、咸，平。

【效用】　补虚，解疮毒、痘毒。

【药膳方选】

1. 圆肉枸杞蒸鸽蛋　鸽蛋、桂圆肉、枸杞，加冰糖，蒸熟食用。能补肾益气，治体虚。

2. 水煮鸽蛋　鸽蛋 2 个，煮食。麻疹流行时期，可连服 3～5 天，每日服 2 个以预防麻疹。

鹌　鹑

【来源】　本品为雉科动物鹌鹑的肉或全体。

【性味归经】　甘，平。入脾、胃、大肠经。

【效用】　补五脏，清利湿热。用于虚弱，泻痢，疳积，湿痹等。

【药膳方选】

1. 鹌鹑补脾汤　鹌鹑 1 只，去毛及内脏，加党参 15 克、怀山药 50 克，共煮食。治疗脾胃虚弱之食欲不振、消化不良等。

2. 鹌鹑补益汤　鹌鹑 1 只，去毛及内脏，加盐等调料，煮汤食用。有补五脏、健身之功，治体虚。

3. 鹌鹑宁嗽汤　鹌鹑 1 只，去毛及内脏，加红糖，用黄酒煮熟食用。治咳嗽日久，气短乏力等。

4. 鹌鹑枸杞杜仲汤　鹌鹑 1 只，去毛及内脏，加枸杞 30 克、杜仲 9 克，水煮熟后，去药食肉喝汤。治肝肾两虚，腰膝酸软，气短乏力等。

5. 鹌鹑赤小豆汤　鹌鹑 1 只，去毛及内脏，赤小豆 30 克，生姜几片，共煮熟食用。治痢疾。

鲫　鱼

【来源】　本品为鲤科动物鲫鱼的肉或全体。产于全国各地。

【成分】　含蛋白质、脂肪、碳水化合物、钙、磷、铁、维生素（B_1、B_2）、烟酸。

【性味归经】　甘，平。入脾、胃、大肠经。

【效用】　健脾利湿。治脾胃虚弱，纳少无力，痢疾，便血，水肿，淋病，痈肿，溃疡。

【药膳方选】

1. 鲫鱼紫蔻汤　大活鲫鱼1条，紫蔻3粒研末，放入鱼肚内，再加胡椒、陈皮、生姜等煮熟食用。治脾胃虚弱所致的不思饮食，消化不良。

2. 鲫鱼通乳汤　鲫鱼500克，通草9克，加猪前蹄1只或加漏芦6克，共煮汤，熟后，去药食肉饮汤。治产后乳汁不足。

3. 鲫鱼煮茴香　每顿用鲫鱼1条，同茴香煮食。治小肠疝气。

4. 清蒸鲫鱼　鲜鲫鱼1条，砂仁面6克，甘草末3克。将鱼去鳞及内脏，洗净，将药纳入鱼腹中，用线缝好，清蒸熟烂，分3次当菜吃（忌盐、酱20天）。治脾虚食少，腹胀，腹泻。

【宜忌】　不宜与麦冬、沙参同用；不宜与芥菜同食。

鲤　鱼

【来源】　本品为鲤科动物鲤鱼的肉或全体。产于黑龙江、黄河、长江、珠江流域及云南、新疆等地湖泊、江河中。

【成分】　含蛋白质、脂肪、钙、磷、铁、多种氨基酸（其中以谷氨酸、甘氨酸、组氨酸最丰富）、肌酸、磷酸肌酸、烟酸、维生素（A、B_1、B_2、C）、组织蛋白酶等。

【性味归经】　甘，平。入脾、肾、肺经。

【效用】　利水消肿，下气通乳。治水肿胀满，脚气，黄疸，咳嗽，气逆，乳汁不通。

【药膳方选】

1. 鲤鱼赤豆汤　鲤鱼1条，去鳞、头及内脏，赤小豆30克放入锅中加水煮熟，忌用油、盐、醋及其他调料。于早饭前或与早饭同食，治水肿及肝硬化腹水。

2. 醇酒煮鲤鱼　鲤鱼1条，米酒1500克，煮至酒干食。勿加醋、盐、豆豉等物。治全身水肿。

3. 蒜醋鲤鱼　鲤鱼1条，去鳃、鳞、肠、脏，洗净切块，先以素油煎焦黄，加酱油、糖、黄酒适量，水煨炖至熟烂，收汁后，盛平盘上，浇撒姜、蒜、韭菜碎末和醋少许，食用。本品有补虚下气的功效，治体虚久咳、气喘、胸满不舒。

4. 煨鲤鱼　大鲤鱼1条（去内脏，不去鳞）。放火中煨熟，去鳞，分次食用。治黄疸。

鲢　鱼

【来源】　本品为鲤科动物鲢鱼的肉或全体。产于长江、黑龙江、珠江流域。

【成分】　含蛋白质、脂肪、磷、钙、铁、维生素B、烟酸等。

【性味归经】　甘，温。入脾、胃经。

【效用】　温中益气，润泽皮肤。用于体虚，皮肤粗糙无光泽。

【药膳方选】

1. 鲢鱼锅蒸　鲢鱼 1 条，去鳞、鳃及内脏，干姜 6 克切片，加少许盐蒸食。治脾胃虚寒，食少腹痛，呕吐清水。

2. 鲢鱼丝瓜仁汤　鲢鱼 1 条，丝瓜仁 30 克，煮汤食用，每日一次。治产后气血不足所致的乳少。

带　鱼

【来源】　本品为带鱼科动物带鱼的肉或全体。产于黄海、渤海、南海流域。

【成分】　含蛋白质、脂肪、钙、磷、铁、碘、维生素（A、B_1、B_2）、烟酸等。

【性味归经】　甘，咸，平。入脾、胃经。

【效用】　补五脏，和中开胃，泽肤。

【药膳方选】

1. 带鱼豆豉汤　带鱼 500 克，去鳞及内脏，切块，先煮豆豉 6 克，调入生姜 3 片、陈皮 3 克、胡椒 1.5 克，煮沸后下鱼，煮熟食用。治脾胃虚寒，饮食减少，消化不良等。

2. 带鱼益气汤　带鱼 500 克，黄芪 24 克、炒枳壳 9 克，水煎，去药后食肉饮汤。治气虚所致的脱肛、胃下垂、气短、乏力等。

【宜忌】　发疥动风患者忌食。

鲦　鱼

【来源】　本品为鲤科动物鲦鱼的肉或全体。产于我国南北各河流。

【成分】　含蛋白质、脂肪、钙、磷、铁、维生素（B_1、B_2）、烟酸等。

【性味归经】　甘，温。归大肠、胃、心经。

【效用】　益气暖胃，止冷泻。

【药膳方选】

1. 陈皮白鲦汤　白鲦 1 条，去鳞及内脏，用干姜 3 片、胡椒 1.5 克、陈皮 6 克，共煮熟食用。治脾胃虚寒所致的恶心、腹冷、泄泻等。

2. 参芪鲦鱼汤　党参、黄芪各 30 克，白术 15 克、干姜 3 片，鲦鱼 1 条。前四味药加水煎取汁，煮鱼，熟后食肉喝汤。治阳虚畏寒，四肢乏力，便溏等。

3. 粉葛鲦鱼汤　鲦鱼 1 条、粉葛 250 克，用文火熬三个小时，至汤变微红色，去药，食鱼喝汤。治湿热流注、全身骨痛。

【宜忌】　阴虚喘咳者忌用。

鲚　鱼

【来源】　本品为鳀科动物鲚鱼的肉或全体。产于长江中下游。

【性味归经】　甘，温。入脾、胃经。

【效用】 补气。

【药膳方选】

1. 鲚鱼豆豉汤 鲚鱼 500 克,去鳞及内脏,生姜 3 片、胡椒粉 1.5 克、豆豉 6 克。先煮豆豉,水沸后下鱼及其他食材,待鱼熟后食用。治脾胃虚寒所致的饮食不振、消化不良等。

2. 鲚鱼汤 鲚鱼适量,去鳞及内脏,加入生姜、花椒、胡椒等调料煮汤食用。用于体弱之人调补。

【宜忌】 多食发疥,助火动疾;有湿热疮者勿食。

【来源】 本品为鲤科动物翘嘴红鲌的肉或全体。产于黑龙江、长江、黄河、辽河流域。

【成分】 含蛋白质、脂肪、钙、磷、铁、维生素 B_2、烟酸。

【性味归经】 甘,平。入肺、胃、肝经。

【效用】 健脾开胃,消食行水。

【药膳方选】

1. 白鱼首乌汤 白鱼 1 条,去鳞及内脏,当归、制首乌各 9 克,二味煎取药汁煮鱼,调味后食用。治肝阴不足,眼花,夜盲。

2. 白鱼枸杞汤 白鱼 1 条,去鳞及内脏,枸杞 30 克,共煮汤食。治肝肾阴虚之流泪,视物模糊等。

石 首 鱼

【来源】 本品为石首鱼科动物大黄鱼或小黄鱼的肉或全体。我国黄海、渤海流域均产。

【成分】 含蛋白质、脂肪、钙、磷、铁、碘、维生素(B_1、B_2)、烟酸等。

【效用】 补气,填精,开胃,安神。用于体虚,食少。

【性味归经】 甘,平。入胃、肾经。

【药膳方选】

1. 石首鱼汤 石首鱼 1 条,去鳞及内脏,加调味品共煮熟食用。治产后食欲不振。

2. 石首鱼粥 石首鱼 1 条,去鳞及内脏,与大米煮粥常食。治体虚食少。

【宜忌】 不宜多食,多食易发疮助热。

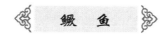

【来源】 本品为鮨科动物鳜鱼的肉或全体。产于全国江河、湖泊。

【成分】 含蛋白质、脂肪、钙、磷、铁、烟酸、维生素 B_2 等。

【性味归经】 甘,平。入脾、胃经。

【效用】 补气血,益脾胃。用于虚劳羸瘦,肠风下血。

【药膳方选】

1. 鳜鱼汤　鳜鱼1条，去鳞及内脏，加姜、葱、盐、酱、胡椒等调料共煮食用。用于养血，补虚损。治贫血，食欲不振。

2. 鳜鱼补养汤　鳜鱼1条，去鳞及内脏，黄芪、党参各15克，怀山药30克，当归头12克。诸药先煎取汁，入鱼共煮熟食用。可调补气血。治病后体弱及老年体弱。

鲮　鱼

【来源】　本品为鲤科动物鲮的肉或全体。产于珠江流域及海南。

【性味】　甘，平。

【效用】　益气血，强筋骨，活血行气，逐水利湿。治体虚，软弱无力，膀胱结热，黄疸，水臌。

【药膳方选】

1. 鲮鱼汤　鲮鱼1条，去鳞及内脏。加姜、葱、胡椒、盐等调味煮食之。用于益气血，健筋骨。治体虚，软弱无力。

2. 鲮鱼逐水汤　鲮鱼1条，去鳞及内脏，党参18克，茯苓、薏苡仁、山药各15克，共煮汤，熟后去药食肉饮汤。治腹水。

【禁忌】　阴虚喘嗽者忌食。

勒　鱼

【来源】　本品为鲱科动物勒鱼的肉或全体。产于我国沿海。

【性味归经】　甘、咸，平。入肺、脾经。

【效用】　开胃，暖中，补虚。

【药膳方选】

1. 勒鱼健脾汤　勒鱼2条，去鳞及内脏，加党参15克，怀山药30克，共煮食。用于脾胃虚弱之饮食不振，消化不良。

2. 勒鱼汤　勒鱼1条，去鳞及内脏，加盐及调料，煮汤食用。用于补虚和强身健体。

鲥　鱼

【来源】　本品为鲱科动物鲥鱼的肉或全体。主产于南海及东海，亦见于长江、珠江、钱塘江中下游。

【成分】　含蛋白质、脂肪、碳水化合物、钙、磷、铁、维生素（B_1、B_2）、烟酸。

【性味归经】　甘，平。入脾、肺经。

【效用】　开胃，暖中，补虚。

【药膳方选】

1. 鲥鱼健脾汤　鲥鱼1条，党参、白术各15克，怀山药30克。先煎药滤渣，取药汁再与鱼共煮，熟后食用。治脾胃虚弱所致的食少，食后腹胀，四肢无力等。

　　2. 清蒸鲥鱼　鲥鱼 1 条，去鳞及内脏，加姜、花椒、胡椒等调料，蒸熟常食。用于开胃，健脾，补虚。治体虚食少。

鲂　鱼

　　【来源】　本品为鲤科动物三角鲂的肉或全体。

　　【性味归经】　甘，平。入脾、胃经。

　　【效用】　补胃养脾，祛风，调胃气，利五脏。

　　【药膳方选】

　　1. 鲂鱼健脾汤　鲂鱼 500 克，党参 15 克，山药 12 克，共煎，熟后去药食肉饮汤。治疗脾胃气虚所致的食少，消化不良等。

　　2. 清汤鲂鱼　鲂鱼 500 克，去鳞及内脏，切块，先将生姜 3 片、陈皮 3 克、胡椒 0.2 克、花椒 3 克水煮，下鱼煮熟后食用。能补脾养胃、益气强身。

　　【宜忌】　患疳、痢者忌食。

鳙　鱼

　　【来源】　本品为鲤科动物鳙鱼的肉或全体。产于长江下游。

　　【成分】　含蛋白质、脂肪、磷、钙、铁、维生素 B、烟酸。

　　【性味归经】　甘，温。入胃经。

　　【效用】　暖胃，益脑髓，去头眩。

　　【药膳方选】

　　1. 鳙鱼豆豉汤　鳙鱼 500 克，去鳞及内脏，先煮豆豉 6 克，水沸后下鱼，调入生姜 3 片，陈皮 3 克，胡椒 1.5 克，煮熟食用。用于脾胃气虚或阳虚所致的食欲不振，消化不良等。

　　2. 鳙鱼党参健胃汤　鳙鱼 1000 克，去鳞、鳃及内脏，放入党参 15 克、草果 1.5 克、陈皮 3 克、桂皮 3 克、干姜 6 克、胡椒 10 粒，加葱、酱、盐调味，共煮汤，熟后食肉喝汤。治脾胃虚寒所致的干呕、食少、脘腹隐痛。

　　3. 鳙鱼川芎白芷汤　鳙鱼头一个、川芎 60 克、白芷 60 克，共炖熟，去药食肉喝汤。治头风眩晕。

鲻　鱼

　　【来源】　本品为鲻科动物鲻鱼的肉或全体。产于我国沿海。

　　【性味归经】　甘，平。入胃经。

　　【效用】　开胃，通利五脏，助脾气，益筋骨，益气力，温中下气。

　　【药膳方选】

　　1. 清炖鲻鱼　鲻鱼 500 克，去鳞及内脏，调入生姜、陈皮、花椒、胡椒适量煮熟食用。

用于脾虚之食少。

2. 鲻鱼黄芪山药汤 鲻鱼 500 克、黄芪 15 克、怀山药 15 克，先煎汤，滤渣取汁，将鱼同药汁共煮，熟后食用。用于健脾开胃，益气强筋。

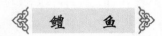

鳢　鱼

【来源】 本品为鳢科动物乌鳢的肉或全体。我国大部分地区均产。
【成分】 含蛋白质、脂肪、钙、磷、铁、维生素（B_1、B_2）、烟酸。
【性味归经】 甘，寒。入脾、胃、肺、大肠经。
【效用】 健脾利水。用于水肿，湿痹，脚气，痔疮，疥癣。
【药膳方选】

1. 鳢鱼冬瓜汤 大鳢鱼 1 条，去肠杂，留鳞洗净，加等量冬瓜，同煮烂，加少量葱白、大蒜，不加盐，熟后喝汤吃鱼，每日一次，连续吃 3～7 天。治脚气浮肿，孕妇水肿，肾脏病及心脏病所致水肿和营养障碍性水肿。

2. 清蒸鳢鱼豆 鳢鱼 1 条，去肠留鳞，将大蒜瓣和赤小豆填入鱼腹中，以装满为度，不加盐，蒸熟后可蘸少许糖醋，分数次吃，连服数天，治慢性肾炎或胃病综合征。

3. 鳢鱼姜枣汤 鳢鱼 1 条、生姜 3 片、红枣 3 枚同煮，每周服 2～3 次。治肺结核。

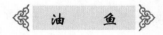

油　鱼

【来源】 本品为鲤科动物拟圆唇鱼的肉或全体。产于长江上游、岷江，亦见于云南。
【性味】 甘，平。无毒。
【效用】 和养脏腑，补益元气。治泻痢日久，吐血，女子崩漏。
【药膳方选】

1. 油鱼补益汤 油鱼 2 条，去鳞和内脏，加生姜、胡椒等煮熟食用。用于补养脏腑，大补元气。

2. 油鱼参芪怀药汤 油鱼 1 条，去鳞及内脏，加党参、黄芪各 15 克，怀山药 10 克共煎煮，待肉熟后，去药食肉喝汤。治脾虚久泻不止，女子崩漏等。

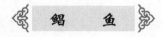

鲳　鱼

【来源】 本品为鲳科动物银鲳的肉或全体。产于我国沿海。
【性味归经】 甘，平，温。入脾、胃经。
【效用】 健脾养血，充精，益胃气。
【药膳方选】

1. 鲳鱼汤 鲳鱼 500 克，去鳞及内脏，加调料煮食之。用于开胃健脾、补血。

2. 鲳鱼补血汤 鲳鱼 500 克，党参、当归、熟地各 15 克，怀山药 30 克，先煎药，滤渣取药汁，再放入鱼共煮，熟后食肉喝汤。治血虚所致的头晕眼花、心悸失眠、神疲乏力等。

鳗鲡鱼

【来源】　本品为鳗鲡科动物鳗鲡鱼的肉或全体。产于长江、闽江、珠江流域及海南岛。

【成分】　含蛋白质、脂肪、钙、磷、铁、维生素（A、B_1、B_2、C），从肌肉中还分离得肌肽和鹅肌肽。

【性味归经】　甘，平。入肝、肾、脾经。

【效用】　补虚羸，祛风湿，杀虫。用于虚劳骨蒸，风湿痹痛，肠风，痔瘘，疮疡，脚气，风疹，小儿疳积，妇女崩漏等。

【药膳方选】

1. **鳗鲡汤**　鳗鲡鱼 500 克，去鳞及内脏，煮熟后放盐、醋食用。治骨蒸劳热及肠风下血。

2. **鳗鲡山药汤**　鳗鲡鱼 500 克，怀山药 30 克，共煮汤食。治一切虚劳。

3. **鳗鲡鱼片**　鳗鲡鱼 1 条，去内脏切段，水煮或油煎，加椒、盐等调味食。治痔疮。

青　鱼

【来源】　本品为鲤科动物青鱼的肉或全体。主产于长江以南平原地区的江河、湖泊。

【成分】　含蛋白质、脂肪、钙、磷、铁、维生素（B_1、B_2）、烟酸等。

【性味归经】　甘，平。入肝、脾、胃经。

【效用】　补气化湿。用于脚气，脚弱无力，湿痹下肢重痛。

【药膳方选】

1. **青鱼党参汤**　青鱼 500 克，去鳞及内脏，放入党参 9 克、草果 1 克、陈皮 1.5 克、桂皮 1.5 克、干姜 3 克、胡椒 5 粒，加葱酱调味共煮，熟后食肉喝汤。治脾胃阳虚或气虚所致的饮食不振，胃及腹部隐痛等。

2. **青鱼煮韭黄**　青鱼 500 克，去鳞及内脏，加韭黄 250 克，煮食之。治脚气脚弱，除烦，益心力。

3. **青鱼粥**　青鱼 500 克，去鳞及内脏，与大米煮粥，加少许盐食用。补益气血，治虚劳。

鲈　鱼

【来源】　本品为鮨科动物鲈鱼的肉或全体。主产于沿海一带及河口和江河中。

【成分】　含蛋白质、脂肪、碳水化合物、钙、磷、铁、维生素（B_1、B_2、A）、烟酸。

【性味】　甘，平。

【效用】　益脾胃，补肝肾。用于水气，风痹，并能安胎。

【药膳方选】

1. **鲈鱼汤**　鲈鱼 1 条，去鳞及内脏，煮熟食。用于健脾胃和滋补强壮。

2. **鲈鱼五味子汤**　鲈鱼 1 条，去鳞及内脏，五味子 50 克，浸润，共煮熟食用。治乏力，失眠。

鲃 鱼

【来源】　本品为鲤科动物锯倒刺鲃的肉或全体。主产于云南、江西、海南等地。

【性味归经】　甘，热，有小毒。入脾、肾经。

【效用】　壮阳，温中补虚。

【药膳方选】

1. 鲃鱼粥　鲃鱼 1 条，去鳞及内脏，与大米或高粱米煮粥，加入调料食用。治脾胃虚弱，消化不良。

2. 鲃鱼桂蔻汤　鲃鱼 500 克，肉桂、蔻仁、茴香、生姜少许，加调料煮熟食用。治反胃，消化不良，腹部隐痛，腰膝冷痛等脾肾虚寒症状。

3. 鲃鱼芪水煎　鲃鱼 1 条，鱼鳔、黄芪共水煮调味食。治疗阳气不足所致的遗尿，小便频数等症。

4. 鲃鱼虾米羹　鲃鱼，去骨、鳞及内脏，切薄片做羹，加大葱、生姜及虾米，肉熟后食用。治肾虚阳痿。

鱼 鳔

【来源】　本品为石首科动物大黄鱼、小黄鱼等的鱼鳔。主产于福建、浙江、上海等地。

【成分】　含蛋白质、脂肪、钙、磷、铁等。

【性味归经】　甘，平。入肾、肝经。

【效用】　补肾益精，补肝息风，止血，抗癌。用于肾虚遗精，产后风痉，破伤风，吐血，崩漏，创伤出血等。

【药膳方选】

1. 鱼鳔酥　鱼鳔用油炸酥，压碎，每次服 6 克，每日 3 次。可辅助治食道癌、胃癌。

2. 鱼鳔末　鱼鳔烧存性，为末，临睡时以葱酒送服 9 克。治头风。

【宜忌】　食欲不振和痰湿盛者忌用。

龙 虾

【来源】　本品为龙虾科动物龙虾的肉或全体，产于我国沿海。

【成分】　含蛋白质、脂肪、糖原、维生素（A、B_1、B_2、C）、烟酸、维生素 E、碘、钙、磷、铁。尚含胆固醇、β-胡萝卜素等。

【性味归经】　甘、咸，温。入脾、肝、肾经。

【效用】　温肾壮阳，健胃化痰。用于肾虚阳痿，脾虚食少等。

【药膳方选】

1. 炒醉虾　活龙虾酒中醉死后炒食。治肾虚阳痿。

2. 虾皮菜　如虾皮炒韭菜、虾皮紫菜馄饨汤、虾皮白菜、虾皮蒸蛋羹汤等。用于预防小儿佝偻病。

【禁忌】 为促进钙的吸收，用虾皮炒菜做汤时，不与大罗菜、厚皮菜、苋菜、圆叶菠菜同食（易形成不溶性钙盐而难以被人体吸收）。阴虚火旺和疮肿及皮肤病患者忌食。

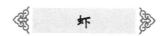

对　虾

【来源】 本品为对虾科动物对虾的肉或全体。产于我国沿海。

【成分】 含蛋白质 20.6%、脂肪 0.7%、碳水化合物 0.2%、钙、磷、铁、维生素（A、B_1、B_2）、烟酸，体肌含原肌球蛋白、副肌球蛋白等。

【性味归经】 甘、咸，温。入脾、肝、肾经。

【效用】 补肾壮阳，化痰开胃。

【药膳方选】

1. **对虾酒**　鲜对虾 1 对，浸白酒一周，每日随量饮酒。治性功能减退，阳痿。

2. **酒煮对虾**　对虾适量，微炒，用黄酒煮食，连续食三天。治产后乳少。

3. **韭菜虾子**　生对虾 100 克，韭菜 250 克，加盐、油同炒熟食。治阳痿。

【禁忌】 阴虚火旺和疮肿及皮肤病患者忌食。

虾

【来源】 本品为长臂虾科动物青虾等多种淡水虾的肉或全体。产于我国南北各地淡水湖泊、河流中。

【成分药理】 含蛋白质、脂肪、碳水化合物、钙、磷、铁、维生素（A、B_1、B_2）、烟酸等。大静脉注射青虾肉提取物，可使淋巴中蛋白浓度升高，凝固性下降，胸导管淋巴流量显著增加，血浆中有三磷酸腺苷（ATP）出现。

【性味归经】 甘，温。入肝、肾经。

【效用】 补肾壮阳，通乳托毒。用于阳痿，乳汁不下，丹毒，痛疽，臁疮等。

【药膳方选】

1. **虾米酒**　虾肉 100～150 克，用黄酒炖烂，猪蹄汤送服。治产后乳汁不下或乳少。

2. **虾米韭菜**　虾肉 50 克，用水浸软，同韭菜炒熟食用。治肾虚阳痿。

3. **虾米虫草九香虫汤**　虾 50 克、冬虫夏草 9 克、九香虫 9 克，水煮调味食，每日一剂。治肾虚阳痿，神疲乏力，腰膝酸痛等。

4. **虾米炖豆腐**　虾 15 克，豆腐 3 块，加葱、姜、盐炖熟食用。可用于脾肾阳虚患者的调养。

5. **黄芪鲜虾汤**　大活虾 10 只，生黄芪 9 克，煮汤食用。治寒性脓疮久不收口。

【禁忌】 阴虚火旺及患有皮肤疥疮、湿疹、癣等皮肤病患者忌食。

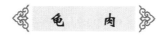

龟　肉

【来源】 本品为龟科动物乌龟的肉。产于我国大部分川泽湖池中。

【成分】 含蛋白质、脂肪、糖类、烟酸、维生素 B_1、维生素 B_2。

【性味归经】 甘、咸，平。入肝、肾、肺经。

【效用】 滋阴补血。用于血虚体弱，阴虚骨蒸潮热，久咳咯血，久疟，肠风下血等。

【药膳方选】

1. 龟肉百合红枣汤 龟肉 250 克，百合 50 克，红枣 10 枚，共煮汤调味食用。治阴虚之失眠，心烦，心悸等。

2. 龟煮核桃杜仲 龟肉 250 克，核桃肉 100 克，杜仲 9 克，煮熟后去杜仲调味食。治肾虚腰痛。

3. 龟肉炖枳壳 龟肉 250 克，炒枳壳 15 克。煮熟去药食肉饮汤。治胃下垂，子宫脱垂。

4. 全龟炖鸡 全龟一只（约 250 克），去内脏，小公鸡肉 250 克，共炖熟加盐调味食用。治老年肾虚尿多。

5. 红烧龟肉 龟 1 只，取肉，加调料红烧食。治虚劳咯血，骨蒸潮热。

【禁忌】 龟肉不宜与猪肉、苋菜、瓜等同食。

鳖 肉

【来源】 本品为鳖科动物中华鳖的肉。产于我国大部分地区。

【成分】 含蛋白质、脂肪、碳水化合物、钙、磷、铁、维生素（A、B_1、B_2）、烟酸等。

【性味归经】 甘，平。入肝经。

【效用】 滋阴凉血。用于骨蒸劳热、久疟、久痢，崩漏带下，瘰疬，脱肛。

【药膳方选】

1. 鳖鱼补肾汤 鳖 1 只、去肠脏及头，枸杞 30 克、怀山药 30 克、女贞子 15 克、熟地 15 克，共煮熟后去药调味食。治肝肾阴虚所致的腰膝酸痛，遗精，头昏，眼花等。

2. 鳖鱼炖大蒜 鳖 500 克，大蒜 100 克，白糖、白酒适量，加水炖熟食用。治慢性肾炎。

3. 鳖鱼槟榔汤 鳖 1 只，去肠脏及头，加槟榔 12 克，大蒜适量，共煮熟食肉饮汤。连服数天。治臌胀病。

4. 鳖鱼滋阴汤 鳖 250 克、百部 9 克、地骨皮 9 克、生地 24 克、知母 9 克，水煎去药饮用。每日一剂。治阴虚及肺结核潮热、盗汗、手足心热。

5. 全鳖猪大肠 活鳖 1 只，去内脏，猪大肠 500 克共炖，食盐调味，食肉喝汤。治脱肛。

【禁忌】 孕妇及脾胃阳虚者忌食。

乌 贼 肉

【来源】 本品为乌贼科动物无针乌贼或金乌贼的肉。乌贼又名墨鱼。

【性味归经】 咸，平。入肝、肾经。

【效用】 养血滋阴。用于血虚经闭，崩漏，带下。

【药膳方选】

1. 墨鱼炖鸡 墨鱼 1 只（去皮膜和脊骨）洗净，母鸡 1 只（去毛、腹脏，洗净），加盐、姜等共炖熟食用。用于产妇补益气血，增加乳汁。

2. 墨鱼桃仁汤　墨鱼 1 只，桃仁 10 枚，共煮食。治经闭。

蛤　蜊　肉

【来源】　本品为蛤蜊科动物四角蛤蜊或其他各种蛤蜊的肉。产于我国沿海一带。

【成分】　含蛋白质、脂肪、碳水化合物、钙、磷、铁、维生素（A、B$_1$、B$_2$、C）、烟酸、碘等。

【性味归经】　咸，寒。入胃经。

【效用】　滋阴，利尿化痰，软坚散结。用于瘿瘤、痔疮、水肿、痰积等。

【药膳方选】

1. 炖蛤蜊　蛤蜊肉炖熟食用。一日三次。治消渴。

2. 蛤蜊炒韭菜　蛤蜊肉、韭菜（韭黄更好）炒后食用。治肺结核潮热，阴虚盗汗，颧红。

3. 蛤蜊白玉山药肉　蛤蜊肉、百合、玉竹、怀山药，共煮汤调味食用。治阴虚所致的口渴、干咳、心烦、手足心热等。

【禁忌】　阳虚体质和脾胃虚寒腹痛、泄泻者忌用。

海　蜇

【来源】　本品为海蜇科动物海蜇。其口腕部俗称"海蜇头"，其伞部俗称"海蜇皮"。产于我国东南沿海。

【成分药理】　含蛋白质、脂肪、碳水化合物、钙、磷、铁、维生素（B$_1$、B$_2$）、烟酸、碘、胆碱等。海蜇头煎液似有乙酰胆碱样作用；海蜇煎液可降低血压，舒张血管。

【性味归经】　咸，平。入肝、肾经。

【效用】　清热化痰，消积，润肠。用于痰咳，哮喘，痞积胀满，大便燥结，脚肿，痰核等。

【药膳方选】

1. 雪羹汤　海蜇 50 克，荸荠 4 枚，煎汤服用。治阴虚痰热，大便燥结，以及各期高血压。

2. 荸荠煮海蜇　荸荠与海蜇同煮，去海蜇食荸荠。治小儿积滞。

3. 海蜇马蹄煎　海蜇和马蹄适量煮汤常服。治肺热咳嗽，咳吐黄脓痰。

【禁忌】　脾胃虚寒者勿食。

海　参

【来源】　本品为刺参科动物刺参或其他各种海参的全体。产于黄海、渤海一带。

【成分】　含粗蛋白质、碘、甾醇、钙、磷、铁、三萜醇等。

【性味归经】　甘、咸，温。入心、肾、脾、肺经。

【效用】　补肾益精，养血润燥。用于精血亏损，身体虚弱，消瘦乏力，阳痿遗精，小便频数，肠燥便秘等。

【药膳方选】

1. 海参肉片汤　海参（浸透）、猪瘦肉共切，熬汤，熟后调味食。治病后气血亏损或体弱。

2. 海参木耳炖猪大肠　海参、木耳（切烂）与猪大肠共炖，调味食之。治虚火燥结，大便困难。

3. 海参羊肉汤　海参（浸透）、羊肉共切片煮汤，加盐、姜等调味食之。治肾虚阳痿，小便频数。

4. 参枣散　海参、大枣（去核）焙干为末，每服9克，一日两次，温开水送服。治血虚证。

5. 海参汤　海参每日煎汤服。治休息痢。

【禁忌】　脾虚腹泻、痰多者忌食。

淡　菜

【来源】　本品为贻贝科动物厚壳贻贝和其他贻贝类的贝肉。产于黄海、渤海、东海一带。

【成分】　含蛋白质、脂肪、碳水化合物、钙、磷、铁、维生素 B_2、烟酸。

【性味归经】　咸，温。入脾、肾经。

【效用】　补肝肾，益精血，助肾阳，消瘿瘤。用于虚劳羸瘦，眩晕，盗汗，阳痿，腰痛，吐血，崩漏，带下，瘿瘤，疝瘕等。

【药膳方选】

1. 淡菜汤　淡菜500克，加调料煮汤服，连续服用。治肝肾阴虚之头晕及盗汗等。

2. 淡菜炖狗肉　淡菜、狗肉加调料共炖熟服食。治脏寒腹痛，阳痿阴冷。

3. 淡菜煮韭菜　淡菜用黄酒浸泡，和适量韭菜煮食，每日一次，疗程不限。治头晕，腰痛，小便余沥，妇女白带，小腹冷痛。

泥　鳅

【来源】　本品为鳅科动物泥鳅的肉或全体。产于我国南北各地。

【成分】　含蛋白质、脂肪、碳水化合物、钙、磷、铁、维生素（A、B_1、B_2）、烟酸等。

【性味归经】　甘，平。入脾、肺经。

【效用】　补中气，祛湿邪。用于消渴，阳痿，传染性肝炎，痔疾，疥癣等。

【药膳方选】

1. 泥鳅荷叶汤　泥鳅、鲜荷叶共煮汤食。治消渴饮水无度。

2. 泥鳅豆腐　泥鳅炖豆腐食。治湿热黄疸，小便不利。

3. 泥鳅汤　泥鳅、鱼鳅串、侧耳根、蒲公英共炖汤服。治湿热所致的皮肤起疹发痒。

4. 煎泥鳅　泥鳅 200 克，用花生油煎至焦黄，调味水煮，熟后食用。可补脾胃，健身体。

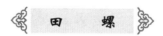

鳝　鱼

【来源】　本品为鳝科动物黄鳝的肉或全体。产于我国南北各地。

【成分】　含蛋白质、脂肪、钙、磷、铁等。

【性味归经】　甘，温。入肝、脾、肾经。

【效用】　补虚损，除风湿，强筋骨。用于体虚乏力，风寒湿痹，产后淋沥，下痢脓血，痔疮，臁疮等。

【药膳方选】

1. 鳝鱼补气汤　鳝鱼 1 条去内脏，猪瘦肉 100 克，黄芪 15 克，共煮熟去药调味食用。治气血虚所致的体倦乏力，心悸气短，头昏眼花等。

2. 鳝鱼强筋健骨汤　鳝鱼 1 条去内脏，党参 15 克，当归 9 克，牛蹄筋 15 克，共炖熟后去药调味食用。补气血、健筋骨，治气血不足，筋骨软弱无力。

3. 清汤鳝鱼　鳝鱼 1 条去内脏，加盐和调料，煮熟后，食肉饮汤。治中气下陷，脱肛，子宫下垂。

4. 鳝鱼红糖散　鳝鱼 1 条，红糖（炒）9 克。去鳝鱼肚杂，以新瓦焙干，和糖研末，温开水吞服。治久痢虚证、便脓血。

【禁忌】　外感发热、腹部胀满者忌用。

田　螺

【来源】　本品为田螺科动物中国田螺或其同属动物的全体。产于我国大部分地区。

【成分】　含蛋白质、脂肪、碳水化合物、钙、磷、铁、维生素（B_1、B_2、A）、烟酸等。

【性味归经】　甘、咸，寒。入脾、胃、肝、大肠经。

【效用】　清热利水。治热结小便不利，黄疸，脚气，水肿，消渴，痔疮，便血，目赤肿痛，疔疮肿毒。

【药膳方选】

1. 田螺汤　大田螺 10～20 个，养于清水中，漂去泥，取出田螺肉，加半小杯黄酒拌和，再加水炖熟饮汤，每日一次。治湿热黄疸，小便不利，消渴。

2. 豉螺汤　田螺加葱、豆豉煮食，饮汁。用于酒醉不醒。

3. 焦螺煎　取田螺挑出螺肉，晒干，炒焦，水煎服。每日 3 次，每次 9 克。治菌痢。

【禁忌】　多食寒中、脾虚者忌食。

蚕　蛹

【来源】　本品为蚕蛾科昆虫家蚕蛾的蛹。产于我国养蚕区。

【成分药理】　含蛋白质、脂肪、多种维生素等。本品提纯物有降低血清胆固醇和改善肝功能的作用。

【性味归经】　甘、辛、咸，温。入脾、胃经。

【效用】　补虚劳，祛风湿。用于小儿疳积，消瘦，消渴。

【药膳方选】

1. 炒蚕蛹　蚕蛹炒熟，调蜜吃。治小儿疳疾。

2. 酒煮蚕蛹汤　蚕蛹 30 克，米酒一盅，水一盅，同煎取汁约一盅服。治消渴心烦神乱。

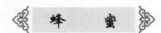

蜂　蜜

【来源品质】　本品为蜜蜂科昆虫中华蜜蜂所酿的蜜糖。产于我国大部分地区。以稠如凝脂、味甜纯正、清洁无杂质、不发酵者为佳。

【成分】　主要含糖类（果糖、葡萄糖、蔗糖、麦芽糖）、含氮化合物（蛋白质、胨、胚、氨基酸、过氧化氢酶、转化酶、淀粉酶、乙酰胆碱）、有机酸（柠檬酸、琥珀酸、乙酸）、挥发油、蜡、维生素（A、B_1、B_2、C、K、B_6）、酶类、色素、镁、钙、钾、钠、硫、磷及微量元素铁、锰、铜、镍等。

【性味归经】　甘，平。入肺、脾、大肠经。

【效用】　补中润燥，止痛，解毒。用于体虚，肺燥咳嗽，肠燥便秘，胃脘疼痛，鼻渊，口疮，烫伤；解乌头毒。

【药膳方选】

1. 蜂蜜蒸梨（或萝卜）　大白梨（挖去核）一枚或白萝卜（挖空）一个，蜂蜜 30 克放于梨内或萝卜内，蒸熟食，一日两个，连服数日。治阴虚肺燥干咳，久咳痰少，咽干口燥，手足心热等。

2. 首乌丹参蜂蜜汁　制首乌、丹参各 15 克，水煎去渣取汁，调入蜂蜜 15 克，每日一剂。治动脉硬化，高血压，慢性肝炎。

3. 蜂蜜饮　蜂蜜 15 克，青盐 3 克，每日早晨空腹时用温开水冲服。治习惯性便秘。

4. 山药蜂蜜煎　怀山药 30 克，鸡内金 9 克，水煎去药取汁，调入蜂蜜 15 克饮服，每日两剂。治脾胃虚所致的食欲不振，消化不良。

【禁忌】　脾虚泄泻及湿阻中焦的脘腹胀满、苔厚腻者忌食。

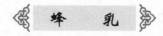

蜂　乳

【来源】　本品为蜜蜂科昆虫中华蜜蜂等的工蜂咽腺分泌的乳白色胶状物和蜂蜜配制而成的液体。

【成分药理】　含蛋白质、脂肪、糖类、多种氨基酸、酶、维生素（B_1、B_2）、泛酸、叶酸及胆碱类物质等。

蜂乳能加强机体抵抗力及促进生长；口服或注射能增大红细胞的直径和网织红细胞的血红蛋白直径，血铁含量显著增加，并使血小板数目增多，王浆的醚溶性部分对实验性白血病、淋巴瘤、乳腺癌有一定疗效，但过量使用会导致中毒。

【性味归经】　甘、酸，平。入脾、肝经。

【效用】　滋补，强壮，益肝，健脾。用于病后虚弱，小儿营养不良，老年体衰，传染性肝炎，高血压，风湿性关节炎，十二指肠溃疡。

【药膳方选】

1. 王浆蜂蜜　将蜂王浆配成 1% 的王浆蜂蜜（王浆与蜂蜜配成），口服用。4 岁以下用 5 克，5～10 岁用 10 克，10 岁以上用 20 克，每日一剂，二次分服，20 天为 1 个疗程，连服 3 个疗程。治传染性肝炎。

2. 芎麻王浆　川芎、天麻、王浆和蜂蜜，采取现代制剂方法制成。治肝阳上亢所致偏头痛，高血压，风湿病。

三、蔬　菜　类

菠　菜

【来源】　本品为藜科植物菠菜的带根全草。产于全国各地。

【成分】　主要含蛋白质、脂肪、碳水化合物、钙、磷、铁、胡萝卜素、维生素（B_1、B_2、C）、烟酸、草酸、芦丁、氟、α-生育酚、6-羟甲基喋啶二酮。

【效用】　滋阴润燥，养血止血。用于衄血，便血，坏血病，消渴引饮，大便涩滞。

【药膳方选】

1. 菠菜银耳煎　鲜菠菜 150～200 克，银耳 9 克，水煎调味服。每日 3 次，治消渴，口渴多饮。

2. 菠菜拌海蜇　菠菜洗净，放沸水中烫 2～3 分钟，捞出。将海蜇皮洗净切丝放入沸水中烫后，加生姜丝、葱丝、少量盐、味精及麻油拌食。治高血压头痛。

3. 菠菜猪肝汤　水沸后，加生姜丝和少量盐调味，放入菠菜、猪肝（切片），熟后食用。治贫血。

【禁忌】　便溏及腹泻者忌用。

苋　菜

【来源品质】　本品为苋科植物苋的茎叶。产于全国大部分地区，以肥而嫩者佳。

【成分】　含甜菜碱、草酸盐、蛋白质、脂肪、糖类、胡萝卜素、烟酸、维生素 C 等。

【性味归经】　甘，凉。归大肠、小肠经。

【效用】　清热利窍。用于赤白痢疾，二便不通。

【药膳方选】

1. 苋菜粥　紫苋菜 1 把，水煎，滤渣，取其汁同糯米 100 克共煮粥，空腹食。治产前、产后赤白痢。

2. 苋菜汤　紫苋菜 200 克，用四碗水煮至一碗，温服。治子宫癌。

3. 苋子煎　紫苋菜子 9 克，或用加倍量的紫苋菜。水煎服，一日二次。治麻疹未透。

【禁忌】　脾虚便溏者慎服。

冬 苋 菜

【来源品质】　本品为锦葵科植物冬葵的幼嫩地上部分。全国各地均产。以青新嫩绿、无虫及无黄叶者为佳。

【成分】　含黏液质。

【性味归经】　甘，寒。入肺、膀胱、大肠经。

【效用】　清热，利水，滑肠。用于肺热咳嗽，热痢，黄疸，二便不通。

【药膳方选】

1. 冬苋菜粥　冬苋菜、粳米适量，煮粥食。治肺炎。

2. 冬葵肉汤　冬苋菜 60 克，天胡荽 90 克，紫花地丁 60 克，车前草 30 克，猪瘦肉 90 克，共炖，去药渣，食肉喝汤，顿服。治黄疸。

3. 冬苋菜汁　嫩冬苋菜绞汁，频服，少量多次。治小儿发斑。

【禁忌】　脾虚泄泻者忌服；孕妇慎服。

芹 菜

【来源】　本品为伞形科植物旱芹的全草。产于全国大部分地区。

【成分药理】　茎叶含芹菜苷、佛手柑内酯、挥发油、有机酸、胡萝卜素、糖类等。有降压、利尿作用。

【性味归经】　甘、苦，凉。归肺、胃、肝经。

【效用】　平肝清热，祛风利湿。用于高血压，眩晕头痛，面红目赤，血淋，痈肿等。

【药膳方选】

1. 芹菜汁　鲜芹菜 500 克，捣取汁，开水冲服，每日一剂。治高血压或肝火上攻引起的头胀痛。

2. 芹枣汤　芹菜 250 克，大枣 10 枚，同水煎，食枣喝汤。治高血压。

3. 芹菜枣仁汤　芹菜 90 克，酸枣仁 9 克，共煎服。治失眠。

【禁忌】　脾胃虚寒者禁食。

马 齿 苋

【来源】　本品为马齿苋科植物马齿苋的全草。产于我国大部分地区。以新鲜、肥嫩者为佳。

【成分药理】　含大量去甲肾上腺素和多量钾盐。尚含多种有机酸、氨基酸、脂肪、糖、钙、磷、铁、维生素（A、B$_1$、B$_2$、C）、生物碱、香豆精类、黄酮类、强心苷和醌苷等。对痢疾杆菌、伤寒杆菌、大肠杆菌及金黄色葡萄球菌有抑制作用；马齿苋提取液对大鼠、兔及犬的在位子宫有明显的兴奋作用。

【性味归经】 酸，寒。归大肠、肝、脾经。

【效用】 清热解毒，散血消肿。治热痢脓血，热淋，血淋，带下，痈肿，恶疮，丹毒，瘰疬等。

【药膳方选】

1. 马齿苋粥 马齿苋（切）2 大把，粳米适量共煮粥。不放盐、醋，空腹淡食。治血痢。

2. 马齿苋白糖煎 生马齿苋 1 把，洗净捣绞汁 30 毫升，加冷开水 100 毫升，白糖适量。每日服 3 次，每次 100 毫升。治阑尾炎。

3. 马齿鸡子白 马齿苋捣绞汁 200 毫升，鸡蛋一个取蛋白，加入少量水搅匀蒸熟，再下马齿苋汁，搅匀，微温顿饮。治赤白带下。

【禁忌】 凡脾胃虚寒、肠滑作泻者勿用。

白　菜

【来源】 本品为十字花科植物青菜的幼株（又称小白菜）或白菜的叶球（又称大白菜）。

【成分】 含蛋白质、脂肪、碳水化合物、粗纤维、钙、磷、铁、胡萝卜素、维生素（B_1、B_2、C）、烟酸等。

【性味归经】 甘，平。归肠、胃经。

【效用】 解热除烦，通利肠胃。用于肺热咳嗽，便秘，丹毒，漆疮。

【药膳方选】

1. 白菜红糖水 鲜白菜、生萝卜各 3 片，取汁放红糖适量，分二次服下。治木薯中毒。

2. 白菜汤 白菜用开水煮汤食。治大小便不利，身热口渴。

3. 白菜解毒汤 白菜绞汁。加白矾 15 克，豆油 100 克，搅匀多量频服。治石油中毒。

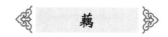

蕹　菜

【来源】 本品为旋花科植物蕹菜的茎叶。主产于长江流域。

【成分药理】 含蛋白质、脂肪、糖类、钙、磷、铁、烟酸、胡萝卜素、维生素（B_1、B_2、C）等。有报道称紫色蕹菜中含有胰岛素样成分，可用于治糖尿病。

【性味归经】 甘，平。入肠、胃经。

【效用】 止血，通便，解毒。用于鼻衄，便血，痔疮，便秘，淋浊，痈肿等。

【药膳方选】

1. 蕹菜萝卜汁 蕹菜连根，白萝卜适量，同捣烂，取汁一杯，用蜂蜜调服。治肺热咳嗽，鼻出血。

2. 蕹菜玉米须煎 蕹菜根 100 克，玉米须 30 克，水煎服。治糖尿病。

3. 鲜蕹菜汁 鲜蕹菜洗净，捣烂取汁，和蜂蜜酌量，服之。治浊淋，尿血，便血。

4. 蕹菜糖水 蕹菜数根，和糖捣烂，冲入沸水服。治鼻出血不止。

藕

【来源】 本品为睡莲科植物莲的肥大根茎。产于全国大部分地区。

【成分】　含淀粉、蛋白质、天门冬素、维生素 C、新绿原酸、多酚化合物、过氧化酶等。

【性味归经】　甘，寒。入心、脾、胃经。

【效用】　生用：清热凉血，散瘀。治热病烦渴，吐血，衄血，热淋。熟用：养血生肌，健脾开胃，止泻。

【药膳方选】

1. 藕汁饮　水煮藕，取汁浓缩，常服。治阴虚火旺，内热血少及诸失血症状。

2. 二汁饮　藕汁、梨汁各半盅，合服。治上焦痰热。

3. 葡萄藕地饮　生藕汁、地黄汁、葡萄汁各等份，每服半盅，入蜜温服。治热淋。

4. 藕姜饮　生藕 30 克，生姜 3 克，上二味绞取汁，分 3 次服。治呕吐不止、口渴。

【禁忌】　忌铁器。

紫　菜

【来源】　本品为红毛菜科植物甘紫菜的叶状体。产于黄海和渤海海岸。

【成分】　含维生素（B_1、B_{12}）、烟酸、生物素、硫辛酸、胆碱、多量自由氨基酸、胡萝卜素、叶黄素、藻红蛋白、磷脂、有机酸等。

【性味归经】　甘、咸，寒。入肺经。

【效用】　软坚化痰，清热利尿。用于瘿瘤，脚气，水肿，淋病等。

【药膳方选】

1. 紫菜猪心汤　紫菜洗净浸泡，同猪心（切片）煮汤食。能和血养心，治不寐。

2. 紫菜煎　紫菜 9 克，水煎，一日两次服。或用紫菜做汤，每日当菜佐食，连食一、二个月。治淋巴结核。

3. 紫菜萝卜汤　紫菜 50 克，萝卜 500 克，陈皮 1 片，水煎服。或用紫菜 50～100 克，黄药子 30 克，高粱酒 500 克浸泡十天，每日两次，适量饮服。治甲状腺肿大。

【禁忌】　多食令人腹痛，吐白沫。可喝少量热醋解。

荠　菜

【来源】　本品为十字花科植物荠菜的带根全草。产于全国各地。

【成分药理】　含草酸、酒石酸、苹果酸、对氨基苯磺酸及延胡索酸等有机酸，还含蛋白质、脂肪、糖类、钙、磷、铁、维生素（A、B_1、B_2、C）等。荠菜有类似麦角碱的作用，其浸膏对动物离体子宫或肠管均有明显的收缩作用，所含的荠菜酸有明显的止血作用。

【性味归经】　甘，平。入心、肺、肝经。

【效用】　和脾，利水，止血，明目。用于痢疾，水肿，淋病，乳糜尿，吐血，便血，血崩，月经过多，目赤疼痛等。

【药膳方选】

1. 荠菜蜂蜜汤　荠菜叶烧存性，蜜汤调服。或荠菜 100 克水煎服。治痢疾。

2. 荠菜蜜枣煎　荠菜 50 克，蜜枣 50 克，水煎服。治内伤吐血。

3. 荠菜车前汤　荠菜根 50 克，车前草 50 克，水煎服。治阳证水肿。

4. 鲜荠菜煎　鲜荠菜 50 克，水煎分两次服，每日一剂。治产后流血。

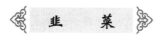

白　萝　卜

【来源】　本品为十字花科植物莱菔的新鲜根。产于我国大部分地区。

【成分药理】　含葡萄糖、蔗糖、果糖、甲硫醇、维生素 C、锰、硼等。萝卜醇提取物有抗菌作用，其汁可防止胆结石形成。

【性味归经】　辛、甘，凉。入肺、胃经。

【效用】　消积滞，化痰热，下气，宽中，解毒。用于食积胀满，痰嗽失音，吐血，衄血，消渴，痢疾，偏正头痛，小便不利等。

【药膳方选】

1. 萝卜炖冰糖　白萝卜取汁 100～200 克，加冰糖隔水炖化，睡前一次性服完，连服 3～5 晚。可消食、化痰。治食积腹胀，咳嗽痰多。

2. 萝卜饴糖饮　将红皮白肉萝卜洗净，带皮切碎后放碗里，上放 2～3 汤匙饴糖，置一夜后，以溶成的萝卜糖汁频饮服。治急、慢性气管炎咳嗽。

胡　萝　卜

【来源】　本品为伞形科植物胡萝卜的根。产于全国各地。

【成分药理】　含大量胡萝卜素，另含维生素（B_1、B_2）、糖类、脂肪油、挥发油、伞形花内酯、咖啡酸、绿原酸等。本品石油醚提取物分离出的一种成分有明显的降血糖作用。

【性味归经】　甘，平。入肺、脾经。

【效用】　明目，健脾，化滞。用于消化不良，久痢，咳嗽和夜盲症。

【药膳方选】

1. 胡萝卜炒猪肝　胡萝卜切块或切丝，加少许生姜和盐，待胡萝卜熟后下猪肝（切片），炒至刚熟即可食用。治维生素 A 缺乏所致的夜盲症。

2. 胡萝卜红糖水　胡萝卜、红糖适量，水煮熟后食用。治脾胃虚弱所致的消化不良等。

3. 二红煎　红萝卜 200 克，红枣 12 枚（连核），以水三碗，煎成一碗，随意分服，连服十余次。治百日咳。

4. 胡萝卜狗肉汤　胡萝卜、狗肉共煮汤食用。治胃寒喜暖，消化不良，腹部隐痛，阳痿。

韭　菜

【来源】　本品为百合科植物韭的叶。产于全国各地。

【成分】　本品含硫化物、苷类和苦味质等。

【性味归经】　辛，温。入肝、胃、肾经。

【效用】　温中散血，行气，解毒。用于胸痹，噎膈，反胃，吐血，衄血，尿血，痢疾，消渴，脱肛，跌打损伤，虫蝎螫伤。

【药膳方选】

1. 韭菜糯米羹 韭菜同糯米煮羹食之。治水谷痢，腹微痛，完谷不化与脓血。

2. 韭汁牛乳饮 韭菜汁 100 克，牛乳 200 克，生姜汁 25 克和匀，温服。治翻胃。

3. 韭菜甘草煎 韭菜、甘草各 15 克，煎服，或用韭菜炒食。治荨麻疹。

4. 韭菜炒胡桃 韭菜白 400 克，胡桃肉（去皮）100 克，用芝麻油炒熟食用，连服一个月。治肾虚，阳痿，腰膝冷痛，遗精梦泄。

【禁忌】 阴虚内热、疮疡、目疾患者均忌食。

番 茄

【来源】 本品为茄科植物番茄的新鲜果实。产于全国各地。

【成分药理】 本品含苹果酸、柠檬酸、腺嘌呤、葫芦巴碱、胆碱、少量番茄碱、钙、磷、铁、维生素（A、B_1、B_2、C）等。番茄碱有抗真菌作用，能抑制某些致病真菌。

【性味归经】 甘、酸，微寒。归肝、脾、胃经。

【效用】 生津止渴，健胃消食。用于口渴，食欲不振。

【药膳方选】

1. 番茄西瓜汁 番茄、西瓜分别取汁，合并二液，随量饮用。治夏季感冒发热，口渴，烦躁，食欲不振，消化不良，小便赤热等。

2. 鲜番饮 早晨空腹生吃鲜番茄一、二个，半个月为一个疗程。治高血压，眼底出血。

茄 子

【来源】 本品为茄科植物茄的果实。产于全国各地。

【成分药理】 含葫芦巴碱、水苏碱、胆碱、龙葵碱等多种生物碱。种子中龙葵碱含量高。果皮含色素、茄色苷、紫苏苷等。口服或注射其提取物，能降低血清胆固醇水平，并有利尿作用。

【性味归经】 甘，凉。入脾、胃、大肠经。

【效用】 清热，和血，止痛，消肿。用于肠风下血，热毒疮痛，皮肤溃疡。

【药膳方选】

1. 茄粉 经霜茄子，连蒂烧存性研末，每日空腹服 6 克。治肠风下血。

2. 茄酒 大茄子三个，用湿纸裹，于煻火内煨熟，取出装瓷坛内，趁热以酒 750 克浸泡，用蜡纸封口，经三宿，去茄子，温酒空腹分服。治久患肠风下血。

3. 茄粥 紫茄数千克，同米煮粥食用，连食数日。治黄疸型肝炎。

【禁忌】 秋后茄子味偏苦、性寒更甚，若体质虚冷之人不宜多食。

莴 苣

【来源】 本品为菊科植物莴苣的茎、叶。产于全国大部分地区。

【成分】　含蛋白质、脂肪、碳水化合物、钙、磷、铁、胡萝卜素、维生素（B₁、B₂、C）、烟酸等。

【性味归经】　苦、甘，凉。入心、胃经。

【效用】　利五脏，通经脉。用于小便不利、尿血、乳汁不通。

【药膳方选】

1. 莴苣泥　莴苣 3 根，研作泥，好酒调服。治产后无乳。

2. 鲜拌莴苣　鲜莴苣 250 克，洗净去皮，切丝，以食盐、黄酒适量调拌，分顿佐餐食用。治乳汁不通，小便不利。

【禁忌】　多食令人眼昏。

丝 瓜

【来源】　本品为葫芦科植物丝瓜或粤瓜的鲜嫩果实。丝瓜产于全国各地，粤瓜产于广东、广西等地。

【成分】　含皂苷、丝瓜苦味质、多量黏液、瓜氨酸、木聚糖、脂肪、蛋白质、维生素（B、C）等。

【性味归经】　甘，凉。入心、肝、胃经。

【效用】　清热化痰，凉血解毒。用于热病身热烦渴，痰喘咳嗽，肠风痔瘘，崩漏，带下，血淋，疔疮，乳汁不通，痈肿等。

【药膳方选】

1. 丝瓜莲子散　丝瓜、莲子烧存性，研末，米酒送服 3～6 克，覆被取汗。治乳汁不通。

2. 丝瓜汤　丝瓜适量，煮汤服食。用于预防麻疹。

3. 丝瓜散　丝瓜烧存性，研末。酒服 6 克。用治肛门久痔。

苦 瓜

【来源】　本品为葫芦科植物苦瓜的果实。产于全国各地。

【成分】　含苦瓜苷、5-羟色胺、多种氨基酸、半乳糖醛酸、果胶等。

【性味归经】　苦，寒。归心、肝、脾、肺经。

【效用】　清暑涤热，明目解毒。治热病烦渴引饮，中暑，痢疾，赤眼疼痛，痈肿丹毒，恶疮。

【药膳方选】

1. 苦瓜茶　鲜苦瓜 1 个，截断去瓤，纳入茶叶，再接合，悬挂通风处阴干。每次 6～9 克，水煎或泡开水代茶饮。治中暑发热。

2. 苦瓜糖汁　生苦瓜 1 个，捣烂如泥，加糖 100 克，捣匀，两小时后将水滤出，一次性冷服。治痢疾。

3. 苦瓜散　苦瓜煅为末，开水送下。治胃痛。

【禁忌】　脾胃虚寒者忌食。

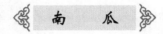

冬　瓜

【来源】　本品为葫芦科植物冬瓜的果实。产于全国各地。

【成分】　含蛋白质、糖类、钙、磷、铁、胡萝卜素、维生素（B_1、B_2、C）等。

【性味归经】　甘、淡，凉。归肺、大肠、小肠、膀胱经。

【效用】　利水消痰，清热解毒。用于水肿，胀满，脚气，淋病，痰鸣，喘咳，暑热烦闷，消渴，泻痢，痈肿，痔瘘。并解鱼、酒毒等。

【药膳方选】

1. 冬瓜鲤鱼汤　冬瓜 1 千克，鲤鱼 1 条，白水煮汤食。治慢性肾炎。

2. 冬瓜蜜汁　冬瓜汁 1 杯，调蜜服。治孕妇小便不利。

3. 冬瓜鲢鱼汤　冬瓜皮、鲢鱼，调味煮汤食。治乳少。

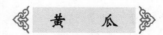

南　瓜

【来源】　本品为葫芦科植物南瓜的果实。产于全国各地。

【成分】　含瓜氨酸、天门冬素、胡萝卜素、维生素（B、C）、脂肪、葡萄糖及甘露醇等。

【性味归经】　甘，温。入脾、胃经。

【效用】　补中益气，消炎止痛，解毒杀虫。

【药膳方选】

1. 南瓜煮牛肉　南瓜 500 克，牛肉 250 克，白水煮熟食。连食数次后，服五剂六味地黄汤。治肺痈。忌食肥腻。

2. 南花煮猪肝　南瓜花煮猪肝 200 克，调味食。治夜盲。

3. 瓜蒂散　南瓜蒂放瓦上烧炭存性，研末，自怀孕两个月后起，每月用开水送服一个，或加炒米粉同服。治习惯性流产。

4. 瓜子散　南瓜子研末，开水调服，每次一匙，一日两次，连服五、六日。驱蛲虫。

黄　瓜

【来源】　本品为葫芦科植物黄瓜的果实。产于全国各地。

【成分药理】　含多种糖、苷类。尚含咖啡酸、绿原酸、多种游离氨基酸、维生素（B、C）、葫芦素（A、B、C、D）。葫芦素 C 在动物实验中有抗肿瘤作用，毒性较低。

【性味归经】　甘，凉。入脾、胃、大肠经。

【效用】　除热，利水，解毒。用于烦渴，咽喉肿痛，火眼，火烫伤。

【药膳方选】

1. 黄瓜蘸蜜糖　嫩黄瓜同蜜糖食。治小儿热痢。

2. 黄瓜皮汤　老黄瓜皮 50 克，清水煎服。治四肢浮肿初起。

3. 瓜叶饮　鲜黄瓜叶洗净，加水适量煎煮一小时，去渣，加白糖调服。治小儿胃肠型感冒，发热，腹痛，腹泻，呕吐等。

【禁忌】　脾胃虚寒者忌食。

地　瓜

【来源品质】　本品为豆科植物豆薯的块根。主产于我国南方各地，以色白嫩、味甜多汁者为佳。

【成分】　含蛋白质、脂肪、碳水化合物等。

【性味】　甘，凉。

【效用】　生津止渴。用于热病口渴。

【药膳方选】　地瓜拌白糖：生地瓜去皮，切碎，加入白糖拌后服食。治慢性酒精中毒。

【禁忌】　脾胃虚寒者忌食。

木　耳

【来源品质】　本品为木耳科植物木耳的子实体。主产于四川、福建等地。以干燥、朵大、肉厚者为佳。

【成分】　含蛋白质、脂肪、糖类、钙、磷、铁、胡萝卜素、维生素（B_1、B_2）、烟酸、卵磷脂、脑磷脂、鞘磷脂、甾醇等。

【性味归经】　甘，平。归胃、大肠经。

【效用】　凉血止血。用于肠风，血痢，血淋，崩漏，痔疮等。

【药膳方选】

1. 红枣木耳汤　红枣 30 枚，木耳 50 克，放少许红糖煮熟食之。治贫血，妇女体虚，白带，崩漏。

2. 双耳汤　银耳、木耳各 10 克，浸软，洗净后放碗内蒸 1 小时，一次或分数次食用。治血管硬化、高血压和眼底出血等。

3. 柿饼木耳羹　木耳 6 克，柿饼 50 克，糖少许同煮制成羹食。治大便出血，痔疮出血，高血压。

蘑　菇

【来源】　本品为黑伞科植物蘑菇的子实体。产于全国各地。

【成分药理】　含蛋白质、脂肪、碳水化合物、钙、磷、铁、维生素（B_1、B_2、B_6、C、D、E、K）、泛酸、生物素和叶酸。又含多种氨基酸、酶等。有抗菌和降低血糖的作用。

【性味归经】　甘，凉。入脾、胃、肺经。

【效用】　开胃，理气，化痰，解毒，透发麻疹。

【药膳方选】

1. 蘑菇炒肉　鲜蘑菇、瘦猪肉，加料酒、盐、葱、姜、胡椒等炒食。用于开胃健脾，补益强身。

2. 炒鲜菇 鲜蘑菇作菜蔬常食用。可用于传染性肝炎、白细胞减少症的辅助治疗。

3. 鲜菇汤 鲜蘑菇 18 克，水煎去渣服，一日三次。或加鲜鲫鱼一条，清炖，喝汤。治小儿麻疹透发不畅。

四、果实种子类

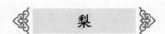

梨

【来源品质】 本品主要为蔷薇科植物白梨、沙梨、秋子梨等栽培种的果实。产于全国大部分地区。以皮薄、肉白、香甜、化渣者为佳。

【成分】 含糖类（果糖、蔗糖、葡萄糖）、柠檬酸、维生素（B_1、B_2、A）、钙、磷、铁、微量的蛋白质和脂肪。

【性味归经】 甘、微酸，凉。入肺、胃经。

【效用】 生津润燥，清热化痰。用于热病津伤口渴，消渴，热痰咳嗽，惊狂，噎膈，便秘等。

【药膳方选】

1. 雪梨浆 甜水梨大者一个，薄切，冷开水内浸半日，捣取汁，时时频饮。治热病口渴。

2. 梨粥 梨 3 枚，切片，以水 3000 毫升煮取至 1500 毫升，去渣，入粳米 50 克，煮粥食之。治小儿心藏风热，昏朦躁闷，不能食。

3. 梨豆饼 梨，剜空，纳小黑豆令满，留盖合住，系定，糠火煨熟，捣作饼，每日食。治痰喘气急。

4. 姜蜜梨汁 梨捣汁用，熬膏亦可，加姜汁、白蜜服。治咳嗽。

5. 雪梨耳贝煎 雪梨 1 个，银耳 6 克，川贝 3 克，水煎服。治久咳不止，痰滞不利，阴虚有热。

【禁忌】 脾虚便溏及寒嗽者忌服。

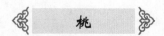

桃

【来源品质】 本品为蔷薇科植物桃的成熟果实。产于全国各地。以体大、香甜、汁多者为佳。

【成分】 含蛋白质、脂肪、碳水化合物、钙、磷、铁、胡萝卜素、维生素（B_1、B_2、C）、烟酸、挥发油、有机酸等。

【性味归经】 甘、酸，温。入肠、胃经。

【效用】 生津，润肠，活血，消积。

【药膳方选】

1. 瘪桃煎 瘪桃干（在树上经霜不凋的毛桃）5～6 枚，煮汁服。治自汗，盗汗。

2. 鲜桃饮 鲜桃去皮，切片，用白糖腌制，饭后饮汁食肉。用以健胃助消化。

樱 桃

【来源品质】 本品为蔷薇科植物樱桃的果实。主产于河北、山东、四川等地，以色红、个大、味甜酸者为佳。

【成分】 含糖类、柠檬酸、酒石酸、维生素（B、C）等。

【性味归经】 甘，温。入肝、胃、肾经。

【效用】 益气，祛风湿。用于瘫痪，四肢不仁，风湿腰腿疼痛，冻疮。

【药膳方选】

1. **樱桃煎** 樱桃 250 克水煎服，或常生食。能补益脾气，滋润皮肤，美人颜色。
2. 樱桃洗净晾干浸酒常服，治风湿腰腿疼痛。

香 蕉

【来源品质】 本品为芭蕉科植物香蕉的果实。主产于我国南方各地。以色黄、味甜、香气浓郁者为佳。

【成分药理】 含淀粉、蛋白质、脂肪、糖类、维生素（A、B、C、E），并含少量 5-羟色胺、去甲肾上腺素和二羟苯基乙胺等。成熟香蕉果肉甲醇提取物的水溶性部分有抑制真菌、细菌的作用。

【性味归经】 甘，寒。入肺、大肠经。

【效用】 滋阴润肠，清热解毒。用于热病烦渴，便秘，痔血。

【药膳方选】

1. **冰糖香蕉** 香蕉 2 根，与冰糖煮食，每日 1～2 次，连食数日。治咳嗽日久，便秘。
2. **清炖香蕉** 香蕉 2 根，不去皮，炖熟，连皮食之。治痔血及便后出血。

【禁忌】 脾胃虚寒、便溏者勿食。

葡 萄

【来源品质】 本品为葡萄科植物葡萄的果实。主产于新疆、甘肃、陕西、山西、河北、山东等地。以色红褐、味甜、颗粒整齐、无杂质者为佳。

【成分药理】 含葡萄糖、果糖、有机酸、各种花色素的单葡萄糖苷和双葡萄糖苷、钙、磷、铁、胡萝卜素、维生素（B_1、B_2、C）、烟酸等。有某种维生素 P 的活性。

【性味归经】 甘、酸，平。入肺、脾、肾经。

【效用】 补气血，强筋骨，利小便。用于气血虚弱，肺虚咳嗽，心悸盗汗，风湿痹痛，淋病，浮肿等。

【药膳方选】

1. **葡萄酒** 葡萄所酿之酒，适量饮用。治贫血，肾虚腰膝酸痛。
2. **葡萄姜汁** 新鲜葡萄、生姜洗净，分别捣绒，用清洁纱布绞汁备用。再以沸水冲浸浓绿茶一杯，兑入葡萄汁、姜汁各 50 毫升，蜂蜜适量，趁热饮服。治细菌性痢疾。

3. 葡萄煎　葡萄汁、藕汁、生地黄汁各 300 毫升，蜂蜜 250 克，共煎沸，每次饭前服 120 毫升。治热淋，小便涩少或疼痛带血。

4. 葡萄膏　生葡萄捣滤取汁，浓缩成稠状，加熟蜜少许，收膏。作汤饮，治烦热口渴。

柿 子

【来源品质】　本品为柿科植物柿的果实。干者为柿饼。产于我国大部分地区。鲜者以红熟、味甜、无涩味者为佳。

【成分药理】　含蔗糖、葡萄糖、果糖。未熟果实含鞣质。又含瓜氨酸。鲜柿子还含碘。食用柿子可促进血中乙醇的氧化。鲜柿子可用于治甲状腺功能亢进。

【性味归经】　甘、涩，寒。入心、肺、大肠经。

【效用】　清热，润肺，止渴，涩肠。用于热渴，咳嗽，吐血，口疮，高血压等。

【药膳方选】

1. 柿饼粥　柿饼细切，同糯米煮粥食。治热淋，血淋。

2. 焦柿饼　柿饼 3 个焙焦研末，开水冲服，用治吐血、咯血。

3. 柿汁　青柿子捣汁，每次服柿汁一杯，一日三次。或用柿饼 10 个，用水煎服。治高血压。

4. 饭蒸柿饼　柿饼 2 个，放饭上蒸熟食。治寒泻、水泻。

【禁忌】　凡中气虚寒，痰湿内盛，体弱多病，产后病后和外感风寒者不宜食用；忌与蟹同食。

荔 枝

【来源品质】　本品为无患子科植物荔枝的果实。主产于福建、广东、广西、四川等地。以体大、色紫红、味甜、肉厚者为佳。

【成分】　含葡萄糖、蔗糖、蛋白质、脂肪、维生素（A、B、C）、叶酸、柠檬酸、苹果酸等有机酸，还含多量游离精氨酸和色氨酸。

【性味归经】　甘、酸，温。入脾、肝经。

【效用】　生津，养血，理气止痛。用于烦渴，呃逆，胃痛，瘰疬，疔肿，牙痛，外伤出血。

【药膳方选】

1. 荔枝粥　荔枝 5 颗与大米 50 克煮粥食用。治烦渴。

2. 荔枝益脾煎　荔枝干果五个，怀山药 15 克，莲子 9 克，大枣 10 枚，水煎或煮粥食用。治脾气虚所致的泄泻和老人的五更泻。

3. 煅荔枝散　荔枝 7 颗，连皮核烧存性，为末，白汤调下。治呃逆不止。

4. 荔枝扁豆煎　荔枝 50 克，扁豆 30 克，水煎服，每日一剂。治脾虚便溏。

乌 梅

【来源品质】 本品为蔷薇科植物梅的干燥未成熟果实。主产于四川、浙江、福建、湖南、贵州等地。以个大、肉厚、核小、外皮色乌黑、不破裂露核、柔润、味极酸者为佳。

【成分药理】 含柠檬酸、苹果酸、琥珀酸、碳水化合物、谷甾醇、蜡样物质及齐墩果酸样物质。果实在成熟期含氢氰酸，体外实验时，水煎液（1：1）对炭疽杆菌、白喉和类白喉杆菌、葡萄球菌、枯草杆菌、肺炎球菌、大肠杆菌有抑制作用；其乙醇浸液对一些革兰氏阳性菌和阴性菌以及人型结核菌皆有显著抗菌作用；水煎液在试管内对须疮癣菌、絮状表皮癣菌、石膏样小芽孢菌等致病真菌有抑制作用。

【性味归经】 酸，温。入肝、脾、肺、大肠经。

【效用】 收敛生津，安蛔驱虫。用于久咳，虚热烦渴，久疟，久泻，痢疾，便血，尿血，崩血，蛔厥腹痛，呕吐，钩虫病等。

【药膳方选】

1. 乌梅蜜汤 乌梅肉（微炒）、罂粟壳（去筋膜，蜜炒）等份，研末。每服 6 克，睡时蜜汤调下。治久咳不已。

2. 乌梅饮 乌梅 30 克，去核，烧过为末，每次 6 克，米汤饮下。治便痢脓血。

3. 乌梅白糖汤 乌梅 2～5 枚，白糖 50～100 克，煎汤。治温病口渴。

【禁忌】 有实邪者忌服。

桑 椹

【来源品质】 本品为桑科植物桑的果穗。主产于江苏、浙江、四川等地。以个大、肉厚、色紫红、糖性大者为佳。

【成分】 含糖、鞣酸、苹果酸、维生素（B_1、B_2、C）和胡萝卜素。

【性味归经】 甘，寒。入肝、肾经。

【效用】 滋阴补血，润肠通便。用于肝肾阴亏之眩晕、耳鸣、须发早白，消渴，便秘，瘰疬，关节不利。

【药膳方选】

1. 桑椹煎 鲜桑椹 50～100 克，水适量，煎服。治心血不足的失眠、心悸，习惯性便秘。

2. 桑椹酒 桑椹捣汁，用酒曲如常法酿酒饮。可补五脏，明耳目，健身益寿。

3. 桑椹醪 鲜桑椹 1000 克，洗净捣汁，与糯米 500 克同煮，做成糯米干饭，待冷，加酒曲适量，拌匀，发酵成为酒酿，每日随量佐餐食用。可补血益肾、聪耳明目，健身益寿。

4. 桑杞汤 桑椹 50 克，枸杞 18 克。水煎服，每日一剂。治肝肾阴虚所致的头昏眼花。

5. 桑椹膏 桑椹熬膏，每次一、二汤匙，开水调服。治瘰疬、须发早白，眩晕。

【禁忌】 脾胃虚寒作泻者勿服。

橄　榄

【来源品质】　本品为橄榄科植物橄榄的果实。主产于广东、广西、福建、四川等地。以个大、肉厚、色灰绿、无乌黑斑者为佳。

【成分】　含蛋白质、脂肪、碳水化合物、钙、磷、铁、维生素C等。

【性味归经】　甘、涩、酸，平。入肺、胃经。

【效用】　生津，清肺，利咽，解毒。用于咽喉肿痛，烦渴，咳嗽吐血，菌痢，癫痫。解河豚毒及酒毒。

【药膳方选】

1. **二鲜汤**　鲜橄榄、鲜萝卜，水煎服。治咽喉肿痛。

2. **橄榄炖冰糖**　生橄榄20颗，打碎，用冰糖50克同炖，分3次服。治百日咳及咳嗽。

3. **橄榄萝卜饮**　生橄榄7颗，萝卜250克，水煎代茶饮。用于预防流行性脑膜炎。

4. **橄榄炭**　咸橄榄核15克，烧炭存性研末，用开水送服。治急性肠胃炎。

5. **橄榄糕**　橄榄核仁500克，捣碎磨粉，掺入面粉做成糕饼，给小孩随意食。可预防麻疹。

无 花 果

【来源品质】　本品为桑科植物无花果的成熟花托。主产于我国南方各地。干、鲜者均可用。以体大、味甜者为佳。

【成分药理】　果实含葡萄糖、果糖、蔗糖、柠檬酸等多种有机酸及植物生长激素（苉长素）。干果、未成熟果实和植物的乳汁都含抗癌成分。乳汁尚含淀粉糖化酶、脂酶、脂肪酶、蛋白酶等。有缓泻及降压作用。从未成熟果实中所得的乳汁能抑制小鼠自发性乳瘤，致肿瘤坏死。

【性味归经】　甘，平。入肺、脾、大肠、小肠经。

【效用】　健胃清肠，解毒消肿。治肠炎、痢疾、便秘、痔疮、喉痛、痈疮疔癣。

【药膳方选】

1. **无花果炖猪蹄**　猪前蹄1对，无花果100克，树地瓜根100克，金针花根12～24克，奶浆藤100克，加水炖汤至猪蹄炢烂。食肉喝汤。用于产妇发乳。

2. **无花果炖猪肠**　鲜无花果或干无花果10个、猪大肠一段，水煎服。治痔疮、脱肛、大便秘结。

3. **茴香无花果**　无花果2个，小茴香9克，水煎服。治疝气。

椰子瓤（椰肉）

【来源品质】　本品为棕榈科植物椰子的胚乳。主产于台湾、广东等地。以新鲜者为佳。

【成分药理】　含碳水化合物、蛋白质、维生素（B_1、B_2、B_5、C）、糖类等。内胚乳有杀绦虫作用，饮其汁食其肉可驱虫。

【性味】　甘，平。

【效用】　益气祛风。

【药膳方选】

1. 椰肉杞枣鸡　椰肉切成块或丝榨汁，与枸杞、黑枣、母鸡（切成块）共炖食用，有补气血、益肾强身的作用。宜用于体弱者滋补。

2. 椰子肉汁　先饮椰子汁，后吃椰子肉，每次半个至一个，每日早上空腹服，一次性吃完。三个小时后进食。治姜片虫病、绦虫病。

椰　子　浆

【来源】　本品为棕榈科植物椰子的胚乳的浆液。

【成分】　含葡萄糖、蔗糖、果糖等。

【性味】　甘，温。

【效用】　滋阴、清暑、利水。用于消渴，吐血，水肿。

【药膳方选】

1. 椰子汁　新鲜椰子汁，饮用。治左心衰竭所致的水肿，亦可治姜片虫病。

2. 椰子汁炖鸡　鸡一只去毛及内脏，切成块，椰子一个取汁，椰肉切成丝，用布裹榨汁，榨汁后的椰丝再加少量水榨汁，如此重复约三次后去椰丝。将汁液混合，与鸡块一起放于大的炖盅内加盖，隔水炖约2～3小时，取出加调料食用。治身体虚弱。

【禁忌】　多食动气。

胡　桃　仁

【来源品质】　本品为胡桃科植物胡桃的种仁。又名核桃仁。产于我国各地。以色黄、个大、饱满、油多者为佳。

【成分药理】　含脂肪油、蛋白质、糖类、钙、磷、铁、维生素 B_2、维生素 C 及胡萝卜素。给犬喂食，能使其体重增长很快，并使其血清蛋白增加。

【性味归经】　甘，温。入肾、肺、肝经。

【效用】　补肾养血、润肺纳气、润肠止带。用于肾虚喘嗽，腰痛脚弱，阳痿遗精，大便燥结等。

【药膳方选】

1. 蜂蜜桃肉　核桃1000克，捣烂，蜂蜜1000克和匀，用瓶装好，每次食一匙，一日二次，开水送服。治虚喘。

2. 一味核桃汤　核桃10个，打破，连壳煎汤服。治孕妇胎气上逆，恶心呕吐。

3. 核桃姜汤　核桃肉捣烂，用姜汤送下。治虚寒性恶心吞酸。

4. 核桃末　核桃一个，烧炭存性，研细末，胃寒者姜汤送下；胃热者以黄芩12克煎水送服；气郁者以黄酒送服。治呕吐。

5. 核桃泥 核桃仁五个，捣烂，用黄酒冲服。治乳汁不通。

6. 核桃仁粥 核桃仁 50 克，捣碎，细大米随食量自定，淘净加水适量煮成粥，经常佐餐食用。可健脑补肾。治失眠健忘及小便余沥不净，小便白浊等。

【禁忌】 核桃油分多，多食影响脾胃消化；稀便、腹泻、痰火积热、阴虚火旺者忌食。

柚

【来源品质】 本品为芸香科植物柚的成熟果实。主产于广东、广西、福建、台湾、四川等地。以体大、质重、气香、味甜者为佳。

【成分药理】 含柚皮苷、枳属苷、新橙皮苷、胡萝卜素、维生素（B_1、B_2、C）、烟酸、钙、磷、铁、糖类及挥发油。柚皮苷具有抗炎作用，新鲜果汁中含有胰岛素样成分，能降低血糖。

【性味归经】 甘、酸，寒。入胃、肺经。

【效用】 消食化痰，芳香健胃，行气解酒。用于消化不良，食欲减退，脘腹胀满，咳嗽痰多，饮酒中毒等。

【药膳方选】

1. 生柚肉 柚肉生食。治孕妇食少口淡，去胃中恶气。

2. 柚肉煮猪肉汤 柚肉 4 瓣，黄芪 9 克，煮猪肉食；或柚肉、白菜干、黄芪煮猪肉汤食。治肺燥咳嗽。

3. 蜜饯柚肉 鲜柚肉 500 克，去核，切块，放瓶罐中，加白酒适量，封严，浸闷一夜，倒入铝锅煮至余液将干时，加入蜂蜜 250 克，拌匀待冷，装瓶备用。有止咳化痰的功效。经常食用，可治痰多咳嗽。

杧 果

【来源品质】 本品为漆树科植物杧果的果实。主产于广东、广西、台湾等地。以果大、新鲜者为佳。

【成分】 含糖类、蛋白质、粗纤维、维生素（B_1、B_2、C）、叶酸、杧果酮酸等多种有机酸、多酚类化合物、多种胡萝卜素等。

【性味归经】 甘、酸，凉。入肝、脾经。

【效用】 生津止渴，去痰止咳，益胃，利尿。常食可润泽皮肤，预防眼病。

【药膳方选】

1. 杧果生食，用于止渴生津、开胃消食。治口渴，食少，消化不良。

2. 二核汤 杧果核、黄皮核适量，水煎服。治睾丸肿大。

林 檎

【来源品质】 本品为蔷薇科植物林檎的果实。又名花红。产于长江、黄河流域，均以大者为佳。

【成分】　含叶酸等。

【性味归经】　酸、甘，平。入心、肝、肺经。

【效用】　生津，化滞，涩精。用于消渴，泻痢，遗精。

【药膳方选】

1. 林檎汁　林檎半熟者十枚，切片，以水煎煮取汁，和林檎一起空腹服。治水痢。

2. 林枸二汁饮　林檎、枸子，杵取汁服。治小儿痢。

西　瓜

【来源品质】　本品为葫芦科植物西瓜的果瓤。产于全国各地。以体大、成熟、味甜、汁多者为佳。

【成分】　含蔗糖、果糖和葡萄糖，丰富的维生素 C，胡萝卜素，多量的有机酸和氨基酸，以及钙、磷、铁等。

【性味归经】　甘，寒。入心、胃、膀胱经。

【效用】　清热解暑，除烦止渴，利小便。用于暑热烦渴，热盛伤津，小便不利，喉痹，口疮。

【药膳方选】

1. 西瓜白糖饮　西瓜汁加白糖共饮。治乙型脑炎所致的抽风。

2. 西瓜大蒜散　西瓜掏空后，装满大蒜，再盖好纸泥封固，于微火中煨干，研末。开水吞服。治肾性水肿，肝硬化腹水。

3. 西瓜决明汤　干西瓜皮 30 克、草决明 15 克，煎汤代茶饮。治高血压。

4. 二皮汤　西瓜皮、冬瓜皮各 15 克，天花粉 12 克，水煎服。治糖尿病引起的口渴，尿浊。

5. 寒瓜止痛散　西瓜翠衣适量，经日晒夜露，研末，放少许冰片，搽涂痛处。治风火牙痛。

6. 西瓜番茄汁　西瓜汁、番茄汁合并，代水随量饮。治夏季感冒，发热，口渴烦躁，食欲不振，消化不良。

7. 西瓜大蒜汁　西瓜 1 个，大蒜 100～150 克，洗净西瓜，挖一个三角形的洞，放入去皮大蒜，再用挖下的瓜盖盖好，盛盘中，隔水蒸熟，趁热饮汁。可利水，消肿，解毒。治水肿，急（慢）性肾炎，肝硬化腹水。

猕　猴　桃

【来源品质】　本品为猕猴桃科植物猕猴桃的果实。主产于河南、四川、福建、广东、广西等地。以体大、色黄褐绿、味甜酸者为佳。

【成分药理】　含糖、维生素、有机酸、钙等。每 100 克可食部分含糖 11 克、蛋白质 1.6 克、类脂 0.3 克、抗坏血酸 300 毫克、钙 56.1 毫克、维生素 C 100 毫克。可防止致癌物亚硝胺在人体内生成；可降低血中胆固醇及甘油三酯水平，对高血压、心血管疾病有明显疗效。

【性味归经】 甘、酸，寒。归肾、胃经。

【效用】 解热、止渴、通淋。用于烦热，消渴，黄疸，石淋，痔疮。

【药膳方选】

1. 猕猴桃金柑根汤 猕猴桃 50 克，金柑根 15 克，水煎去渣，冲入烧酒 100 克，分两次内服。治睾丸偏坠疼痛。

2. 猕猴桃饮 猕猴桃 5 个，洗净切碎，捣烂绞汁，以温水冲服。治脾、肝肿大。

石 榴

【来源品质】 本品为石榴科植物石榴的果实。产于我国大部分地区。以个大、色红黄、味甜酸者为佳。

【成分药理】 种子油中含石榴酸，尚含雌酮及雌二醇，β-谷甾醇，甘露醇。果皮含鞣质、生物碱。石榴子油有雌性激素样作用。

【性味归经】 酸、甘、涩，温。入肾、大肠经。

【效用】 治滑泻、久痢、崩漏、带下。

【药膳方选】

1. 石榴子糖浆 石榴子榨汁，加白糖或冰糖，制成糖浆，用以含漱或内服。治口腔发炎。

2. 石榴皮蜜膏 鲜（干）石榴皮洗净，加水适量煎煮二次，每次 30 分钟，合并二次煎液，浓缩至较稠时，加入蜂蜜，煮沸停火，待冷，装瓶备用。用时可用开水化饮，每日二次，每次一匙。治消化不良的泄泻和肠炎腹痛等。

向 日 葵 籽

【来源品质】 本品为菊科植物向日葵的种子。产于全国各地。以成熟、饱满者为佳。

【成分药理】 含大量脂肪油，其中有多量的亚油酸，尚含磷脂、β-谷甾醇、糖类、氨基酸、有机酸等。磷脂部分对动物急性的高脂血症及慢性的高胆固醇血症有预防作用。

【性味归经】 淡，平。入肺、大肠经。

【效用】 滋阴，止痢，透疹。用于食欲不振，虚弱头风，血痢，麻疹不透。

【药膳方选】

1. 冰糖瓜子汤 向日葵籽 50 克，冲入开水炖 1 个小时，加冰糖服。治血痢。

2. 瓜子散 一小酒杯向日葵籽，去壳捣碎，开水冲服。治小儿麻疹不透。

花 生

【来源品质】 本品为豆科植物落花生的种子。产于全国各地。以体肥、色白、气香、味甜者为佳。

【成分药理】 种子含蛋白质、脂肪油、氨基酸、卵磷脂、嘌呤、生物碱、维生素（B$_1$、B$_2$、A、C、H）、泛酸、三萜皂苷、钙、磷、铁。种子皮含有脂质、甾醇、鞣质、花生苷。口服生花生米对某些出血症状有止血的作用。其花生衣的止血效力大于花生米。

【性味归经】 甘，平。入脾、肺经。

【效用】 养血补脾，润肺化痰，止血增乳，润肠通便。用于燥咳，反胃，脚气，乳妇奶少，贫血，肠燥便秘等。

【药膳方选】

1. 花生炖猪蹄 猪前蹄 1 只，花生米 50 克，加调料少许，炖至猪蹄炕烂食。治产后乳少。

2. 花生蘸 冰糖 50 克，加水少许熬至丝状，离火趁热加入炒熟的花生 250 克，调匀，倒入用油擦过的搪瓷盅内，压平冷却即成，小块食用。用于清肺润燥，治燥咳少痰和小儿百日咳等。

3. 圆肉花生汤 花生仁（连红衣）250 克，大枣 15 克（去核），桂圆肉 12 克煮食，或用大枣煎汤送服，每日一剂。治血小板减少性紫癜，贫血。

【禁忌】 寒湿停滞及腹泻者忌服；炒制者多食则动火；发霉者勿食。

松 子

【来源品质】 本品为松科植物红松的种子。又称松子仁。主产于辽宁、吉林、河北、山东等地。以个大、饱满、皮光泽、无杂质者为佳。

【成分】 含蛋白质、脂肪油、掌叶防己碱、挥发油等。

【性味归经】 甘，微温。入肝、肺、大肠经。

【效用】 滋阴，息风，润肺，滑肠。用于风痹，头眩，燥咳，吐血，便秘等。

【药膳方选】

1. 三仁膏 松子仁，核桃仁，南杏仁各等份。共捣烂为泥，加白蜜调为膏贮藏备用。饭后半小时用开水调服 9 克。治久咳痰少，动辄气喘，便秘。

2. 松子滋阴煎 松子仁 15 克，火麻仁 12 克，瓜蒌仁 15 克，炒枳壳 9 克，水煎服，每日一剂。治阴虚肠燥便秘。

3. 松芝杞菊煎 松子仁、黑芝麻、枸杞、杭菊花各 9 克，水煎服，每日一剂。治肝肾虚所致的头昏眼花。

4. 松子粥 松子仁与大米煮粥食用。治燥咳，便秘。

【禁忌】 便溏，遗精滑泄及湿痰患者忌用。

栗 子

【来源品质】 本品为壳斗科植物栗的种仁。产于我国大部分地区。以个大、味甜、肉色白黄、粉性强者为佳。

【成分】　果实含蛋白质、脂肪、碳水化合物、维生素 B、脂肪酶。

【性味归经】　甘，温。入脾、胃、肾经。

【效用】　补肾气，强筋骨，健脾胃，活血止血。用于反胃，泄泻，腰脚软弱，吐、衄、便血，金疮，折伤肿痛，瘰疬。

【药膳方选】

1. 板栗炖猪肉　板栗 150 克，加瘦猪肉 50~100 克，蒸熟调味食用。治慢性气管炎咳嗽。

2. 板栗粥　栗子与大米煮粥，加适量白糖食用，每日一次。治肾虚腰膝酸软。

3. 板栗茯苓粥　栗子肉 50 克，大枣 10 枚，茯苓 12 克，大米 100 克，共煮粥，加白糖适量食用，用于治脾虚泄泻。

榛　子

【来源品质】　本品为桦木科植物榛的种仁。主产于四川、湖北、湖南、江西等地。以个大、味甜、肉色黄白、粉性强者为佳。

【成分】　主要含蛋白质、脂肪、碳水化合物等。

【性味归经】　甘，平。入脾、胃经。

【效用】　调中，开胃，明目。用于饮食减少，体倦乏力，易疲劳，眼花，形体消瘦等。

【药膳方选】

1. 榛子糖粉　榛子（炒）研末，加白糖或红糖食用。治气血不足及病后体虚乏力，身体消瘦，饮食减少等。

2. 榛子枸杞煎　榛子仁 50 克，枸杞 30 克，水煎服，每日一剂。治肝血不足所致的两眼昏花。

荸　荠

【来源品质】　本品为莎草科植物荸荠的球茎。主产于我国南方各地。以个大、肥嫩者为佳。

【成分药理】　含不耐热的抗菌成分——荸荠英，另含淀粉、蛋白质、脂肪等。荸荠英对金黄色葡萄球菌、大肠杆菌及产气荚膜梭菌有抑制作用。

【性味归经】　甘，寒。入肺、胃经。

【效用】　清热化痰，消积。用于温病口渴，黄疸，热淋，疮积，目赤咽喉肿痛，赘疣等。

【药膳方选】

1. 荸荠茶　荸荠 250 克打碎，煎汤代茶饮。治湿热黄疸。

2. 荸荠海蜇汤　荸荠 200 克，海蜇皮（漂洗）100 克，加水炖，一日分 2~3 次服完。治高血压，瘰疬，肺热咳嗽痰稠。

3. 荸荠豆浆汁　荸荠 500 克，捣汁。豆浆一大碗，烧开，趁热冲入荸荠汁内，一次性服完。治大便下血。

4. 生石膏荸荠汤　鲜荸荠 250 克，洗净去皮。生石膏 30 克，共放锅内，加水适量，也可加冰糖少许，煎煮半小时，吃荸荠，喝汤，不拘时，不限量，当日内服完。预防流行性脑膜炎。

【宜忌】　脾胃虚寒及血虚者慎服。

甘　蔗

【来源品质】　本品为禾本科植物甘蔗的茎秆。产于我国南方诸省。以茎粗壮、味甜者为佳。

【成分】　含水、蛋白质、脂肪、碳水化合物、钙、磷、铁、多种氨基酸、有机酸、维生素（B_1、B_2、B_6、C）等。

【性味归经】　甘，寒。入肺、胃经。

【效用】　清热，生津，润燥，下气。用于热病伤津，心烦口渴，反胃呕吐，肺燥咳嗽，大便燥结；并解酒毒。

【药膳方选】

1. 蔗菊饮　甘蔗 500 克切成片，同菊花 50 克煎水代茶饮。治夏季暑热伤阴之发热，口渴，思饮等。

2. 甘蔗白藕汁　鲜甘蔗 500 克，洗净去皮，切碎绞汁。白藕 500 克，去节洗净、切碎，以甘蔗汁浸半日，再绞汁，一日分三次服完。治泌尿系感染之尿急、尿频、尿血、尿痛。

3. 蔗姜饮　甘蔗汁 1 杯，生姜汁 8 滴，混合后服用。治胃阴不足之呕吐或妊娠呕吐。

【宜忌】　脾胃虚寒者慎服。

第三节　调　料

药膳使用的调料，不仅能矫臭矫味，使药膳食品味美可口，而且某些调料还能增强药膳的疗效。药膳中常用的调料有下述几种。

食　盐

【来源品质】　本品为海水或盐井、盐池之盐水，经煎或晒而成的结晶。我国大部分地区均产。以白色无杂质者为佳。

【成分】　主要含氯化钠，另含少量氯化镁、硫酸镁、硫酸钠、硫酸钙等。

【性味归经】　咸，寒。归胃、肾、大肠经、小肠经。

【效用】　清热，凉血，解毒，调味。用于胸脘胀满，二便不利，咽喉肿痛，牙龈出血，牙痛，目翳，疮疡，胃酸缺乏之消化不良等。药膳中加入食盐调味，味可口，而增进食欲；甜味食品加食盐少许，则味可口且解腻。

【药膳方选】

1. 淡盐汤　食盐 1~2 克，温开水 1 杯，兑成淡盐汤，每天早晨空腹饮服。治习惯性便秘，咽喉肿痛。

2. 食盐粥　白盐适量，纸包煅透，研细，加入粥中调匀，食 3~4 次。治血痢不止。

3. 淡盐糖水　食盐、白糖适量，加入开水，温服或代茶饮。治夏日汗出不止，口渴，并能防止中暑。

4. 盐芝麻　黑芝麻 50 克，食盐 25 克，同炒至芝麻熟，研粉做馅或蘸食。治产后乳少。

【用量】　1~3 克；催吐用 9~18 克；外用时适量。

【宜忌】

水肿者应禁盐或低盐，心脏病、高血压、肝硬化患者宜低盐。药膳用盐不宜过量，药食同炖用盐调味者，多在炖好后加入。

酱

【来源品质】　本品为用面粉或豆类，经发酵，加盐、水制成的糊状物，前者称甜面酱，后者称豆酱、豆瓣酱、黄酱。全国各地均产。以味醇正、黏稠、陈久、无毒者为佳。

【成分药理】　含蛋白质、氨基酸、脂肪、糖类、有机酸、维生素、有机色素、氯化钠、钙、磷、铁等。有营养作用，能促进消化液分泌。

【性味归经】　咸，寒。归脾、胃、肾经。

【效用】　清热，解毒，调味。用于烧伤，烫伤，蜂虫伤，疔疮初起，药食毒等。药膳调料用酱，黄酱增加咸鲜味；甜面酱增加咸鲜甜味，并能上色，增进食欲。

【药膳方选】

1. 豆酱汤　豆酱一杯，水洗去汁，将豆瓣捣烂，白开水调服。治百药、百虫之毒。若有伤口，再以捣烂之豆瓣外敷。

2. 黄酱汤　黄豆酱一勺，调温开水一碗灌之。治人卒中烟火毒。

3. 地黄豆瓣酱　豆瓣酱 300 克、生地黄粉 100 克，调匀，蒸熟，配主食或调粥食用。治妊娠小便赤热或尿血。

附：酱油

酱油的成分、性味、效用与酱相似。药膳用酱油可增加咸、鲜、香气味和色泽，增进食欲。

白砂糖

【来源品质】　本品为禾本科植物甘蔗茎汁精制而成的乳白色结晶体。主产于我国南方地区。以色白、质干、无杂质者为佳。

【成分】　含糖类 99% 以上，此外还有蛋白质、钙、铁、维生素 B_2 等。

【性味归经】　甘，平。归脾、肺经。

【效用】　补中，润肺，生津，调味。用于中虚脘痛，肺燥咳嗽，口渴，咽干等。药膳调料用白砂糖能增加甜味，提高鲜味，降低咸味，使药膳味美可口，增进食欲。

【药膳方选】

1. 白糖乌梅饮　乌梅煎水，加入白糖至酸甜适度，代茶饮。有生津止渴、养阴敛汗、滋益身体的作用。治夏季烦热、汗出、口渴。

2. 白糖绿豆汤　绿豆 50 克，煮汤，加白糖适量，饮汤食豆。治夏季汗出、口渴、尿黄。常服有预防中暑的作用。

3. 白糖石膏饮　白糖 12 杯，生石膏 1 杯，混合，冲入开水共煎，澄清去渣取汁，一次性服用。每日一剂，连服一周。治慢性胃炎。

4. 白砂糖煎　白砂糖 15 克，加水适量浓煎服。治脾胃虚弱，胃脘疼痛，食鱼蟹不舒，吃蒜后口臭。

【用量】　9～15 克。

红　糖

【来源品质】　本品为禾本科植物甘蔗茎汁经炼制而成的赤色结晶体或块状体。主产于我国南方各地。以色棕红、未吸潮、无杂质者为佳。

【成分】　含糖类、糖蜜、叶绿素、叶黄素、胡萝卜素、铁、钙、维生素 B_2 等。

【性味归经】　甘，温。归脾、胃、肝经。

【效用】　补气，缓中，温胃，活血，调味。用于脘腹冷痛，感寒痛经，经行不畅，产后腹痛等。药膳调料用红糖有增加甜味，提高鲜味，降低咸味，上色等作用，以增进食欲。

【药膳方选】

1. 红糖煮黄酒　黄酒 50 毫升、红糖 10 克，同煎至化，趁热顿服。治腹部受寒疼痛，腹泻。

2. 红糖豆腐生姜汤　红糖 60 克、豆腐 250 克、生姜 6 克，共煮。睡前吃豆腐饮汤，连服一周。治慢性气管炎。

3. 红糖大枣生姜汤　红糖 60 克、大枣 60 克、生姜 20 克，煎水代茶饮。治经闭，连续用至经来为止。

冰　糖

【来源品质】　本品为白糖煎炼而成的冰块状结晶。我国大部分地区均产。以色白、透明、质硬脆、块大、无杂质者为佳。

【性味归经】　甘，平。归脾、肺经。

【效用】　补中，益气，和胃，润肺，生津，清热，调味。用于中气不足，肺热咳嗽，口燥咽干，咽喉肿痛等。药膳调料用冰糖能增加甜味，增加色泽，增进食欲。

【药膳方选】

1. 冰糖木蝴蝶饮　木蝴蝶 3 克，剪碎，冰糖适量，开水冲泡 10 分钟，代茶频饮。治慢性咽炎，喉炎。

2. 冰糖乌梅汤　冰糖 15 克，乌梅 1 个，浓煎频饮缓吞。治噤口痢，口渴。

3. 冰糖醋　冰糖 500 克、米醋 500 克，冰糖放醋内溶化服。每次 2 杯，每日 3 次。治高血压。

4. 冰糖蒸广柑　广柑 1 个、冰糖 15 克。广柑切下一小块，装冰糖于内，盖上原皮，竹签插下固定，置碗内蒸食。治肺热咳嗽，干咳少痰。

饴　糖

【来源品质】本品为米、大麦、小麦、粟或玉蜀黍等粮食经发酵糖化制成的糖类食品。有软、硬两种。全国各地均产，以色黄褐、味甜，黏稠质软者为佳。

【成分】含麦芽糖及少量蛋白质、脂肪、维生素 B_2、维生素 C、烟酸等。

【性味归经】甘，温。归脾、胃、肺经。

【效用】补虚缓痛，润肺生津，调味。用于身体虚弱，脾虚腹痛，肺燥咳嗽，吐血，口渴，咽痛，便秘等。药膳调料用饴糖起上色作用，使药膳美观并增进食欲。

【药膳方选】

1. 饴糖萝卜汁　白萝卜捣汁一碗，饴糖 15 克，蒸化，缓缓吞下。治顿咳不止，慢性气管炎。

2. 饴糖砂仁饮　饴糖 15 克，砂仁 3 克。砂仁捣碎，泡开水或微煎取汁，化饴糖温服。治胎儿下坠，胎动不安。

3. 饴糖拌萝卜　红萝卜一个，切片，拌饴糖，放置过夜，溶成糖水饮服。治咽喉肿痛，咳嗽。

4. 饴糖水　饴糖 30 克，兑开水服。治身体虚弱，小儿营养不良。

【用量】30～60 克。

辣　椒

【来源品质】本品为茄科一年生草本植物辣椒的果实。主产于四川、贵州、云南、湖南等地。以质干、色鲜红或棕红、有光泽、味辣者为佳。

【成分药理】含辣椒碱、辣椒红素、胡萝卜素、维生素 C、柠檬酸、龙葵碱等。辣椒酊或辣椒碱内服可作健胃剂。有促进食欲，改善消化的作用。

【性味归经】辛，热。归心、脾经。

【效用】温中散寒，开胃消食，调味。用于寒滞腹痛，呕吐，泻痢，冻疮，疥癣等。药膳调料用辣椒能增加香辣味，消除腥味，上色，开胃，以增进食欲。

【药膳方选】

1. 辣椒汤　辣椒 3 个、花椒 10 粒、生姜 1 片、食盐适量。水煎服，治风寒感冒。

2. 豆腐皮包辣椒　辣椒粉 1 克，早晨用热豆腐皮包裹吞服。治寒滞腹痛，痢疾水泻。

3. 辣椒酒　辣椒 10 克，切碎，白酒浸 7 天后搽患处。治秃发。

胡　椒

【来源品质】　本品为胡椒科多年生藤本植物胡椒的果实。作药材分黑白两种，白者质好，最为多用。主产于广东、广西、云南及东南亚地区。以体大、粒圆、质坚实、色白、气味浓烈者为佳。

【成分药理】　含挥发油、胡椒碱、胡椒脂碱、胡椒新碱等。有祛风、健胃作用。

【性味归经】　辛，热。归胃、大肠经。

【效用】　温中散寒，下气，消痰，解毒，调味。用于寒痰食积，脘腹冷痛，呕吐清水，反胃腹泻等。药膳调料用胡椒能增加香辣味，消除腥味，并能增加食欲。

【药膳方选】

1. **胡椒炖猪肚**　白胡椒 1.5 克，猪肚 500 克，共炖，饮汤食肉。治胃下垂。

2. **胡椒蒸鸡蛋**　白胡椒 7 粒，鲜鸡蛋 1 个，鸡蛋钻一个小孔，装胡椒于内，面粉封口，外以湿纸包裹，蒸熟，吃蛋和胡椒。成人每日 2 个，小儿每日 1 个。十天为一个疗程，休息三天后服第二个疗程，一般服三个疗程。治肾炎。

3. **胡椒红枣汤**　白胡椒 7 粒、大枣 7 枚，煎汤服。治胃痛。

4. **胡椒生姜汤**　胡椒粉 3 克、生姜 30 克。煎汤服。治反胃呕秽吐食。

【用量】　1.5～3 克。

大　蒜

【来源品质】　本品为百合科多年生草本植物大蒜的鳞茎。全国各地均产，以个大、饱满、紫皮者为佳。

【成分药理】　含挥发油（主要为大蒜辣素）、脂肪、蛋白质、氨基酸、维生素 B、维生素 C 等。临床及实验证明大蒜对数种细菌、真菌及原虫有抑制或杀灭作用。

【性味归经】　辛、温。归脾、胃、肺经。

【效用】　行气，温胃，消积，解毒，杀虫，调味。用于饮食积滞，脘腹冷痛，腹泻，痢疾，疟疾，百日咳，痈疽肿毒等，并能防治感冒。药膳调料用大蒜可以增加特有的香辣味，消除腥膻味，开胃，增进食欲。

【药膳方选】

1. **大蒜姜糖水**　大蒜、生姜各 15 克，煎水，加红糖服。治感冒。

2. **大蒜姜糖煎**　大蒜 15 克、红糖 6 克、生姜 1 片，水煎服，每日 3～4 次。治小儿百日咳。

3. **大蒜醋泥**　大蒜数瓣，醋一小杯，大蒜捣绒如泥，入醋中浸，缓缓食。治痢疾。

【用量】　5～10 克。

生　姜

【来源品质】　本品为姜科多年生草本植物姜的根茎。主产于四川、广东、山东、陕西等地。以块大、丰满、质嫩者为佳。

【成分药理】 含挥发油、姜辣素、氨基酸等。能促进消化,增进食欲,能兴奋呼吸中枢和心脏,能升高血压,有发汗和止吐作用。

【性味归经】 辛,温。归肺、脾经。

【功效主治】 发汗解表,温肺止咳,温中止呕,调味。用于感冒风寒,呕吐,痰饮,咳嗽,食滞,腹泻等。药膳调料用姜可以增加香辣味,消除腥膻味,开胃,增进食欲。

【药膳方选】

1. 姜葱糖水 生姜5片,葱白5根,红糖适量,水煎服。治感冒风寒,头痛,鼻塞,恶寒发热。

2. 生姜蜂蜜煎 生姜10克,蜂蜜5克,加水适量浓煎服,每日3次。治久咳。

3. 生姜饴糖煎 生姜10克,饴糖5克,加水适量煎服。治寒痰咳嗽。

4. 生姜陈皮汤 生姜9克,陈皮9克,红糖适量,水煎服。治恶心呕吐。

5. 姜茶饮 生姜、茶叶各9克,水煎服。治腹泻。

6. 生姜胡椒红糖水 生姜10克,胡椒10粒,红糖适量,水煎服。治受寒胃痛,腹痛,痛经。

【用量】 3～9克。

花　椒

【来源品质】 本品为芸香科灌木或小乔木植物花椒的果皮。主产于四川、陕西等地。以色红、气香、味麻、无枝叶杂质者为佳。

【成分药理】 含挥发油、川椒素、植物甾醇、不饱和有机酸等。对白喉杆菌、炭疽杆菌、金黄色葡萄球菌、溶血性链球菌、肺炎链球菌、伤寒杆菌、绿脓杆菌及某些皮肤真菌有抑制作用;对蛔虫有杀灭作用;对局部有麻醉、止痛作用。药膳调料用花椒能增加特异的麻味、香气,消除腥气。

【性味归经】 辛,热,小毒。归脾、肺、肾经。

【效用】 温中,止痛,杀虫。用于脘腹冷痛,呕吐,腹泻,蛔虫病;外治皮肤瘙痒。

【药膳方选】

1. 椒醋汤 花椒3克,醋60毫升,煎服。治胆道蛔虫症;含漱,治牙痛。

2. 花椒姜糖水 花椒2克,老姜6克,红糖适量,煎服。治胃寒疼痛,呕吐清水。

3. 花椒绿豆汤 花椒6克,绿豆50克,水煎服。治反胃呕吐。

4. 花椒红糖水 花椒6～15克,红糖50～100克,花椒中加水400～500毫升,煎至250毫升,加红糖溶化。妇女于小孩断奶后当天趁热一次性服下,日服一次,服2～3次。用于回乳。

【用量】 2～5克,单用可用至6克以上。

醋

【来源品质】 本品为米、麦、高粱、酒糟等酿造而成的含乙酸的液体。全国各地均产。

以味纯、气香、陈久、米酿者为佳。

【成分】　含乙酸、琥珀酸、高级醇类、草酸、乳酸、酮类、醛类及糖类等。

【性味归经】　酸、苦，温。归肝、胃经。

【效用】　散瘀，止血，解毒，杀虫，调味。用于产后血晕，癥瘕，黄疸，黄汗，吐血，衄血，大便下血，阴部瘙痒，痈疽疮肿等。药膳调料用醋可增加酸味香气，解药、食的腥膻气味，与糖合用增加酸甜味，使药膳更加可口，增进食欲。醋还有一定的解药、食毒能力。

【药膳方选】

1. 温醋汤　醋 30～60 毫升，加少量开水一次性温服。治胆道蛔虫症。

2. 糖醋猪骨　米醋 1000 克，鲜猪骨 500 克，红、白糖各 200 克，不加水共煮沸 30 分钟，滤取煎液，成人每次 30～40 毫升，小儿（5～10 岁）10～15 毫升。每日 3 次，饭后服，一个月为一个疗程。可服 1～3 个疗程。治急、慢性传染性肝炎。

3. 醋芪桂芍汤　醋 100 毫升、黄芪 30 克、桂枝 6 克、白芍 20 克，加水煎服，每日一剂，连服一周。治黄汗，身肿，发热，脉沉。

4. 醋糖水　醋二匙，白糖一匙，化后徐徐饮之。用于安蛔。

淀　粉

【来源品质】　本品为豌豆、蚕豆、玉米、土豆、白薯等制成的淀粉，全国各地均产。以色白、细腻、手搓时有响声者为佳。

【效用】　药膳调料淀粉是上浆、挂糊、勾芡的必需原料，起增加香味，保持脆嫩，融合菜、汤，保护营养、药效成分等作用。

【药膳方选】

1. 蚕豆粉红糖糊　蚕豆粉 15 克、红糖适量，蚕豆粉用冷水调匀，边加热边搅至熟，加入红糖。治食滞。

2. 绿豆粉凉汁　绿豆粉 60 克，冷开水 1 碗，搅匀，滤水顿服。治鼻血。

3. 土豆汁　土豆适量，细切，捣绒用净纱布绞汁，饭前每次服一汤匙。治胃、十二指肠溃疡腹痛，慢性胆囊炎，胁痛，习惯性便秘等。

味　精

本品多为面粉中提取出的白色结晶或粉末。主含谷氨酸钠，味极鲜美，并有健身补脑作用。药膳调料用味精，可提高鲜味，增进食欲。

味精在长时间受热情况下会失水，生成焦谷氨酸钠，不但失去鲜味和营养价值，而且具有一定毒性，所以要避免受热过高，一般宜在起锅时放入；与含碱食物同用也会失去鲜味，与含醋食物同用则鲜味更佳。

黄　酒

【来源品质】　本品为糯米和酒曲酿制而成的淡黄色液体。全国各地均产，浙江绍兴产者最优。以透明、陈久、味甜、醇香、气浓者为佳。

【成分】 含乙醇（12%～15%）、麦芽糖、葡萄糖、糊精、甘油乙酸、乳酸、氨基酸、琥珀酸、醋类、水等。

【性味归经】 辛、甘，温。归心、肝、肺、胃经。

【效用】 散寒，通经，活血，推行药势，调味。用于风湿痹痛，心腹冷痛，胸痹，筋脉挛急，跌打疼痛等。药膳调料用黄酒可以增加醇香甜味，消除腥膻气味，增进食欲。

附：白酒

本品多是用黍、高粱和酒曲经酿造、蒸馏而成的无色澄明液体，含乙醇量高者50%～60%，此外尚含酯类、醛类，通常不含糖类，具有刺激性，性味、功效、主治同黄酒但作用更强。常用于浸泡药，不作为药膳调料，无黄酒时亦可减量代用。

【药膳方选】

1. 白酒猪油蜜香茶 白酒、猪油、芝麻油、蜂蜜、茶末各200克，同浸酒内，煮沸冷凝，每日调食以茶下。治寒痰咳嗽。

2. 蜂蜜酒 蜂蜜少许和黄酒同服。治妇女遍身风疮作痒。

3. 红糖酒 黄酒250克，先煮沸黄酒，加入红糖再煮2～3分钟待凉，顿服或分二次服。治产后单纯性腹泻。

葱

【来源品质】 本品为百合科多年生草本植物葱的鳞茎和叶。全国各地均产。以清香、气浓、新鲜者为佳。

【成分药理】 鳞茎含挥发油、脂肪油、黏液汁、维生素（B_1、B_2）；叶含多种糖类、少量淀粉、半纤维素、木质素等。葱白挥发性成分等对白喉杆菌、结核杆菌、葡萄球菌有抑菌作用。水浸剂（1∶1）在试管内对多种皮肤真菌有抑制作用。

【性味归经】 辛，温。归肺、胃经。

【效用】 发表，通阳，解毒，调味。用于风寒感冒头痛鼻塞，阴寒腹痛，虫积，二便不通，痢疾，痈肿等。药膳调料用葱可增加特异的清香味，消除腥膻味，增进食欲，并能解鱼、肉毒。

【药膳方选】

1. 葱醋粥 连须葱白20根、大米50克。米先煮粥，熟后加入切细的葱白再煮数分钟，入醋少许，热食取汁。治感冒头痛发热。

2. 葱白粥 葱白60克，米50克，葱切细和米煮粥，空腹食下。治赤白痢疾。

3. 葱姜汤 连须葱白10根，生姜3片，煎汤服，或加入红糖调服。治风寒感冒，发热恶寒，头痛鼻塞。

4. 葱糖泥 大葱头4个，红糖200克，葱头捣烂如泥，加红糖拌匀，置盘内蒸熟食。每次9克，每日3次。治胃痛，胃酸过多，消化不良。

5. 葱白大枣汤　葱白 20 根，大枣 20 枚，水煎顿服。治吐泻烦躁，坐卧不宁。

【用量】　9～15 克。

猪　油

【来源品质】　本品为猪科动物猪的脂肪油。全国各地均产。以色白、气香者为佳。

【成分】　主含饱和脂肪酸。

【性味归经】　甘，凉。归脾、肺、大肠经。

【效用】　补虚，润燥，解毒，调味。用于体虚，便秘，燥咳，皮肤皲裂等。药膳调味用猪油起传热、增香、保持原色和不易放凉等作用。

【药膳方选】

1. 猪油姜酒煎　猪油 30 克，生姜 30 克，黄酒 60 克，生姜先煎取浓汁，加猪油、黄酒，文火煎沸约成一小碗，分 3 次服。治体虚气血不足，皮毛枯燥。

2. 猪油白蜜膏　猪油、白蜜各 250 克，共煮沸数分钟，滤净冷凝。治肺热咳嗽失音，并能健身。

3. 猪膏煎　猪油 100 克，黄酒 50 克，生姜 100 克，白蜜 100 克，生姜捣绒煎取浓汁100 克，与猪油、黄酒、白蜜同煎熬膏，挑食，每日 3 次。治产后体虚，恶风自汗。

菜　油

【来源品质】　本品为十字花科一年生草本植物油菜种子榨取的脂肪油。主产于长江中下游地区。以气香、透明者为佳。

【成分】　含芥酸、油酸、豆油酸、亚麻酸、甾醇、生育酚等。

【性味归经】　甘，凉。入大肠经。

【效用】　润肠通便，清热，调味。用于便秘，烫伤烧伤，痈疽肿毒等。药膳调料用菜油有传热、增香等作用。

【药膳方选】

菜油消梗饮：菜油 50～250 克，按年龄大小，一次或 2 次服下。治疗肠梗阻，并同时配合必要的辅助疗法。本法对蛔虫性及食物性肠梗阻效果较好。

麻　油

【来源品质】　本品为胡麻科一年生草本植物芝麻的成熟种子榨取的脂肪油。主产于四川、山东、山西、河南等地。以气香、透明者为佳。

【成分】　含油酸、亚油酸、棕榈酸、花生酸、甾醇、芝麻素、芝麻林素、芝麻酚、维生素 E 等。

【性味归经】　甘，凉。归大肠经。

【效用】　润燥通便，解毒，生肌，调味。用于肠燥便秘，蛔虫症，食积，疮肿，溃疡，疥癣，皮肤皲裂等。药膳调料用麻油，主要起传热、增香作用；多用于冷盘药膳，凉拌淋上麻油。

【药膳方选】

1. 麻油芒硝煎　麻油 30 克、芒硝 1～2 克，同煎沸后放冷，徐徐灌入口中。治小儿初生大小便不通，咽下即通。

2. 麻油蜜　麻油 15 克、蜂蜜 30 克，同煎数十沸，温服。治漏胎、血干涩之难产。

3. 麻油醋　麻油 500 克、醋 2 碗，先煎麻油 20 沸，加入醋调匀待温，分五次服，一日服尽。治痈疽发背初起。

白　矾

【来源品质】　本品为明矾矿石经加工提炼而成的块状结晶体。主产于甘肃、安徽、山西等地。以色白、透明、质硬脆、无杂质者为佳。

【成分】　含硫酸铝钾。

【性味归经】　酸，涩，寒。入肺、大肠、肝经。

【效用】　祛痰，燥湿，止泻，止血，解毒，杀虫。用于癫痫，喉痹，痰壅，肝炎，黄疸，胃及十二指肠溃疡，子宫下垂，白带，下痢，痔疮，衄血，疥癣等。药膳用白矾主要是用白矾水浸泡雪梨，使其保持色白和形体完整，增加食品的外形美观。

【药膳方选】

1. 白矾葱椒煎　白矾 1.5 克、红葱 3 寸、花椒 21 粒。每日一剂，煎服，分二次服。治蛔虫病、蛲虫病。

2. 醋矾煎　醋一盅，加生白矾一小块，同煎温服。治心气疼痛。

第六章 药膳企业的经营管理

第一节 药膳企业管理的目的和意义

随着药膳事业的不断发展，销售药膳食品的餐厅、酒楼、工厂逐渐增多，药膳食品以专业化、社会化、商品化、工业化的形式，出现在人们的经济生活中。因此，对药膳企业的经营管理已成为重要课题。

药膳企业和其他经济企业一样，都是通过经济活动取得效益。因此，必须对药膳企业严格管理，才能取得较好经济效益。企业管理不仅是一门学科，而且是一门复杂的综合学科。只有科学的企业管理，才能达到管理的先进性，经济上的合理性。对药膳企业的生产经营活动进行有计划、有组织、有调节的生产和经营，从而以最小的消耗取得最大的经济效益，这就是药膳企业管理的目的。

企业的发展需要科学技术，药膳企业的发展同样需要科学技术，而科学技术的发展运用又需要管理水平的不断提高，人力资源的开发也有赖于管理的能力。因此，只有管理水平不断提高，才能充分利用人力、物力和资源，才能推动企业的不断发展。加快药膳事业发展，十分突出的问题就是如何实现药膳企业管理的科学化、现代化。只有企业管理越科学，越严密，产量才会越高，质量才会越好，成本才会越低，经济效益才会越大。反之，管理违背科学，不顾实际情况，就不能保证生产和业务经营的顺利进行，甚至会搞垮企业。

实现药膳企业管理的科学化、现代化的重要意义如下。

（1）实现药膳管理科学化、现代化，有助于继承和发扬我国传统文化宝贵遗产，进一步完善我国风格独特、口味特殊、历史悠久的药膳烹调工艺技术。药膳事业的发展还体现了我国人民物质生活日益丰富多彩、欣欣向荣的新气象。

（2）实现药膳管理科学化、现代化，有助于药膳质量进一步提高，为人民群众创造更多价廉物美的药膳食品，增强人民体质，以适应防病、治病、抗衰老、延年益寿的需要。

（3）实现药膳管理科学化、现代化，有助于更好地协调药膳企业劳动组合，提高工作效率，建立健全各项制度，以充分发挥每个职能部门、每个工种、每个职工的积极作用。

（4）实现药膳管理科学化、现代化，有助于制定出药膳制作操作规程、规范，汇集、整理，编写出完整的药膳技术文献资料，还有利于培养药膳生产、经营管理的专业技术人才。

（5）实现药膳管理科学化、现代化，有助于提高药膳企业在生产建设和流通领域的经济效益，增加收入，扩大生产，加速商品的流通，促进市场繁荣。

（6）实现药膳管理科学化、现代化，有利于扩大对外影响，促进国际文化技术交流。如笔者应日本、德国、比利时、法国、荷兰、奥地利等国邀请，赴上述国家进行药膳讲学活动，传授了中国食疗、药膳文化，并增进了友谊。

第二节 药膳企业管理的特点

药膳企业管理有三大特点：一是既有中药经营管理，又有饮食服务管理的特点；二是既有商业的经营管理，又有工业和手工业成本核算的特点；三是既有以最少的消耗，取得最大经济效益的特点，又有继承和发扬祖国医药学遗产，促进人民健康，丰富人民生活的特点。

全体人员对提高企业专业化技术生产水平，缩短生产周期，加速商品流转，保证药膳质量，降低药膳成本，搞好企业的仓库管理，运输管理，商品管理，销售管理，厨政管理，财务管理等工作，都要分别承担不同的任务，尽到自己应尽的责任。

药膳企业是新兴企业，科学性强，牵涉面广，影响大。因此，要求药膳企业的经理对日常生产行政工作全面负责，对生产经营和管理的全过程进行有效指挥。

药膳餐厅必须建立和健全必要的规章制度：岗位责任制度，商品管理制度，现金管理制度，票据管理制度，上下班管理制度，质量管理制度，成本核算制度，卫生管理制度，安全保卫制度，学习与考勤制度。

第三节 药膳企业工作人员的职责

1. 经理的职责 药膳企业的经理对企业的生产和经营全面负责，必须坚持全心全意为人民服务和文明经商的原则，掌握企业的各项工作情况，并对企业的各项工作进行全面安排。经理要严格执行国家颁布的有关方针、政策和法令。具体职责是：

（1）有计划的管理。要重视市场调查，了解顾客要求及消费水平，制定可行的经营计划，决定经营品种，指导企业经营活动。

（2）有组织的管理。组织和安排企业全面工作，做到既有明确的分工，又有全力的协作。做到任务落实，责任落实，使人尽其才，使企业的各部分工作成为统一有机的整体。调动一切积极因素管理企业。

（3）及时检查企业各项任务和规章制度完成和执行情况，做到奖惩分明。

（4）充分发挥药膳医师、药膳炮制师、药膳烹调师的作用，认真把好药膳食品的质量关。注意研究情况，总结经验，探求新品种，推动药膳事业不断发展。

（5）加强企业管理，加强经济核算，讲究经济效益，严格遵守按质计价报批执行的原则。

2. 药膳医师的职责

（1）必须熟练地掌握中医药和药膳学的理论，并能根据不同用膳者的需求，制定药膳处方。

（2）熟悉药物、食物的性味、功能，并能合理地将其组合成方，使之能发挥其作用。

（3）充分了解药物和食物的炮制、储存方法。

（4）应掌握一般的药膳烹调技术，并了解各种药膳制剂的制作工艺。

（5）对药膳处方负责，未经实验，不得出售，以保证安全。

3. 药膳炮制师的职责

（1）了解中医药理论，熟悉药物、食物的性味、功用。

（2）熟练掌握各种药物、食物的加工炮制方法。

（3）了解药物、食物的保管、储存和运输方法。

（4）了解药物和食物在药膳菜肴中的作用。

4. 药膳烹调师的职责

（1）了解中医药理论，熟悉药物和食物炮制方法，并熟练掌握药膳菜肴、食品和饮料的各种烹调、制作工艺。

（2）认真选料，精细加工，准确称量，保证药膳原料质量合格。如鸡、鸭、鱼、肉等要进行认真检查，保证新鲜，药物不得有霉变、虫蛀、伪劣品。

（3）对烹调技术要精益求精，在药膳烹调过程中，严格按照制作工艺和规范实施。

（4）掌握火候，药膳制作时用火、烹调时间以及调味造型都必须根据药膳食品的要求进行，体现药味煎出、食熟肉烂、美观可口的制膳原则。

（5）注意卫生，在药膳制作过程中，特别注意个人、药物和食物的卫生，防止各种污染，以保证安全。

5. 财务人员的职责 药膳财务管理是十分重要的，它对成本核算、价格制定、企业经营成果的好坏均起着重要的作用。财务人员职责如下。

（1）要认真做好财务计划，管好资金，积极支持业务，促进药膳食品销售。

（2）不断扩大药膳商品流通，做好门市销售供应工作，根据企业业务情况有计划地提供资金，大力支持药膳企业进、销、存的业务工作。

（3）实行增产节约，反对铺张浪费，坚持财金制度，同违反财金纪律的行为作斗争；加强经济核算，通过加速资金周转，降低成本，节约费用，提高经营效果。

（4）必须做到账目清楚，数字准确，内容真实。要如期编制会计报表，如实反映企业的经济活动情况，了解企业的资金来源和运用情况，以及销售、利润等计划指标的完成情况，及时向经理报告经营效果。

6. 保管员的具体职责

（1）应具有药物和食物质量的鉴别知识与保管养护技能。

（2）做到账货相符，账账相符，数量准确，经常提供原材料库存的情况以指导进货。

（3）做到原料入库，要验收品质规格及数量，符合要求上账入库，有问题原料要及时给予妥善解决。

（4）合理存放，精心养护，认真检查，保证原材料质量良好。原材料发放应坚持先进先出原则，特别加强生鲜食品保管。

（5）凭领料单发出商品，按品名、规格、数量、金额进行登记入账，做好单据交会计核算，月末、季末进行库存盘点，按品名、规格、数量、单价、金额等项目盘点清楚。

7. 采购员的职责

（1）具有药物和食物质量鉴别的基本知识和技能，做到择优进货。

（2）及时组织购进适销的药物和食物，保证餐厅供应的需要。

（3）做到配合企业业务，以销定购，积极扩大货源，促进销售，不断组织供应新的药物和食物，更新药膳菜肴和食品品种，以满足顾客的需要。

（4）要了解库房的储存情况，要合理调整库存结构，经常分析库存商品的情况，做到品种齐全，对一些季节性的药材和食物，应当采取季前适当储存，做好迎季准备工作。

（5）要书面上向保管员交接所购商品，杜绝差错事故，保证企业财产和货源不受损失。验收时，必须清点数量，检查质量，复核单据。验收通常分为保管验收和厨房验收两个环节，贵重药材、食材、干货，入库房保管，鲜货不入库，直接入厨房冰柜保管。品种、规格、牌号、数量、质量要分清，验收人员要在发票上签字以示负责。

8. 厨政管理　厨政管理时要根据实际情况和现有条件实施管理，一是做好各项工具、餐具、冰柜食品的管理。二是要采用科学方法养护食品。三是要提升各种机械设备的管理。四是要健全建立厨房岗位责任制。在管理中，做到食品不混乱，清洁卫生好，经济效益高，药膳菜肴美。具体要求如下。

（1）药膳食品要保质保量，数量准确，美观大方，食品烹饪要合规格，不浪费原材料，减少损耗，不发生差错事故。

（2）鲜货食物进入厨房要认真检查，使食品质量完好，放入冰柜存放，应分层，存放整齐，要做到先进先出，经常查看，加强食品养护措施，维护食品卫生，降低自然损耗。

（3）厨房领取各种原料和食品必须填写领料单，到库房领取，品名、规格、数量复核，做好单据保管，提货存根必须保存好，每月月末配合会计进行盘点，生熟半成品都要盘点清楚，厨房与库房要经常联系，互通情况。

9. 卫生制度

（1）药膳企业卫生特别重要，首先要对职工定期体检，并经常进行卫生教育，提高对搞好卫生的重视，做到对变质的食物不收不发，营业员不出售变质熟食，招待员必须用工具拿取熟食，保证药膳食品的清洁卫生。

（2）药膳是保健和治疗疾病的食品，制作时必须达到卫生要求，符合国家食品卫生法规的标准。

（3）餐具做到一洗、二清、三消毒。各种刀具、菜墩处理生熟物品要分开使用。

（4）要分别保管药物与食物，生食与熟食要分开，成品与半成品要分开，以防发生差错事故。

（5）要保持环境、厨房、店堂的卫生，指定专人定期做好地面、桌椅的清洁卫生工作。

（6）个人卫生要做到工作前、便后洗手，勤洗澡，勤剪指甲，勤理发，勤换工作服。发现工作人员有健康问题时，要及时调换工作。

第四节　成本核算与价格制订

搞好成本核算，按照物价政策，本着薄利多销的原则，制定合理收费标准，是药膳企业经营管理的重要内容。

（一）成本核算

药膳食品成本核算是一项新的工作，它不同于其他商品的成本核算，它主要原料是食物、药物和调料。此外还有燃料、工作人员工资、管理费等。为了方便计算，我们用综合差率来表示。这就是商业上讲的毛利率，毛利率还包括经营利润和税金。

1. 药膳食品原料的成本核算

原料分四大类。

（1）药物。药膳所用药物通常有两种，一种是浓缩液体，如十全大补汤；另一种是单一药材，如人参、三七、党参、银耳等。药材成为成品时，需要加工炮制，要把炮制费用计算进去作价。浓缩液体则将浓缩时的一切费用计入成本。

（2）大米、白面等，按当时市场价计入成本核算。

（3）辅料包括肉食、禽蛋、蔬菜、水果、海鲜等。按当时市场价计入成本。

（4）调味品包括食盐、料酒、胡椒粉等，按当时市场价计入成本。

2. 药膳食品作价原则和毛利率

本着为人民健康服务，薄利多销的原则，介绍如下。

①对一般性的药膳食品，毛利率控制在 30% 左右；②对中、高档的药膳食品，毛利率控制在 40% 左右；③对工艺菜、特殊预约药膳食品，毛利率可适当提高。

（二）价格制订

①必须执行国家物价政策，服从物价部门管理。②药膳食品做到保质保量，不欺诈。③有些药材必须炮制后方能使用，药膳食材不掺杂使假。